U0067382

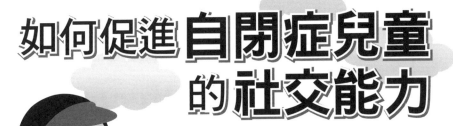

如何促進自閉症兒童的社交能力

敘事遊戲 76 招

Ann E. Densmore
原　著

自然就好心理諮商所
策　劃

陳信昭
總校閱

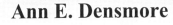

陳信昭、王璇璣、曾正奇
蔡翊楺、蕭雅云、陳碧玲
合　譯

Ann E. Densmore

Helping Children
with Autism Become
More Social

76 Ways to Use
Narrative Play

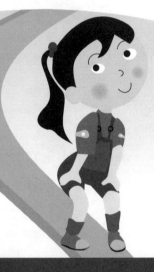

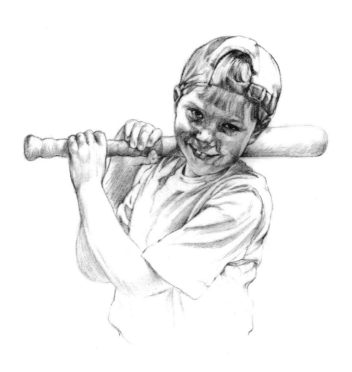

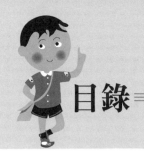

目錄

Contents

第一階段：初次接觸

1 初次接觸

i

第二階段：相互注意協調能力

2 相互注意協調能力

第四階段：社交參與

創造視覺效果以重新導正重複的想法 ● 162

作者簡介

　　Ann E. Densmore 在私立及公立學校從事說話及語言諮詢工作已經超過三十年。她也到全世界各國從事諮詢工作，協助患有自閉症的孩子，並且在美國的哈佛醫學院以及紐西蘭的坎特伯里大學教授研究所的課程。Densmore 擁有克拉克大學教育學博士學位，所寫的博士論文是與兒童有關的主題。她擁有說話與語言病理學以及聽覺學的專業證照。

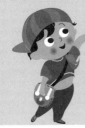

總校閱者簡介

陳信昭

學歷：台北醫學大學醫學系畢業

現職：殷建智精神科診所主治醫師

　　　　台南市立醫院精神科兼任主治醫師

　　　　台灣心理劇學會訓練師

　　　　台灣兒童青少年精神醫學會監事

　　　　國際哲卡・馬任諾心理劇機構導演及訓練師

　　　　台南一區中等學校心理衛生諮詢服務中心顧問醫師

　　　　社團法人台灣心陽光協會理事長

　　　　自然就好心理諮商所創辦人

專長：兒童青少年精神疾患之診斷與治療

　　　　心理劇實務、訓練及督導

　　　　心理諮商督導

　　　　沙盤／遊戲治療應用

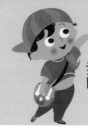

譯者簡介

陳信昭（正文前、策略 1～14）

請見總校閱者簡介

王璇璣（策略 36～56）

學歷：國立成功大學醫學系

國立成功大學管理碩士

現職：台南市立醫院精神科主治醫師

專長：精神疾患之診斷與治療

曾正奇（策略 15～35）

學歷：國立高雄師範大學諮商心理與復健諮商研究所博士

現職：自然就好心理諮商所所長

台灣心理劇學會認證訓練師

專長：兒童青少年心理諮商

敘事治療

心理劇

企業諮商

蔡翊楦（策略 73～76）

學歷：國立暨南國際大學諮商心理與人力發展學系碩士

現職：自然就好心理諮商所諮商心理師

專長：兒童青少年個別心理諮商及團體諮商

　　　　星座諮商

　　　　焦點解決心理諮商

蕭雅云（策略 57～72）

學歷：國立高雄師範大學諮商心理與復健諮商研究所碩士

現職：國立台南家齊高中輔導老師

專長：青少年心理諮商

　　　　團體諮商

陳碧玲（附錄、註解）

學歷：國立彰化師範大學諮商與輔導研究所碩士

現職：自然就好心理諮商所總監

　　　　國際沙遊治療學會沙遊治療師

專長：沙遊治療

　　　　遊戲治療

　　　　兒童心理諮商

　　　　中年婦女心理諮商

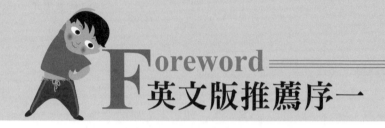

　　只有在很偶然的情況下，你才有機會讀到由某位真正知道自己在說什麼的人所寫的作品。我指的是真正知道喔！這種作品就是會讓你眼睛為之一亮、大吃一驚，因為你會很驚訝於作者所擁有的知識深度——這些知識像是許多細部、強壯、複雜的韌帶、骨頭及筋膜互相錯雜、交叉並成長、組合成一本書。

　　本書就是這樣的一本書；Ann Densmore 就是這樣的一位作者。她和我在多年前有一位共同的老師，也就是哈佛大學的傳奇人物 William Alfred，但當時我們彼此並不認識，我們是在這近十年來才變得熟識，才更加了解她對兒童的工作，以及她極為渴望出書將自己的理念傳播到全世界去。有時候我會從 Ann 那裡聽到她最近的受挫經驗，但是我還是會鼓勵她繼續下去。我知道她是一位很有天分的治療師，我也知道她所寫的書一定很有價值，我希望她能夠堅持下去。

　　現在你見證她真的做到了。我知道這本書會是一本好書，但是我沒有想到它會這麼棒。我認為這本書會很快成為一本經典之作，因為我從來沒有讀過一本寫得如此詳盡的作品，而在裡面卻又精準地道出如何與缺乏基本連結能力的孩子產生連結。

　　對於一些先天就很難與人產生良好關係、且一般人很難與之有所連結的人來說，Ann 有不凡的直覺天賦及能力，可以跟他們產生很好的互動關係。

　　Ann 可以進入自閉症孩子的內心世界，然後幫助那個孩子進

入我們一般人所認識的世界。

　　幾乎沒有什麼人類互動的技巧比 Ann 在本書所提供的技巧更困難的了。要跟一位寧可不與人有所連結和溝通的人做互動，這種困難度真的超乎一般人能夠理解的程度。

　　這幾乎是我所讀過最讓我印象深刻的一本書了。你手上所拿的這本書將會打開迄今無法開啟的門鎖，是會讓你哭、讓你笑的一本書，是會改變許多人生活的一本書，也將會是流傳久遠的一本經典之作。

Edward M. Hallowell, M.D.

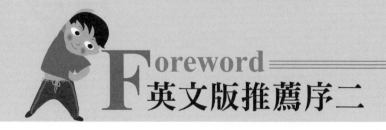

　　這本書提供了許多可能會對自閉症兒童有用的方法和建議，不過，我們也必須記住，自閉類疾患（Autism Spectrum Disorder, ASD）並不是一種「一體適用」的疾患類別，對某位孩子有效的策略對其他孩子可能並不適當或是無效。因此，我們可將本書視為是一本指引，而我們也必須認清，在本書中所提到的方法可能帶來的成效不一定完全一致，必須取決於孩子的情況。然而，作者所描述的原則可以廣泛地應用，並且有助於許多有自閉症孩子的家庭。

　　嬰兒期自閉症是透過行為表現來界定的一種疾患，最早是由 Leo Kanner 在 1943 年所描述。過去六十年來對此疾患的了解已有諸多進展，但仍有許多未解之謎。我們現在知道自閉症在臨床上是由諸多不同原因所造成，但是有其共同的核心症狀，包括社會互動障礙、語言／溝通遲緩或障礙，以及興趣範圍狹窄。額外的特徵可能包括眼神接觸不良、重複或固著行為、非典型認知能力、同一的需求，以及對正常物理形狀的背景有感官調節失功能。目前 ASD 的病因被認為含有遺傳成分，但是環境因素仍被懷疑扮演一部分的角色。

　　影像學以及死後解剖的研究已經發現，自閉症患者的腦中在多處皮質、下皮質及小腦區域有異常之處。在邊緣系統的某些特定區域裡，顯微觀察研究也獲得一致的結論，而這些區域負責的是情緒、行為、學習及記憶。這些區域包括杏仁核、海馬回、中

乳狀體、內中隔核以及內嗅皮質。對小腦的組織解剖觀察包括許多（非全部）個案的普金吉（Purkinje）纖維明顯減少，主要是在後下區域。在大腦皮質方面，有研究發現病患出現異常的微細行列（minicolumns），而一旦這個研究結果重複得到印證，則可能與失功能的訊息運作有關。對大腦白質所做的更新研究也發現小神經膠質（microglia）及星形神經膠質（astroglia）數量增加的證據，這其中的涵義並不完全清楚，有可能跟異常的腦部迴路有關。

　　自從2001年開始，影像學研究已經發現年幼自閉症兒童的腦容量較大，而這種情況到了青少年期就逐漸消失。這些觀察與某些資料有不謀而合之處，那些資料認為年幼自閉症兒童的腦部比成人的腦部重量更重。從顯微鏡下的觀察研究發現，有幾個腦區的神經元細胞大小及數目有些變化，而且在自閉症兒童及自閉症成人身上，這些變化亦有所差異。這些研究發現綜合起來似乎強烈地顯示，自閉症的神經生物學所涉及的可能是一個隨著時間經過而不斷變化的持續過程。

　　對神經解剖學研究有所補足的是，自閉症腦部組織內的幾種神經傳導物質系統已獲得一些探究，包括丙氨酸丁酸（gamma amino butyric acid, GABA）、乙醯膽鹼（acetylcholine）以及血清素（serotonin）。初步的資料認為，自閉症腦部的海馬回其突觸內的GABA功能不足，而這可能是一處特別脆弱的地方。其他的資料也指出，小腦皮質的GABA接受體系統可能有被向下調節的現象，這意味著普金吉細胞（Purkinje cells）的功能狀態有所改變。普金吉細胞是腦部主要的抑制神經元，這些細胞的異常將會影響多重認知及行為層面的訊息處理。

　　對自閉症的基礎科學研究正快速前進，同時間對自閉症的語言、社會互動及認知技巧等障礙的臨床研究，也同樣如火如荼地

展開。尋求早期發現的研究已經找出一些臨床上的「危險信號」，可以在孩子一歲之前就幫助我們判別孩子是否有自閉症。早期發現可以帶來早期介入，進而帶來更好的發展結果。臨床資料也支持早期提供介入以及密集治療的必要性——不論治療的模式為何。被證實有效的介入包括密集的語言治療、職能治療、社交技巧訓練、實用性語言團體、行為治療以及發展性（地板時間）課程，而且這些治療經常是合併起來運用。

Margaret Bauman, M.D.

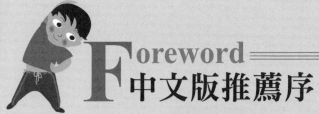

　　當孩子剛診斷出自閉症之後，身為家長，總是急著學習教導自閉兒的方法。十五年前我開始參與孩子的療育，每一天的相處時間，幾乎就是照著市北師的王大延教授與彰師大林宏熾教授對我們家長演講的講義來教。兩份講義中，淨是大師的多年教學精華、心血結晶。就像是口訣秘笈一樣，往往能夠參透一句標題，就能解決教養上的困境。

　　我深刻記得林宏熾教授演講中的一張投影片是「寓教於樂」。他告訴我們：「要利用孩子喜歡的事物來進行教學」；「因為學習是終生的事，所以一定要讓學習成為快樂的事。」這正與本書一開始就提到的觀念相符：「……治療師可以在孩子感到最自在的地方加入……一旦孩子留意到事物的動靜，那就是治療關係開始的地方。」

　　促使自閉兒擁有足夠的社交技巧，以便能更獨立地融合在社區生活中，是教導自閉症者最終的目的。本書很重要的價值，是作者為我們整理出在不同階段，指導者（治療師、老師、家長）在語言、遊戲與敘事各個範疇可以循序漸進的項目。不同程度的自閉症者學習社交技巧的重點其實並不相同：語言不足、中重度的自閉症者，我們希望他能使用更長、更抽象的句子，希望他能進行更複雜的遊戲、聽懂更抽象的故事；對於語言較多的亞斯伯格症者，則希望他能更切合主題、流暢的聊天，接受有輸有贏的

如何促進 Helping Children with Autism Become More Social
自閉症兒童的社交能力

遊戲，和同儕共同創造豐富有創意的故事，了解不同立場的人會有的不同想法。

作者藉著二十多年豐富的臨床案例，告訴我們在不同階段該和孩子聊的天、該說的故事和該玩的遊戲。書中的 76 招，正是作者要傳授世人的武功秘笈。家長們應該謹記於心，認真實踐。

黃穎峰

推薦者為台中市自閉症教育協進會前理事長。現為彰化秀傳醫院骨科主治醫師、中華民國自閉症基金會董事、十方啟智文教基金會董事、台中市自閉症教育協進會常務理事、台灣應用行為分析協會（TABA）常務理事、彰化縣自閉症肯納家長協會理事。

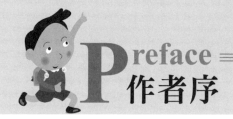

Preface 作者序

天寶曾經告訴我說她一直很享受與三兩好友共度的美好
時光。但是對一個自閉症患者來說,獲得真實友誼且能
夠發自內心的欣賞別人的差異性,有可能是他一生最難
達成的成就。

—— Oliver Sacks, M.D., *An Anthropologist on Mars,* 1995,
274, in conversation with Temple Grandin, Ph.D., coauthor of
Animal in Translation(2005)[1]

　　我第一次與自閉症孩子的臨床接觸起於 1970 年代——當時她
只能用姿勢與人互動,她叫做艾咪莉。

　　艾咪莉五歲,患有自閉症,有著鬈曲的金色頭髮、藍色的眼
睛以及一臉嚴肅表情。只要有人靠近她,她就會開始哭號、丟東
西,並且打人。艾咪莉沒有報復心,只是很容易感到挫折,因為
她無法說話、遊玩,或單純享受當一個孩子。她的語言表達只有
姿勢以及一些聽不懂的聲音。每天早上她的父母去叫她起床的時
候,只希望她沒有跑到鄰居家去亂逛就好。某些早上父母會發現
她跑到廚房、爬上水槽、打開上面的櫃門,然後自己去拿燕麥捲。
她會打開盒子、將燕麥倒在地上,然後將蜂蜜滴在上面。她的父
母發現她坐在一堆燕麥和蜂蜜之間,並且用嘴巴舔著她自己的手。
為了不讓她傷害到自己或別人,她的父母大多數時間都將她放在
只有在較高處有開口的一具櫃子裡。他們也會讓她穿上衣服,並

且帶她到當地公立小學接受每週兩次、每次三十分鐘的語言治療。

在 1970 年代，除了醫院相關的精神醫療機構以及規模小、人手不足的特殊兒童教室之外，提供給自閉症兒童的課程相當有限。1971 年秋天，我攻讀研究所一年級時，艾咪莉來到一間語言診所，當時我正在那裡實習，她是我的第一位個案。我在門口跟她和她父母碰面，然後她就沿著診所的長廊跑，父母跟在後面追，她的頭髮飄了起來，手臂隨著上下擺動。我們進入一間小辦公室，她就跑到窗前，同時用臉貼著玻璃窗看著繽紛的樹葉。接著她靜靜地抬起頭，然後向後幾步，看著樹葉落在玻璃窗上的陰影。

我的第一個目標是展開「第一次接觸」──鼓勵她感受及聽見別人的存在。沒有跟任何其他人接觸，這個自閉症孩子孤立在她沒有社交的世界，只是獨自看著陰影。我走向艾咪莉，並且蹲了下來，這樣在我用手壓了壓樹葉的陰影時，我們兩人才能夠看見彼此。她轉過頭來看著我，然後將她的手放得靠我很近，同時蓋住一部分的樹葉輪廓。我對她微笑，然後對她點頭問好。在我們看著樹影移動時，我保持不動。在我移動我的手將更多樹影蓋住時，她也同步地移動她的手；每當我移動手，她就跟著移動。突然間，她轉過來看著我。她的父母坐在附近的椅子上，靜靜地看著。

我的辦公室鋪著地毯，有一座小型的紅色玩具穀倉，以及兩具馬型物件。我坐在地板上，然後開始玩那兩隻發亮的棕色斑紋馬。這時艾咪莉開始大叫，但是我忽略她的大叫，繼續對馬說話，於是她來到我旁邊，拿起一隻馬，然後把它用力丟到牆上。我繼續玩另外那隻馬，忽略她丟物件的行為。

她跑過來要拿第二隻馬，我說：「艾咪莉，妳想要這隻馬嗎？」這時她停止大叫，開始啜泣起來。她抬起頭看著我，我比

個動作要她父母坐在地毯上靠我們近一點。

艾咪莉再次看著那隻馬。「艾咪莉，妳想要這隻馬嗎？」我問。

她點頭示意，很安靜。我把那隻馬給了她。

我問：「艾咪莉，我需要一隻馬，我可以要躺在牆邊地板上的那隻馬嗎？」

艾咪莉爬過地毯，拿到她剛剛丟到牆上的那隻馬，然後將它滑過來給我。

我說：「謝謝，艾咪莉。」

我撿起那隻馬，然後走向穀倉。她看著我，並讓她的馬在手掌上一直旋轉，然後將它舉高，如此一來，早上的陽光便在牆壁上製造出旋轉木馬的陰影。

我對著她笑，並且指著馬的陰影，她拍動著一隻手，而用另外一隻手拿著馬。我指著艾咪莉手上的馬，再指著陰影，她也指著馬，抬頭看著我，然後再指著牆上的陰影。我對著她笑，她也回我一個笑容。

艾咪莉的父母過來用手蓋住樹葉落在玻璃上面的陰影，艾咪莉便轉向他們，然後笑了出來。她走過地毯，然後將手上的馬交給她媽媽，她媽媽將它舉高，並且在牆上弄出馬的陰影。艾咪莉指著陰影，她的媽媽眼睛睜得大大的。艾咪莉的爸爸用手肘撐在膝蓋上，靜靜地看著她，眼睛充滿了淚水。艾咪莉和她的家人開始了我對自閉症孩子的工作——幫助他們加入別人、幫助他們走出心盲的世界，以及幫助他們變得更有社交能力。

這個故事顯示出，在遊戲中了解別人的心意對學步期兒童是多麼必要的一件事。自閉症孩子在解讀同儕心中想法這方面卻有比較多的困難。通常這個年紀的孩子在指著月亮說「月亮」的時

候，會轉頭看看別人是否有跟他一起看著月亮（Baron-Cohen, 2001, 132）。這時候孩子的語言並不複雜，但是他將另外一個人帶入他共同經驗的能力，以及要求那個人發現和觀看某一特定事物的能力，卻跟語言所連結的對象——月亮——有所關聯。

語言學者 Steven Pinker 認為語言與解讀心意（mind-reading）之間有關係。「人類溝通並不是像由電線串起來的兩台傳真機在傳遞訊息；比較像是敏感、有計畫、會臆測的社會性動物所展現出來的一系列活動。」（Pinker, 1994, 229-330; 1997, 330）Baron-Cohen 認為一個人若要能夠解讀別人的心意，他就得先投入能夠啟動兩人之間解讀心意經驗的相互注意協調能力（joint attention）之中。Baron-Cohen 把這種能力稱為「讀心」（mindreading），並且說明了讀心行為的一些組合，包括共享注意力機轉（Shared-Attention Mechanism, SAM）以及眼睛注視方向探測器（Eye-Direction Detector, EDD）[2]。透過加入孩子，治療師可以增加對別人存在的覺察。一旦孩子注意到我的行動、語言和存在，他就是在經驗 SAM，而其基礎就是建立起代理人（Agent）、自我（Self）以及物件（Object）之間的三角關係。Baron-Cohen 建立的模式跟其他研究者的模式有所差異，因為這個模式包括兩個清楚的部分：首先，一個人必須探測到別人的眼睛（EDD）；第二，他要能夠進入 SAM——他要檢視是否他和別人正在觀看同一個物件。他必須運用從別人眼睛得來的 EDD 線索，然後再推論那個人對共同看到物體的知覺。一個孩子必須學會這個系統的兩個部分（EDD 和 SAM），才能夠了解到別人的觀點，正如 Baron-Cohen 在描述「讀心」時所寫的。

自閉症孩子不僅缺乏解讀心意的能力，他們在自發性模仿以及引發別人注意力方面的能力也相當受限。他們缺乏運用 EDD 和

SAM 來讓自己與別人更加親近的能力。根據 Tager-Flusberg（1993）的說法，自閉症孩子在語言及思考方面都缺乏這些能力[3]。

　　Baron-Cohen（1991）發現，與正常五歲的孩子有所不同，自閉症孩子在預測故事中角色的情緒（這些情緒是由角色的信念所引發）方面，能力明顯較差。相反的，假如角色的情緒是由於角色的慾望所引發，他們就比較能夠判斷故事中角色的情緒。自閉症孩子能夠認出情緒的原因（Harris et al., 1989）；然而，他們卻難以看見「根據想法而來的驚喜情緒」（Baron-Cohen, Spitz, and Cross, 1993）。由於自閉症孩子缺乏這些核心能力，他們在跟別人的社交連結方面就會有比較多的困難。

　　在我的經驗裡，做自閉症兒童工作的第一而且是最重要的階段，就是幫助他們覺察到其他參與者（治療師）知道他們正在想什麼、看到什麼以及聽到什麼。接下來，第一目標的其中一項就是盡可能近地加入孩子，這樣我就可以解讀他的心智狀態。我會觀察他的身體語言、臉上表情，以及他正在看些什麼。假如他正在看落葉掉入池塘，而他容許我靠近他，那我就可以用同樣的方式看著同一物件，我會保持跟他一樣的眼睛高度，也用跟他一樣移動頭部的方式觀看那個物件。我可以用手做出樹葉掉落的樣子，正如他所做的一樣。在我觀看樹葉掉落的時候，我可以跟隨著手的擺動而製造出搭配的聲響。孩子將會發現我正在看著他，而且對他感到有興趣的事物也覺得有興趣。這個目標是透過模仿來向他傳達，我知覺到跟他腦海中一樣的視覺影像及聲音。我正在加入他的現實當中，或者，我正在把自己放近或放進他的心智狀態當中。

　　自閉症孩子很難注意到別人的眼睛正在做什麼，也很難了解到當一個人提到某個特定物件或是密集注視某個物件的時候，那

個人究竟想要傳達什麼訊息。

Tomasello（1988）的研究顯示，十八個月大的孩子就能夠很敏感地凝視參照的線索。Baron-Cohen、Campbell、Karmiloff-Smith等人（1995）的研究也顯示，在看到卡通人物查理注視著巧克力的表情時，三到四歲的孩子就有能力挑選出正確且有意圖的參照物。查理的眼睛看向四種甜食中的一種，當參與研究的孩子們被問到「查理想要吃哪一樣？」時，他們很容易就注意到查理的眼睛所注視的方向，並且做出正確的選擇。需要有更多研究才能說明兒童如何能重新學習這種EDD線索，並且建立一種共享關係。

當我用諸如落葉這種物件加入孩子時，我是在鼓勵他運用共享的注意力，並且看到我正在注視的東西。同時我也是在用一個具體的物件來給他一個直接的機會，幫助他去推論我正在做他正在做的事情。我用韻律和聲調來搭配他的聲音，也讓這個模仿的聲響配合著強烈的視覺影像（樹葉隨著風上下飄蕩）。他所聽到的聲響模式很類似他自己的聲音。在這整個經驗中，我看到他的臉上表情有所改變，而他也逐漸靠向我。他用他的眼神方向來推論到我正在加入他。他正在參與一個共享的經驗。

既然我在看落葉的時候孩子也在看我，那他一定知覺到另外一個人真正與他分享另一個物件。這種現實是人類溝通中最基本的現實之一：一個人看著另一個人，然後回到一個共享的物件，再回到那個人身上。參與者雙方共享一個心智狀態，並且加入一個共享的經驗當中。當然，此時孩子的想法並不清楚，只是他的行為顯示出他留意到我的行為，而且可能也想到我知道他看到什麼以及正在想什麼。假如孩子知道我看著他，然後就轉而看著我的手擺動並且傾聽我的聲音，那他可能就有興趣要加入我了。

　　我見過許多自閉症的孩子——即使是那些只能用少許姿勢，卻無法口語表達的孩子——開始與人互動，並且覺察到別人的存在。就像艾咪莉，對於每一位孩子走向與社會世界更多連結的每一步路，我都心存感念。

Ann E. Densmore

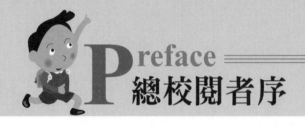

Preface
總校閱者序

　　專心投入兒童青少年精神醫療工作已經有近十八年的時間，過去在門診裡面遇到過各式各樣的精神疾患及問題，包括自閉症、亞斯伯格症、注意力不足過動症、憂鬱症、躁鬱症、強迫症、厭食症、兒童虐待、精神病、焦慮症、尿床、創傷後壓力疾患、抽動症、選擇性不語症、分離焦慮症、智能不足、社交畏懼症、拒學症、親子關係問題、行為規範問題……以及其他種種情況。其中在初診及後續的複診中花費最多時間來做評估及處理的個案非自閉類疾患（autism spectrum disorder）莫屬，因為這類疾患的症狀種類及變異相當多，同時大多數這類型的個案缺乏可治癒（甚至只是改善）的藥物。再者，近年來很多學生因被老師或特教老師懷疑患有亞斯伯格症，而被帶來門診接受診斷及治療，其中有許多在經過評估之後並非屬於亞斯伯格症，然而從這個地方也可以看出自閉類疾患的診斷及判定並不容易，而且不同領域的人其看法亦相當分歧。

　　在缺乏有效藥物治療的情況下，要妥善協助自閉類疾患的個案，就必須仰賴心理、語言、社會方面的治療以及環境的充分配合。然而，心理、語言、社會方面的治療種類眾多，有以發展為基礎或以遊戲為本位，有個別或團體形式，也有應用行為分析模式，每一種方法都有其特別的優點，也有其缺點。在從事自閉症個案的非藥物治療過程中，經常碰到的問題包括：(1)所需人力較多；(2)治療室內的效果不易類化到真實生活中；(3)在健保體制下提供服務者不易有金錢上的獲益。因此，提供自閉症完整服務的醫療單位在台灣並不多見。然而，這類個案在生命當中很長的一

段時間內其實都相當需要幫助,而且他們的主要照顧者也非常需要學習一些方法來協助孩子適應環境以及學習進入社交生活。

前年在網路書局看到這本書的英文版,受到書名中autism(自閉症)及 narrative play(敘事遊戲)這兩個字詞的吸引,一開始以為是用後現代風格的敘事治療來與自閉症個案從事遊戲治療,因為這幾年來我自己也很喜歡用這種風格與個案接觸,不過後來稍加了解之後才發現其實比較像是「一邊遊戲,一邊述說」的方式。然而,等我更加熟悉書中所提的技巧及方法之後,我也才更加了解作者所創的這整個方法真的很適合用來與自閉類疾患個案一起工作,因為它提倡在自然情境下工作,同時又可以納入手足、同儕,甚至父母一起努力,可以減少類化的艱難過程,又可以減輕專業人員的負擔,應該是相當值得推廣的做法,因此決定將它翻譯成中文,以供從事自閉症個案服務的相關人員參考之用。

在翻譯本書的過程中,感謝璇璣、正奇、翊楦、雅云和碧玲的協助,她(他)們都是我目前在醫療或諮商領域中的好夥伴,很高興能夠與她(他)們共同完成這項工作。感謝多位推薦人對本書的推薦,尤其是黃穎峰醫師,在大學同學會中知道他為自己的孩子做了如此多的努力,心中深為感佩,他的推薦也讓此書的出版更添意義。我的老師宋維村醫師多年來關於自閉類疾患的教導以及對我的鼓勵是幫助我理解這類病患以及掌握譯文的最佳後盾,本書若是能對專業人員及個案家長有所助益,最大的功勞來自於他。最後,謝謝心理出版社林敬堯總編輯的協助,使得此書的出版成為可能。

本書雖經多次校閱,疏漏尚且難免,期望各位先進不吝指正。

陳信昭

2012 年 5 月
於台南自然就好心理諮商所

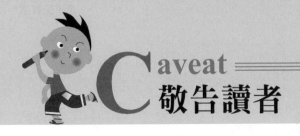

有些兒童可能有著與這些故事中孩子相同的診斷，但是他們卻未必對這種治療有同樣的反應。即使父母很努力，專家治療師也能夠讓孩子投入於遊戲之中，而且也有了早期介入，這些孩子中有一些也不一定會改善。有些孩子的確會改善。這就是高度複雜自閉類疾患的本質（Bauman, 1985, 1988）。使用先進科技所做的較近期研究正發現更準確的表現型態，這將會把這個疾患重新框架成一種多重系統的疾患，而這其中遺傳和環境都有其影響及貢獻（Bauman, 1994; Bauman et al., 2006; Herbert et al., 2006; Herbert, 2005a, b; Jass, 2005; Murch, 2005; Ashwood, 2006; Vargas et al., 2005; James et al., 2006; Rutter, 2005）。這些研究發現在自閉症這個診斷下其實有幾種疾患類別。對不同組別所做的側寫研究，例如非口語學習障礙、自閉類疾患、脆弱X染色體症候群、學習障礙以及注意力不足疾患，顯示出不同的神經發展路徑可以導致相同的表現，但卻因不同的潛在病因而有不一樣的演變結果；因此，不同組別的介入方式也要有所不同（Mazzocco and Ross, 2007, 431）。

本書是一本關於社會化策略的書籍，其中的策略可以幫助某些自閉症孩子，但不一定所有類別的自閉症都可以從中獲益。某些孩子可能需要別的治療，特別是當他有各種不同的醫療問題時，之後才能對本書所提到的方法有所反應。一旦這些或是其他問題獲得成功的治療，這些孩子在接受本書所描述的治療時，就會有

很快的進展。

　　很重要的情況是，父母必須很小心地接觸這些方法，要考慮到治療將會如何影響他們的孩子，也要每天監督孩子的進展。假如這種遊戲治療方法無法對孩子的社會化過程產生改變，或許是因為這種方法對那個孩子並不適合，也或許是應該要有別種治療方式來協助掃除障礙。有時候結合多種治療方法是最合適的方式。

聲明

　　書中所提到孩子的姓名及某些特徵，以及其他可能會讓人認出他們的細節部分，都已經經過改換，以保護他們的隱私。

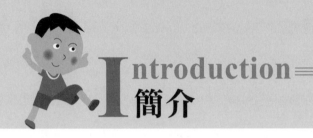

Introduction 簡介

　　許多自閉症孩子超愛跑、撿物件,以及在戶外走動,他們會盯住這些物件和光線、形狀及動作的折射。治療師或家庭成員可以運用那種興趣來幫助孩子有更多社會性的連結。透過帶孩子到戶外去,遊戲治療師就可以在孩子感到最自在的地方加入他們或與他們互動。那些地方可以是遊戲場、池塘、農場或公園。一旦孩子留意到事物的動靜,並且盯住一根木棍、一片樹葉或是池塘的漣漪時——那就是治療關係開始的地方。

　　作為一位年資超過三十年的語言病理師及遊戲治療師,我一直致力於某群高功能自閉症兒童的治療上,他們有些人可以運用、有些人無法運用口語來表達自己。他們有兩個共同特點:尋求大人的注意力以及喜愛戶外。透過我的經驗,我發展出一種遊戲治療方法,叫做敘事遊戲(Narrative Play),在其中會利用自然環境來鼓勵自閉症孩子、同儕及手足之間的語言表達。當然,有些孩子一開始需要比較結構化的方式,因為他們需要控制好界定清楚的教學情境。其他孩子則對於根據以下的理念而來的治療方法反應良好,這個理念就是,一個孩子能夠跟別人產生最佳互動的場所,通常是能夠刺激他們愉悅和樂趣的場所,而不是把他們限制在書桌前,讓他們看著教導語言的一些課程材料。這種方法也可以用來幫助患有亞斯伯格症的孩子。

　　目前有幾種以發展為根據、遊戲本位的治療模式被用來治療自閉症孩子:DIR ／地板時間模式(Greenspan and Lewis, 2002;

Greenspan and Weider, 2006）[1]、SCERTS 模式（Prizant et al., 2002, 2003; Wetherby and Prizant, 2000）[2]、關係發展介入（Gutstein and Sheely, 2002）[3]、整合性遊戲團體模式（Wolfberg, 1999）[4]、做—看—聽—說模式（Quill, 2000）[5]、丹佛遊戲模式[6]以及重新演出模式（Levine and Chedd, 2006）[7]。我所發展出來的模式稱為「敘事遊戲治療」（Narrative Play therapy），是一種發展性、遊戲本位的模式。有一種研究本位的模式——應用行為分析（Maurice, Green, and Luce, 1996）[8]——是一種結構性的方式，不像一般的遊戲本位治療模式。對於每一位特定的自閉症孩子，每一種方法都有其特別的優點，也有其缺點。它們都是很有經驗的臨床工作者所創造出來，但是沒有哪一種單一方法可以適用於每一位個案。有些孩子需要的是像應用行為分析模式那種實驗性方法，但並不適合遊戲本位模式；有些孩子先接受應用行為分析模式之後，就對遊戲治療方法很有反應。只要臨床工作者對孩子的目標有清楚的溝通及合作，所有這些方法都可以合併運用。

我在 2002 年遇到 Stanley Greenspan 醫師，是一位相當知名的兒童精神科醫師，他曾經發展出「地板時間」，那是用來處理自閉症兒童的一種關係本位的密集性介入模式（Greenspan, 1995）。Greenspan 醫師和我的共同看法是，孩子的不尋常行為很可能是我們了解及找到跟他們互動方法的最佳起點。

Barry Prizant 醫師和 Sima Gerber 醫師也認為，當孩子投入他自己的行為，或是從事一些他自己喜歡做的興趣時，就是促進語言學習過程的最佳起點（Gerber and Prizant, 2000, 109）。此外，我們共同的看法是，同儕和父母可以充當語言學習的模式，而夥伴可以用來增加社會互動。地板時間可以充分融入敘事遊戲治療當中，因為 Greenspan 醫師和我都鼓勵運用假扮遊戲、聲響製造、

語言發展及社會溝通。

我自己的方法——敘事遊戲治療——是一種發展性、遊戲本位的模式，它將語言治療及同儕關係融入自然的治療情境當中。它一開始是自然狀況下的遊戲治療，類似於地板時間技術的基礎工作，然後再進入整合了語言、遊戲及說故事的一種半結構性語言治療。在敘事遊戲治療中，治療師起先透過跟隨孩子的興趣來與孩子建立連結，然後再發展出關於說話、遊戲和語言的一套特別目標。治療過程就變成孩子與治療師的交互作用，而孩子負責引導遊戲，治療師負責提出計畫性的語言學習任務以及有待解決的問題。一旦孩子使用聲音的姿態與治療師互動，治療師就開始將孩子重新引導到語言任務上。一旦孩子有所進步，治療師就開始引進同儕或手足，而他們都可提供一種自然的語言模式。孩子的語言、遊戲及敘事的發展就是敘事遊戲治療的目標。地板時間模式持續利用跟隨孩子的引導，來幫助孩子發展社交問題解決技巧，以及透過兒童主導的遊戲來探索情緒主題。敘事遊戲治療則比較少由孩子主導，反而較多由治療師來主導，而方法是透過自然環境中的故事主題來發展語言及同儕關係。

地板時間和敘事遊戲治療都有助於那些複雜的自閉症孩子及語言障礙者；其他幾種模式被設計來幫助孩子處理社會溝通。沒有哪一種方法最好。有些技術在孩子發展的某些特定時間比較有幫助。大多數的治療方法一開始都是要跟孩子發展出一種信任及照顧的關係。

敘事遊戲治療是根據三個主要想法而發展。首先，自閉症孩子對豐富的視覺環境很感興趣，因此，自然情境就是做連結的最佳處所。第二，一旦這些孩子聚焦在對別人述說故事以及使用物件玩遊戲，他們就比較不會專注在他們的重複思考裡頭。第三，

若是自閉症孩子在自然情境下與同儕及手足一起努力,治療師就不需要幫助孩子將他在治療室裡面學習到的語言帶進「真實世界」中。相反的,孩子在治療中的情緒連結發生在「真實世界」中,那就是他自然遊戲的地方。我曾經看過,一旦自閉症孩子在某個特定地方與別人產生情緒連結,他就會想要回到那個經驗當中。他不會忘記如何與人互動。

敘事遊戲治療的第一個想法是,自閉症孩子在視覺上會被許多戶外物件、光線在自然物體上面所造成的影像或折射,以及重複的動作所吸引。我跟孩子的關係起於他知道我分享了這個世界——我看到他所看到的東西,我也聽見他所聽見的聲音。遲早他會開始用語言來表達想法和感覺。一旦他開始創造一些敘事,透過遊戲中的真實生活行動來表達他的想法,他就會從他孤立的世界中跳脫出來。

第二個想法是,自閉症孩子可以被促發去運用遊戲中的物件來創造故事。到了最後,這些故事(不論是真實的或假裝的)將會比經常主宰他們思考的重複影帶或數字更能吸引他們。透過教導這些孩子創造一個故事主題,也就是一個敘事,孩子就能聚焦在他自己以及另一位參與者的遊戲之中。孩子不再退縮到自己的世界裡,相反地,他開始與在他面前的人互動,那些人包括想要跟他互動的同儕或手足。若是孩子學會運用玩具物件,並且說出他自己的行動,那他就又跨出了一大步。一旦他賦予玩具的有意圖行動與故事的意義有所連結,他就能夠與故事主題有情緒上的連結。最後,他就會跟別人有所連結。他會變得較能聚焦在遊戲當時所發生的事情;孩子會跟別人談論遊戲,而不是持續卡在他腦子裡重複出現的想法中。

第三個想法是,透過在治療室外面做直接的治療,就可以納

入孩子的手足和同儕。他們通常是最佳的語言模範。不像治療師一週只和孩子相處幾個小時，手足和同儕與孩子的相處時間多很多。此外，他們跟自閉症孩子已經建立好關係，而這種關係對自閉症孩子的進展很重要。同儕可以示範一些微妙的語言線索，例如手勢、眼神接觸、身體語言以及聲調，而這些很難在治療室裡面，透過要求孩子指出圖片並分辨其中所代表的情緒這種方式來教導。父母、同儕和手足都相當喜歡跟孩子在戶外相處的時光。

舉例來說，有一位治療師和她的個案（一個自閉症孩子）以及孩子的哥哥看著一群鴨子游過池塘。治療師指著鴨子，示範著手勢和語言，並且說：「看那邊，有一隻鴨子！」孩子的哥哥說：「喔！看那隻小鴨鴨好可愛！」他一邊說一邊指著那隻鴨子。哥哥學著治療師蹲了下來，保持跟鴨子差不多的高度，並且將眼神轉向弟弟，然後用著一種嬰兒般的聲調對鴨子說話。自閉症孩子笑了起來，而在鴨子游走的時候，他也用手跟著鴨子移動。這個孩子剛剛跟他的哥哥分享了視覺和情緒經驗，並且是在自然的情境下與他的哥哥互動。他們兩人可能會記得這個經驗，並且在下次回到池塘邊的時候對彼此說出同樣的話。一旦同儕和手足學會了如何在遊戲過程中促進語言，他們就可以將治療帶回家中，甚至有時候可以帶到學校的遊戲場中。

若是孩子在這種熟悉環境中學習與同儕及手足相處，戶外的環境就會提醒他記得過去所經驗到的東西。如此一來，他就不需要再將從語言治療室的卡片所學習到的東西轉換到外在世界。孩子就用一種自然的方式在學習，那個地方是他可以每天運用語言以及練習互動的地方。

在治療有嚴重社交障礙的孩子時，我會從他們的經驗中加入他們。我會跟隨他們的帶領而進入遊戲中，以便創造出聲音和簡

單的故事。只要可能,我會盡量在自然情境中促進他們與手足及同儕的關係。在這種治療關係中,我致力於孩子因應世界的獨特方式,以便能夠帶出他的天賦,並且幫助他做連結(Densmore, 2000)。

在介紹遊戲治療階段之前,我會先描述空間、玩具以及期望,這些對於成功的教導以及與自閉症孩子建立堅強的治療關係,有相當重要的影響。

準備好你的空間、材料及期望

治療室空間及材料

◈ 房間設備——有時候是在我的治療室裡面開始治療孩子,不過我會將環境布置成像在學校、家中或戶外的自然遊戲情境一樣。我的治療室是一間長方形的房間,有一扇窗可以看向森林。房間裡有一張長 8 呎寬 6 呎的地毯,一邊放著讓父母坐的沙發,一邊放著可以讓學步期兒童玩的小桌子。有一張比較高的桌子就放在窗戶前面,可以在那裡做一些語言構音工作或是在上面玩玩具。

我的書桌以及三座從地板到天花板的櫃子就位在沙發的對面;櫃子裡面放的是整齊收藏在透明塑膠盒內的玩具組。年幼兒童的遊戲材料放在櫃子的最底層;藝術媒材、樂器以及其他玩具放在比較高的那幾層。孩子用的吉他就放在沙發旁邊。

地毯的旁邊有一個木箱子,裡面有貼紙、棉花、絲線、木片、貝殼和石頭。在房間的盡頭是兩張小的布袋椅以及一個書架,上面放著可以讓孩子看的一些書。

我們使用最近的水槽來洗手和洗調色盤。走道上有一台冰箱,裡面有一些瓶裝水以及點心時間可以吃的餅乾。

　　一旦孩子準備好了，我們就會將治療情境移到自然環境中（農場、池塘、森林、遊戲場）。有些孩子只在戶外環境接受治療。自然環境裡面所擁有的一些東西，例如水、沙、木條、農場動物或遊戲設備，就成為治療師用來跟孩子一起活動的治療工具。樹枝可以象徵性地變成玩具，或者鴨子從池塘游過也可以成為跟孩子談論真實生活的主題焦點。

◇ **填充動物和娃娃**——一隻大型、毛茸茸的填充玩具狗橫躺在地毯的一端，用來幫助有感官刺激需求的孩子。他們可能會把頭埋在狗狗下面，來感受一些擠壓的感覺，或是在覺得需要單獨一個人的時候使用狗狗。狗狗也會配備有獸醫工具箱，好讓孩子可以用來醫治生病的狗狗。櫃子裡面也有兩個大的嬰兒娃娃，還有奶瓶和娃娃的衣服。

◇ **遊戲組**——我有一大套積木組，由顏色鮮豔、柔軟而堅固的材料所製成。它們可以用來建造假裝的城市，而且還有一套大型的塑膠恐龍。在小桌子上面放有住著海盜的木製樹屋、用來綁吊桶的繩索以及一艘小木船。在我的書桌下面放的是一座大型娃娃屋，裡面還有鞦韆。其他適合用來創造故事的遊戲組包括一座機場、一座玩具穀倉、一座大型塑膠城堡、建造設備以及幾台拖拉機。

◇ **促進語言的玩具**——我有一個紅色的工具箱，裡面放有用來做語言構音治療的材料，包括吹奏玩具、讓孩子發出聲音的圖片以及代表聲音的其他物件。我們還會一邊坐在地毯上，一邊用小的手持型鏡子來練習聲音的組合。

◇ **室內活動用的玩具**——有時候孩子在遊戲中會變得有點躁動，因此他會想要玩我藏在小桌子底下的治療用小球。我們也可能會玩點音樂，讓孩子隨著旋律跳動。有些孩子也可能必須吹口哨或玩跳舞娃娃，才能靜下心來。然後我們再回到地板上的遊戲組。

◇ **材料的組織方式**——房間和玩具的安排對自閉症孩子相當重要。櫃子的門都要關起來，而且在每一位孩子的遊戲時間之前，房間也都要先準備好。每一位孩子有不同的需要，因此遊戲材料必須隨著每一次治療單元而有所變化。有些孩子只需要一張乾淨的墊子，上面放一個玩具就好；有些孩子就需要附有造型人物的大型遊戲組合。有些孩子只需要一兩個物件，否則他們可能會承受不住太多物件的選擇性或視覺混淆；有些孩子可能會想要整組的汽車和飛機場玩具。我會每天評估每一位孩子的需要，並據以安排治療室內的玩具。

公園或遊戲場空間及材料

有些孩子必須先到戶外盪鞦韆，然後再回到治療室接受治療，因為盪鞦韆可以幫助他們安靜下來並且變得專注。我們在戶外所用的設備會根據季節、該季節適合的運動以及孩子的需要做安排。

◇ **我的百寶袋**——我有一個專門用來放運動器材的櫃子，還有一個我可以帶到學校遊戲場和公園的露營袋子。這個袋子裡面有兩顆足球、三條跳繩、一顆海綿球、一顆遊戲場用球、一根球棒、一顆棒球和一個頭盔、三個壘包、粉筆以及幾瓶水。

我還會在遊戲中放一些可以激勵孩子的文字卡片。我會用鑰匙圈把卡片或圖片串在一起，然後拿給父母或專業人員，好讓他們在需要時可以用來激勵孩子。

◇ **更多的戶外玩具**——在冬天我會帶一台小雪橇到戶外，而在夏天我會帶一艘小木船到池塘裡划。由於自閉症孩子喜愛有視覺刺激的物件，我在夏天和秋天也會帶幾隻容易飛上天空的小風箏。

我還有另外一個袋子，裡面有小型飛鏢遊戲、一些棋盤遊戲，以及一張大墊子，可以在點心時間鋪在地上使用。

◇ 從家中帶來的玩具──有時候我會要求孩子從家中帶來他們最喜歡的恐龍或超級英雄來戶外跟同儕玩，然後我會帶攝影機將過程錄下來，再拷貝給父母，讓他們在單獨的練習單元中觀看。假如是在棒球季節，我會要求父母幫孩子帶手套來；假如是在冬天，就帶小雪橇來。

期望

在準備治療的過程中，我的期望取決於每一位孩子的年齡及診斷。假如孩子不足三歲而且診斷是自閉症，我會把墊子清理乾淨，然後只放一組遊戲組在地板上。我會盡量減少物件的數目，並且將它們排好。三歲的孩子需要有一個清楚界線的地方玩，這樣他們才不會在房間裡面跑來跑去。他們需要有結構性，如此才能聚焦在他們正要做的事情上面──有目的地玩以及學習互動。假如孩子在遊戲中需要休息，我會運用小型治療球和填充狗狗。父母會告訴我孩子喜歡跟什麼玩，這樣我就可以跟隨他們的興趣所在。有時候我會幫助孩子做出一個計畫（用照片或圖片將遊戲活動順序列出的一份清單），然後在完成後一一檢視。自閉症孩子會因為視覺支持或有挑選玩具的順序而感到高興。雖然整個單元有其結構，我還是會在遊戲中盡量跟隨孩子的引導。

在治療自閉症孩子的時候，我也會謹慎考慮每一個介入策略。假如孩子很害羞，抗拒任何人在他身邊，那我在靠近他時就會很小心。假如他害怕吵鬧的聲音，我就會選擇可以靜靜玩的玩具。假如他很容易分心，我就會把地毯清乾淨並將玩具排整齊。假如他每次使用藝術媒材時，都會對膠水的觸感或亮光紙的反射有過度反應，那我就更換別的材料。孩子的感官需求會決定我所使用的材料。近來的研究已經發現，自閉症孩子有嚴重的感官統合需

求（Ayers, 1994; Kranowitz, 2003; Koomar and Bundy, 2002）[9]。

我也會在治療單元中試著用中立的聲音來設定一種平靜的音調，並且對孩子的需求保持警覺性，也觀察孩子如何處理聽覺訊息。假如孩子對於中等程度的嘈雜聲有過度反應，或是有一些語言處理的議題，那我就會用比較平靜而緩慢的方式來表達。我可能需要對孩子重複表達幾次訊息。除此之外，我的眼睛會保持跟他一樣的高度，如此他才能看到我的臉部表情如何跟我的聲調及語言中的抑揚頓挫搭配在一起。

治療師和父母必須不斷覺察孩子的目標。一旦孩子在遊戲的整體結構中發展出某些常規，我就會建立教導語言、遊戲和敘事的特定目標。我會把這些目標拿給跟孩子一起努力的父母和其他專業人員。

在每一個單元中，我會確保孩子和父母都知道他們要完成什麼。舉例來說，孩子可能需要在互動中運用更多的眼神接觸；父母的目標可能是把一個物件拿到孩子的眼睛高度，這樣他才能學習將眼神凝視從物件移動到父母的臉，然後再回到物件。孩子的遊戲及語言的目標，就會是增加他在遊戲互動中所做出「眼神凝視轉移」的次數。

一旦孩子從一個遊戲階段移動到另一個遊戲階段，而且發展出更複雜的語言及敘事，這時期望就必須有所改變。有些孩子只要幾個月就能學會玩遊戲組以及運用語言，但有些孩子卻必須花費數年才能夠整合語言、遊戲和敘事。

本書的編排組織方式

遊戲治療方法四個階段的每個階段都分成三個領域：語言、遊戲及敘事。每一個領域包含幾種用來介入自閉症孩子的詳細策

略。雖然這些策略在書中被區分開來,但我在實務中通常是幾個策略一起運用。

在每個階段的第一部分,我會談到孩子的行動、環境以及我如何加入孩子的經驗中。此外,我會示範及運用帶著語言的遊戲活動,來幫助孩子暴露在與遊戲相關的語言學習中。

在每個階段的第二部分,我會讓孩子投入運用聲響和語句來溝通的過程中,以便持續保持互動。我會引導他使用眼神接觸、手勢和語言來接近另一位孩子,並且將他帶離重複性語言及遊戲,因為這些會限制他與人互動或留意別人的能力。

在每個階段的第三部分,我會用口語和手勢線索提供直接的支持,也會建議孩子如何投入跟同儕的互動,以及如何協商出玩玩具的方式或遊戲過程。這最後的部分涉及比較直接的教導而非引導,也必須對孩子和同儕有一些支持(本書中所說的「孩子」指的是自閉症孩子,而「同儕」指的是相同發展年齡的一般孩子)。

在每個階段所使用的策略會愈來愈複雜,這是因為一旦孩子從第一階段邁向第四階段,他就會運用更複雜的語言,與愈來愈多的人有更多的互動,而且在更能與人連結之後,也必須與更多孩子做協商。

這個遊戲治療技術的策略被安排成線性模式,起始於第一階段,終結於第四階段。每一個階段都有可能與下一個階段相重疊。舉例來說,當一個孩子完成了第一階段,可以與家人和我有所接觸時,他可能正開始和另外一個孩子玩在一起──這是第二階段的典型特徵。

本遊戲治療模式的主要目標是,幫助自閉症孩子運用語言來做相互性的互動、來跟同儕和家人遊戲,以及在自然情境中創造

生活事件的敘事。這個介入模式的每個策略都有用真實的臨床案例來做說明。每個孩子的能力都有所差異；因此，治療師必須選擇適合個別孩子的一些策略。

　　這些策略是用來幫助建立治療關係的一種指引。跟著治療師向前走的過程，孩子及其家人在學習彼此連結時，必須忍受枯燥卻又值得的掙扎。每個階段都是進入治療師—孩子關係以及孩子—家人關係的一扇新窗，而最後兩個階段則是進入自閉症孩子與同儕連結的一扇新窗。

　　雖然本書的結構是線性規劃，但是每個階段的策略都可以用不同的順序來加以運用。在每個階段中，語言、遊戲及敘事這三個領域都個別獲得治療，直到孩子達到第四個階段，那時這三個領域就彼此交織在一起。在第一階段中，我比較聚焦在做連結（第一接觸），而孩子比較聚焦在語言而非遊戲或敘事結構。一旦孩子達到第四階段，他在社交方面就比較投入，而且在表達和溝通時就比較能夠將語言、遊戲和敘事當作一個整體的單位來運用。

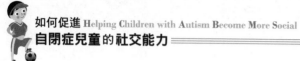

第一階段：初次接觸

在第一階段，一位自閉症孩童可能會前後搖動身體、不斷唱歌、唸押韻的句子、哼哼唱唱、看著光、追蹤戶外環境的影像和倒影。為了避免與別人有眼神接觸和互動，自閉症孩童會繞著遊戲場踱步，繞自己轉圈圈，蒐集一些物件將它們排成一列或放到旁邊；且不許任何人觸摸這些東西。第一階段的自閉兒缺乏以語言與別人交涉以及納入別人的能力，不會說完整的一句話來表達想法和情緒，只是操縱物件而沒有與他人遊戲的企圖。他無法將想法有秩序地創造成一個在遊戲中說故事的敘事形式。他被隔絕在一個有限、沒有社交活動的世界中，與他人世界的關係只有非常少的接觸。

語言

有些第一階段的自閉症患童完全不說話或只會自言自語，而這些自言自語也只限於重複發出的聲音和噪音。他們非常少用有意義的單字，凝視別人或各種物件的眼神也很有限；相反的，他們會專注固著在一個物件，並藉著大哭、將

別人推開、大發脾氣來表達抗議。在這個階段，語言的使用非常有限。由於不會使用語言來創造簡單的句子，患童不會創造出連結主題與遊戲行動的敘事。他缺乏以相互的方式使用語言來與別人互動的能力，甚至無法開啟一段對話；這些患童與其家人的互動非常少。自閉症孩童很難將自己從一個特定的固著狀態中抽身出來（Bryson et al., 2004），而需要不斷被鼓勵去與別人互動。

遊戲

一般兒童在十八個月到兩歲大時會使用象徵性遊戲[1]。例如，用一根棍子來代表故事裡巫婆的魔法棒，或用一張紙當作毯子來給娃娃玩偶蓋被。對一個正常孩童而言，遊戲中的行動是很自然的，而且也是孩童自己構想的一部分。

相反的，第一階段的自閉兒完全沒有在遊戲中用一個無生命的物件來代表真實生活中行動的跡象，也常常缺乏將無生命物件與真實生活中的行動聯想起來的能力。雖然他們把玩具都集中在自己身邊，但卻在一種孤立狀態中玩耍，而且不讓別人碰任何一件屬於他們的東西。他們用與玩具無關的姿勢來玩耍，他們的行動通常沒有任何意圖，而只是移動物件或自己的手來看它的線條和形狀。他們過度重複的行動限制了自己，使他們無法在遊戲中與別人互動。表達著不信任和生氣的情緒，他們的遊戲計畫就是自己單獨一個人。他們會想著最喜歡的影片或重複的影像。他們甚至可能面對著牆

角，而且要待在那裡直到夜間上床睡覺為止。

敘事

　　一般兒童兩歲大時會創造故事，有一個開始的故事主題，一連串的行動以及一個結尾[2]。雖然每種文化的兒童所說的故事都有其個人不同之處與文化差異，但許多兒童會用這些故事與同儕產生連結，並在遊戲場所演出這些故事。相反的，第一階段的自閉兒不會在遊戲中使用角色或人物來創造簡單的敘事形式。相反的，他只會專注於微小的細節，例如指著火車的輪子或娃娃屋的一個角落，而無法看出這些細節可能是整個故事的一部分。如果他使用近似詞，就是在談與一個敘事結構無關的音樂、書本或影片。他不知道要如何重述一個事件或是以抽象的思考與別人互動。他可能會面對角落，不斷重複一些毫無關聯的聲音和詞彙，完全不打算要別人來聆聽任何敘事。

　　第一階段的自閉兒常常會感到害怕而且完全隔絕於社交關係之外；因此，他們需要一些符合其需求的介入策略。

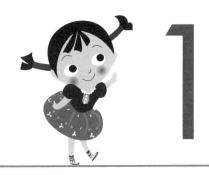

1 初次接觸

本章的策略

策略 1：經驗患童所經驗的事。

策略 2：進入患童的遊戲空間。

策略 3：聆聽父母所訴說的每一個細節。

策略 4：中斷患童的固著遊戲模式。

策略 5：利用環境來協助患童感受到別人的存在。

▌策略 1▌ 經驗患童所經驗的事

　　我藉著聆聽並重複患童的聲音、周遭環境的聲音來參與患童的經驗。我用一種平靜且玩耍的方式慢慢接近他，同時對當下的任何行動或聲音發表意見。有時候，我必須直接移動到他身邊並遞給他一個玩具或一樣東西，比如說一根羽毛。如果他看起來很焦慮，不斷重複地唱歌或表現出負面的行為，例如尖叫，我可能

必須等一下才能遞給他一樣東西。其他時候，在嘗試移動靠近患童之前，我必須保持更大的距離，而且保持靜默。為了讓他能夠經驗到他正與另一個人在一起的感覺，我會觀察並等待，觀察他的姿勢和聲音，即使他臉轉向另一邊。

在接觸的第一階段，我非常謹慎地介入。兩歲大的派翠克就是處於第一階段，他有一雙大大的碧綠眼珠和滿頭紅色鬈髮。他的語言只限於手勢、大吼、踢腳和尖叫。我第一次見到派翠克，是因為他的父母保羅和凱倫，在兒童精神科醫師的建議下，將他帶到我的辦公室進行說話和語言諮商。在我辦公室裡的第一次治療單元中，他一直面對角落，不讓任何人靠近他或他從家裡帶來的小火車。我採取的第一個策略是慢慢移動，進到他的遊戲角落，聆聽他和小火車撞牆所發出的聲音。

我說：「嘿！派翠克，那些小火車好大聲喲！碰！碰！」隨著我的經驗接近他的經驗時，我的語言也與他的遊戲行動產生關聯。派翠克停了一下下來聽我說的話。他意識到我的存在。

┃策略 2┃ 進入患童的遊戲空間

一般的兒童會創造一個空間來遊戲、移動物件，以及與同儕互動。一般的兒童會移動自己的身體好讓自己能面對另一個兒童，把他的東西放在遊戲區的中心或靠近中心處，並開始對另一個兒童或他主要感興趣的物件做出遊戲的行動。遊戲空間是環繞著這兩位兒童的區域並定義為他們遊戲的地方。其中一位兒童可能會將玩具小馬移到他自己和同儕之間，也就是遊戲空間中央的穀倉。

一般的兒童會創造這種遊戲空間，但自閉兒卻不知道怎麼去界定出這樣的區域，或要從何處開始、在何處結束，才能將別人

納進來。自閉兒可能會有感官上的困難，可能會對聲音和視覺刺激過度反應，並在一個混亂的區域中感到困惑。和一般兒童不一樣的是，他的遊戲空間可能只包含他周圍的一個小小區域，而且不包括其他人。如果有人太靠近他或要移動他的玩具，他會抗議；他對於如何創造一個空間來與另一位兒童一起玩耍，完全沒有概念。

　　要將別人納入這個遊戲空間，其中一種方法是放一塊小地毯或地墊在孩子的前面，並且放一些可能會引起他興趣的簡單物件。由於自閉兒是視覺學習者，因此視覺空間必須清楚明朗，不要放太多東西——只要一、兩件他非常感興趣的東西即可。另一種引進更有彈性的遊戲空間的方法，是逐漸進入他那有限的遊戲空間。我使用一個和他所拿一模一樣的東西，在他附近開始玩起來，並慢慢地將那個東西移近他。這個移動進入遊戲空間的行動既複雜又花時間；然而，這是協助患童參與並感受到另一個人存在的開始。這種技巧比將患童的玩具拿走要有效許多；那樣做通常會引起他尖叫和大發脾氣。但有些情況下，觸摸物件或向他要那個物件，是與一個拒絕承認另一個人存在的孤立患童做互動的另一種方法。

　　派翠克經常大發脾氣。他與家人或別人之間沒有任何連結，也沒有任何語言表達能力。他將角落定義為自己的遊戲空間，而且不期望任何人進到這個有限的區域。派翠克將火車緊緊抱在胸前，顯然不要任何人摸他的火車。面對著角落，他將火車放到地板上，將一節一節火車沿著牆平行排成一列，然後前後移動火車，用力將它們撞進角落。

　　我坐在他後面，問：「派翠克，我可不可以玩？」他完全不作聲，繼續將他的小火車移向角落。我靜靜地伸出一隻手去摸一

節火車，進入他認為是他自己的遊戲空間。

他尖叫：「噢噢噢噢噢～～～！不不不不～～～！」

我立即將手收回，並說：「喔！對不起，派翠克。可是我也想玩。」他用更大的音量尖叫。

凱倫說：「安，他不會讓妳碰他的火車的。這就是我們每天面對的情況！」

「那你們做什麼？」

「什麼也不做。他整天待在角落玩。我不知道該做什麼。我們沒辦法讓他移動。他有四個手足，他們都想和他玩。可是他就只會對他們尖叫，所以他們只好走開。」

派翠克的語言表達就只限於「噢～～」和「不～～」。他以不吻合情緒的手勢來溝通，常常閉著眼睛來限制自己的眼神接觸；每當他大叫抗議時，都會將手掩在嘴上。他完全不知道如何使用一個物件來代表真實生活中的行動，或如何利用玩偶或玩具來創造故事，而只會退縮、哼哼唱唱、拿火車撞牆——這就是他使用的語言和遊戲。他甚至和火車一起睡覺。他父親說：「如果我將一節火車拿走，他就會哭上好幾個小時！」

教會保羅小心地進入派翠克有限的遊戲空間這個過程，花了好多個小時的費心努力和耐心。他必須容忍自己的兒子不斷地抱怨和哭叫。移動進入患童的遊戲空間這個策略，必須與下面三個策略一起使用，就像我在「初次接觸」的第一階段所做的一樣。透過學著去經驗患童所經驗的事，進入他的遊戲空間，聆聽並一起合作，我和他的家人開始與患童產生連結。

▌策略 3 ▌ 聆聽父母所訴說的每一個細節

父母對其孩子行為的描述常常給我機會去支持他們，因為他們正開始這個既漫長又艱困的介入過程。經由聆聽保羅描述自己兒子的行為——當有人靠近他時，他會大叫，藏起自己的火車——從他的敘述中，我聽到他非常想要與自己的孩子建立關係，而派翠克則努力想掌控並讓自己待在讓他感到安心的角落環境裡。我理解並且公開確認父子之間的這種緊張狀態，也讓他加入學習如何支持派翠克的過程。

在派翠克的第二治療單元中，他將湯瑪士小火車抱在懷裡搖來搖去，走向角落，並面對著角落。湯瑪士小火車普遍受到自閉兒喜愛，也許因為它們代表一個沒有威脅的小物件，很容易前後移動，而且有和善的人格特質。派翠克在一年前的聖誕節得到湯瑪士小火車這個禮物，從此之後，他去哪裡都帶著它。當我看著他時，他蹲下，讓小火車一節一節滑下他的手臂。他看著每一節火車落下。凱倫說：「安，如果我提出我要玩一台火車，他就會哭。他不要任何人靠近他。他會看著每一節火車落下來，以便觀看火車的具體細節。」

「那對妳和他的手足來說一定很難過。」我說。我發現派翠克一邊咯咯笑一邊再度將火車推去撞牆。

凱倫點頭說：「派翠克想要說話時，他都說得很快而且頭低低的。我根本聽不懂他說的任何一個字。他整天對我們大吼、尖叫，從來不要求任何東西。我想，如果我不理他的話，他會整天都不吃東西。」保羅雙臂交叉，往後靠著椅背，看著派翠克，而這時派翠克仍面對著角落。

保羅說：「安，他完全不會吵著要吃的或任何其他東西。如果我們要擁抱他，他就會尖叫。前幾天我瀏覽網站時看到自閉兒不能接受愛，也不會付出愛。這是真的嗎？」

我試著安慰他：「我看過很多自閉兒會愛人、也會對父母表示愛。一旦自閉兒接受治療，誰也說不準會發生什麼事。他可能會改善許多。他現在就正在告訴你他不想讓你接近他，這不就是一種溝通嗎？如果你移動他的火車，他會生氣。他正在與你互動呢！我們必須非常努力，等著看吧！你一定要堅持他會和我們互動這個希望。」

由於父母和孩子在一起的時間比任何專業人員都久，他們成了孩子最重要的代言人和老師。通常父母都知道什麼方法對自己的孩子會有效，而且是這方面的專家。在這個協助他們孩子的過程中，他們需要尊重和支持。孩子的進展和他們之間的關係是讓父母繼續努力的動機。有時候進展緩慢，在這種氣餒的時刻，治療師必須對父母表示支持。當父母不知道下一步該做什麼時，他們也會感到挫折。治療師在孩子的進展上必須誠實以告，清楚解釋目標是什麼，並且在每一治療單元中支持父母。在我發現父母明白我了解他們對孩子的情況感到挫折和失望之後，我接著會想辦法找到中斷患童固著於某個主題、遊戲模式和特定物件的情況。我會和父母一起合作去做這件事。

▌策略 4▌ 中斷患童的固著遊戲模式

中斷自閉兒的強迫、重複行為對任何父母和治療師而言，都是一大挑戰。患童不會在完全不抗議或不過度重複自己的遊戲行動情況下停止這些行為。自閉兒要能與別人互動，他必須能夠在

遊戲中使用故事裡的物件來行動；他不可以只專注於會減少他與別人互動時間的那些行為上面。

我看著派翠克一次又一次將火車推去撞牆，一直重複製造撞牆的聲音。我靠近他，一隻手靠近湯瑪士火車頭。當我慢慢將湯瑪士火車從他身邊拿走時，他繼續面對著牆，邊尖叫邊用拳頭敲牆。我把火車頭放到自己的大腿上。他的父母心痛地看著這一切。我用手指放到唇上示意他們不要作聲。接著，我邊微笑邊很溫柔地說：「派翠克。你的火車頭在我這兒。你要嗎？你可以拿走，來，給你！」

我把火車頭舉起來，拍拍他的肩膀，說：「看！在這兒。」他停止大叫並轉頭看。

他看著我，接著尖叫：「噢～～～～～～！」

「沒錯，派翠克，你可以拿去。來，手伸出來。」我說。他又開始大叫。

我繼續坐在地板上靠近他，靜靜不出聲。大叫了十分鐘之後，他往後朝我的手伸出他的手，但身體仍然面對著角落。我把湯瑪士火車頭放到他手中。他一把抓過去，低頭看著它，雙手緊緊握著它，然後將它放到地板上其他火車旁邊。我看到他的父母相視而笑。他們知道派翠克已經自己做出第一步接觸，讓自己與另一個人產生連結。

「等著瞧。我們還要努力。」我說。

如果一個患童繼續哭叫、發脾氣、拒絕互動或抗拒任何連結，那麼我會試著對基本的行為治療準則保持敏銳，亦即對正面的行為給予報酬並忽略負面的行為。在用聲音或言語去鼓勵患童模仿我時，只有當他快要哭起來，指著或急著要拿一樣得不到的東西，或如果他對某個特定情況無法以適當的詞彙或聲音表達時，我才

會用言語、微笑或贊同的手勢去鼓勵他。在這種情況下，我通常會以聲音遊戲加上正面的手勢去鼓勵他，和他一起玩。

然而，有時候，如果患童快要鬧得不可開交或要崩潰時，我必須離開，讓他獨處，或等待並對這些行為不予理會，直到他安靜下來為止。即使他只安靜下來幾秒鐘，我都會在這時候以讚美或正面的話去獎勵他。我努力在患童需要的時候，給他一些讚美的話或發出一些肯定的聲音，以及在忽視那些完全不恰當的行為之間保持平衡。當家長在一旁觀看時，他們就可以學習什麼時候該以讚美去獎勵孩子。

一旦父母看到孩子做出一點點成功的回應時，他們就會開始抱有希望。他們會加入我，我們會一起合作。然後我會教他們觀察孩子的姿勢（例如：有意圖地移動一個物件）、身體語言（例如：靠近某人）或發出的聲音（例如：咯咯笑）——好讓他們知道孩子是否想玩。

▎策略 5 ▎ 利用環境來協助患童感受到別人的存在

處在患童感到快樂滿足和覺得舒服的戶外場所，很有助於激發他去注意別人的存在。在辦公室裡和一名四歲大不說話的自閉兒克莉絲汀進行幾次治療單元之後，我認為她在外面玩雪且感到快樂時能夠學得比較好。克莉絲汀知道如何遊戲，但她不用語言來溝通，而是用手勢。

在她第四次治療單元時，我們移到戶外，去附近的一個公園。我們帶著塑膠雪橇，到一處鋪著厚雪的小山丘上。克莉絲汀完全不需要人催促就爬上那個豔紅色的雪橇。我坐到她後面，雙手抓著雪橇的塑膠扶手，滑下鋪滿了雪的小山丘。當我們飛快衝下來

時，一棵棵的樹從旁邊飛過，同時雪花從我們的手邊濺得到處都
是。克莉絲汀往後靠在我胸前，開心地大叫大笑。當雪橇在山丘
底部停下來時，我們看著面前蓋滿了雪的山丘和深綠色的樹，接
著滾下雪橇，邊大笑邊想辦法爬起來。

　　我看著她的臉並等待著。等待可以讓患童觀察正在發生的事。
她邊看著我邊笑。她那開心的臉部表情、閃爍的眼神、高舉的雙
臂所表達的是純粹的愉快。她向著樹舉起雙臂，看著我，然後又
看著我們上面那些深綠色的松樹。她說：「aaahhhhh。」我也用
完全同樣的聲音模式說：「aaahhhhh。」為了投入和一個患童互
動，我會模仿她所發出聲音模式的任何小細節，然後聆聽她的回
應，即使那回應只是用母音含含糊糊發出的一些聲音而已。

　　坐在雪地上，我撿起一根帶有一顆松果的樹枝。她咯咯笑，
向樹枝伸出手。我一直等著，希望她會來拿這根樹枝，這表示她
想要玩。我將樹枝舉到她視線的高度。克莉絲汀要樹枝到她手裡。
我等著。她向我傾身。我向她微笑。我們的眼神接觸很久，而且
我們互相有了連結。在這種時刻，掌握時機和傾聽是與孩子互動
的精細技巧。

　　她終於說：「Oooh？」我將樹枝遞給她。她上下揮動樹枝去
打雪地，讓松果打起一片片雪花。她一會兒咯咯笑，一會兒哈哈
笑。我又等著。她抬起頭來。

　　我說：「這好好玩！我好開心！」我嘗試將我認為她目前所
感受的感覺配合上簡單的語言結構來表達。她正確地模仿著我的
音高模式和我的手勢，說：「ㄠㄧㄢㄧ，ㄠㄧㄞㄧㄣㄧ。」這時
遠處突然颳起一陣風，樹枝在風中搖個不停，把雪花都傾灑到我
們頭上。我抓起一把雪花，遞向克莉絲汀。她伸出手，將她的手
放在我的手掌裡。我們互相對看。她用雙手捧起一些雪花往上拋。

雪片飛到她臉上，然後又被風吹走。我們兩個都笑了起來。

我們互相直視著對方的眼睛。

我問：「妳要不要再滑一次？」

克莉絲汀點頭表示要。她將雪橇拉過來，雙手壓在雪橇的兩邊把自己撐起來。她等著我站起來。我將手臂往下壓，結果我的手陷入厚厚的雪裡。我將腳往下壓來支撐自己站起來，結果連腳也陷到雪地裡了。她咯咯笑，將雪從臉上撥走。我要給她一個難題，好讓她能更深入和我互動。我伸出手。克莉絲汀只有四歲大，我並不期望她將我從雪地裡拉起來。她轉過身，撿起一根長長的樹枝，把它當作救生圈般向我伸過來。我注意到她的眼神、她的姿勢和咯咯的笑聲。結果我們兩人同時爆笑起來。

克莉絲汀的媽媽正在山丘頂部等著我們，向我們揮手。克莉絲汀也向她媽媽揮手。當克莉絲汀在雪地裡跳上跳下時，她媽媽用雙手掩著臉。克莉絲汀又大笑起來，向媽媽揮手，媽媽也向她揮手。結果她媽媽揮得太用力了，整個人往後倒到雪地上。克莉絲汀跑上山丘，想辦法將她拉起來。我們都一起大笑。

克莉絲汀向她媽媽大叫：「起來！起來！」

她媽媽站起來，發現自己正第一次聽到女兒在說話。克莉絲汀將自己整個身體壓到媽媽的懷裡，她們互相擁抱好長一段時間。

在八個月的遊戲治療之後，克莉絲汀處於第一階段的尾聲。她開始用一些有意義的單字和片語來表達自己的想法。她模仿一些手勢，也和她的洋娃娃及其他東西玩。她的遊戲涉及不只一個玩偶，而且還包含幾個有意圖的遊戲行動，這比她剛開始治療時的遊戲複雜多了。克莉絲汀的父母學著如何涉入她對雪花和遊戲說出的自發性意見。漸漸地，他們的溝通移到室內情境。隨著克莉絲汀學著與人互動，她大發脾氣以及重複遊戲的行為逐漸消失。

她不再想回到與洋娃娃的單獨遊戲中。她開始對別人感興趣。

鼓勵說話

本章的額外策略

策略 6：讓父母看到顯示患童想玩的一些細節。

策略 7：與家人一起擬定一個練習遊戲的計畫。

策略 8：移到患童的視線高度。

策略 9：透過遊戲教導聲音結合和近似詞（word approximation）
　　　　來說話。

策略 10：鼓勵家人使用他們的母語。

▎策略 6 ▎ 讓父母看到顯示患童想玩的一些細節

　　和克莉絲汀不一樣的是，派翠克起先是在室內的情境學著表達自己的想法，也就是在辦公室內安靜的環境下。派翠克的父母需要協助才能了解他們兒子的哪些行動表示他想和他們玩。他們需要支持，好讓他們對兒子所製造的聲音和遊戲保持正面的態度。

　　我告訴他們：「很難預估派翠克會不會開始使用有涵義的話語或繼續使用有限的溝通。我相信他有說話的能力或智能。他正在嘗試告訴我們，他不要我們跟他玩。他正在給我們一些訊息。對嗎？」他們兩人都點頭贊同。

　　「我認為派翠克會對遊戲治療有反應，而且他的確想要玩。他只是不知道該怎麼做而已。」我向他們解釋。

「妳怎麼知道？」凱倫問我。

「跟他第一次來我的辦公室相比，他現在哭得比較小聲，而且不再那麼狂暴。他允許我進到他的遊戲空間幾分鐘，抓火車撞牆的力道變得比較輕，而且會看看任何一個靠近他的人。他用有意圖的行動來移動小火車，而不是只把它們動來動去而已。自閉兒通常會拿起一個物件，盯著它的形狀或線條，或看著輪子轉動。但他卻利用火車該有的移動方式來移動火車，即往前往後。這些行動表示他能夠學會遊戲；然而，他卻沒有和別人玩的動機。當他發現和別人玩是件有趣的事時，這通常是孩子的動機，甚至自閉兒也一樣，他就會想跟你玩了。最後，透過愈來愈多互動，他會藉由觀察你將火車移動到軌道或車站上，而找到更多配合遊戲的字彙。到時候，他可能會喜歡玩一些代表家人的玩偶。他會想跟你在一起，而且他會覺得將火車開到車站去接你是件有趣的事。我知道，等待第一次出現這種遊戲行動、第一次說出兩個字的片語、第一次對他自己的遊戲發出咯咯笑聲是一件很辛苦的事。」

凱倫邊注意聆聽，邊看著派翠克，現在火車頭在他的大腿上。她對著派翠克微笑。

在第一階段，為了幫助患童靠近別人，父母的參與非常重要。我對父母的策略是，向他們解釋他們的孩子也許不會馬上就說話或學會遊戲，可是他們必須一直保持與他接觸。我向他們描述多種與孩子建立連結的方法。一旦我知道他們明白這個過程雖然痛苦但卻有回報時，就是我該幫助他們擬定計畫的時候了。

▌策略7▌ 與家人一起擬定一個練習遊戲的計畫

我和患童的家人討論他們什麼時候該與患童做家裡的練習單

元。所需要的時間不盡相同,而且依患童能容忍的介入程度而定。有些患童一整天都喜歡練習並從遊戲治療中獲益;有些患童卻抗拒練習,而且在每一遊戲練習單元之後都需要一些獎賞,比如和爸爸享有一段騎腳踏車的特殊時光,或和媽媽一起閱讀的時間。有一個有六個孩子的家庭——包括一組兩歲大的三胞胎——每天在睡前練習四十五分鐘,早餐前也練習四十五分鐘。安德魯是三胞胎的其中之一,他不但有自閉症,而且還有語言及遊戲技巧發展遲緩的現象。三胞胎的其他兩個孩子,一個男孩和一個女孩,都是正常的孩子,他們沒有語言發展遲緩的現象,而且整天和他說話。

我們用父母在家裡進行練習時所使用的相同玩具和時間表來開始我們的治療單元。在這個案例裡,我們:

■ 使用一個農場玩具組,並鼓勵患童發表意見。

■ 然後是吃點心時間,接著練習為了能夠說話的構音和音聲練習。這項治療與特殊目標的聲音結合有關,而且是「專門針對說話能力」(Lof, 2006, 9)。

■ 接下來,我們利用在機場玩具組中有意義的遊戲行動來練習。

■ 然後我們移到戶外去玩盪鞦韆和溜滑梯,來練習跟隨另一個人和表示意見。

■ 最後,我們進行一系列粗動作(gross motor)活動並練習一回合的離別對話。例如:安德魯和他的手足學著在遊戲場上創造一個障礙賽路線,他們從溜滑梯跑到鞦韆,再跑到一個遊戲小碉堡,並在那裡面假裝「吃午餐」。當他們的故事過程結束時,便練習說再見。

我們一起寫下他們每星期練習單元的目標,好讓這些目標能配合安德魯在幼稚園裡個人語言產生的目標以及社交語言的目標。

他的目標會隨著他的進展而有所不同。當他完成第一階段時，他會使用近似詞（word approximation）且注意到手足的存在。這時候的目標是：

1. 增加安德魯的眼睛凝視轉移（從凝視一件物件轉移到凝視一個人，再轉移到凝視一個物件）。
2. 增進他和手足之間的自發性聲音結合和近似詞。
3. 增加他允許手足在他的遊戲空間裡停留的時間。
4. 鼓勵他與別人分享一個物件，或放棄一個物件並將它給別人。
5. 當他與手足互動中想要抗議或要求時，增加他使用聲音結合和單字的次數，而不要使用手勢或發出很大的聲音。

為安德魯擬定計畫和為派翠克擬定計畫是不一樣的，因為派翠克在此階段中還不會使用語言，而且也不許任何人進入他的遊戲空間接近他。在他的第一次治療單元中，安德魯遵守我們的計畫，並學著在遊戲場上向我們表達意見。跟安德魯不一樣的是，像派翠克這麼年幼的孩童所需要的計畫是比較沒有那麼多結構、比較不複雜的活動，而且孩子與父母之間需要更多的時間來建立連結和互相接觸。

我提醒派翠克的家人，在遊戲治療的第一階段，他們必須習慣他的尖叫。於是我們擬定了一個計畫，好讓他們能在家裡練習。

我向他們解釋：「當派翠克走到角落時，跟著他並坐在他後面。每天這樣做十到十五分鐘。然後向他要一個他堆在角落的火車或玩具。慢慢地，非常小心地從他所排成一列的小火車中將一輛小火車拉出來，並放在你自己的大腿上。他一定會尖叫。你要等待。你可能必須等好長一段時間。然後舉起小火車，拍拍他的肩膀，說：『派翠克，看！』等待他轉身看你並跟你眼神接觸。然後說：『你可以拿走你的火車。來，伸出手。』然後等到他伸

出手。你可能會等一分鐘，也可能會等上一個小時。你可能必須再拍他的肩膀並說『看』好幾次。不要放棄。當他伸出手時，把火車給他。即使他只伸出一根小指頭，也把火車給他。」

在計畫中，我們寫下給派翠克的目標：

1. 增加他從凝視父母到凝視物件、再回到凝視父母的凝視轉移次數。
2. 用不理會他的尖叫來減少他尖叫的次數，而當他利用聲音結合並看著父母時，要給予正面的回應。
3. 增進他讓任何人進到他的遊戲區域的容忍度。

在辦公室的每一次單元裡，我示範給他的父母看該如何與他互動，如何容忍他的尖叫，以及如何逐漸進入他的空間。他們和我一起在辦公室裡練習，每次他們週間在家練習需要協助時，我都會在一旁指導他們。

▍策略 8 ▍ 移到患童的視線高度

保羅舉起派翠克，將他抱到懷裡，搖著他，然後又慢慢將他放下來，好讓他能將火車丟到籃子裡。保羅抱著派翠克走向辦公室的門，我要求保羅將他放到地板上。派翠克站在那裡面對著我。我跪下來到他視線的高度。

若要從一個年幼孩子身上得到回應，你要移動到他的視線高度。如果你高高在上，他會覺得與你沒有關係。我拉起派翠克的手，將它向我揮一揮，說：「拜拜，安，拜拜！」

他沒有發出任何聲音來回應，但他的確看著我。他輕輕將自己的手從我的手中拉走。我伸出手來，掌心向上，說：「我們擊個掌！」他也沒有回應，不過他雙眼看著我的手，然後抬頭看我

的臉。

我向凱倫和保羅微笑著說：「今天這樣就夠了。他在看著我呢！」

|策略 9| 透過遊戲教導聲音結合和近似詞來說話

一旦患童和我建立連結，他就已經準備好在遊戲中學習模仿聲音，模仿與遊戲行動有關的單字或近似詞，並聆聽新的聲音如何被發出。當患童使用手勢與身體語言來表達想法、要求或抗議時，我就開始教他特定的聲音結合（子音與母音）以及語言發展初期的字彙。

在十次一至二小時的遊戲治療單元之後，派翠克開始顯現出一些想要使用聲音來表達自己的跡象，而不是只將大人推開、把玩具丟開和尖叫。他所顯露的跡象是開始使用類似「ahhhhh～woooo～ooooot」的母音及類似火車鳴笛的聲音。他也會指著物件並用聲音表示抗議——他不讓我待在他的遊戲空間裡。派翠克開始與人溝通了。現在，他需要學的是如何使用語言來表達自己的想法和情緒。

∽ 利用玩具教導聲音結合 ∾

派翠克的身體語言和帶有意圖的遊戲行動是他想要溝通的其他跡象。他面轉向外，撐著圓滾滾的小手趴在地上，手裡還拿著一台小火車。另外的火車都留在他背後，待在原來的角落裡。他爬向我，用力將他最喜歡的火車在硬木頭地板上敲出聲音，然後抬起頭來對我微笑。他的臉部表情配合著聲音，這些都顯示出真

正想玩的興趣。突然,他用力一推他的湯瑪士小火車,讓它用輪子滾,然後沿著地板將火車推過來與我的火車會合。

　　派翠克第一次試著在遊戲中加入我。我發現這是介紹一些聲音的好機會,於是示範一些配合他火車行動的聲音結合。我一直專注於他目前所感興趣的主題上:火車和移動的火車。以後也許坐在桌邊玩會比較有幫助,因為那樣可以讓我們專注於共同感興趣的主題上,並能將眼神和聲音的配合發揮得淋漓盡致;但在這開始的階段,我將產生語言的功課維持在遊戲的情境中。有些患童在不使用鏡子,而只在臨床工作者面對面的示範下,就可以學得很好。對某些自閉兒而言,人的臉會轉移他們的注意力,無論對人的臉或鏡中的臉,他們都只會瞥一下而無法專注地看著。在我們的遊戲裡加入一面鏡子,能幫助派翠克花更久的時間專注於我們的聲音遊戲。雖然有些患童會過度對鏡子感興趣而忘記有聲音遊戲這回事,但我們一起看著鏡子時,派翠克並沒有忘了聲音遊戲,而且還喜歡在我們倆都看著鏡子時模仿聲音。我用自己的臉與他面對面來讓他看到一些聲音結合,並利用鏡子介紹其他的聲音結合。

　　當我用一座橋來蓋火車軌道時,我一直保持平靜和堅持,而且我用自己的一組火車。使用和患童完全一模一樣的玩具,是在遊戲情境中教導聲音結合的一個簡單策略。我用一套一模一樣的玩具,而不是將孩子的玩具拿走。

　　我說:「派翠克!看!我也有一台湯瑪士火車,它要過橋囉!看!」我邊移動火車邊重複這些話。派翠克爬近我,將他的火車開到橋邊,接著尖叫並將火車拋開。

　　我不理會他的尖叫,繼續邊移動我的火車邊說:「派翠克,看!看我的湯瑪士!」慢慢地,他撿起他的火車,將火車開往我

的橋。我拍拍他的手臂。他向我微笑。當他看到將別人納進來的回饋時，派翠克為了獲得另一次拍手臂的經驗而更努力。

我加強重音發出火車的聲音「whoooo——woot！」派翠克坐在那裡不動，看著我。他深深吸了一口氣，並模仿我的聲音：「whoooo——woot！」我邊拍他的手臂邊說：「好棒啊！派翠克，我聽到你的聲音了！」

接下來幾個星期，我在遊戲的情境中引導派翠克進行直接的語言治療，目標是發展可以讓人理解和有用的單字和／或聲音結合。他開始模仿我發的母音序列、聲音結合，最後還包括幼兒初步發展階段的適當聲音，如雙唇音（同時利用上下唇發出的聲音）：p, b, m（ㄅ、ㄆ、ㄇ）。我們從初步發展階段的聲音開始，如「pee, poo, pie, moo, me, my, bye, boo」等。一旦派翠克開始使用這些「一個子音＋一個母音」的字，我接下來就用「子音＋母音＋子音」的字，如「mom, pop, pup」。最後，他學會用一些熟悉的單字來跟家人說話和表達要求，如「mama, papa, puppy（小狗）」。

利用視覺模式來教導聲音結合

最後，我利用一面手握的鏡子，與派翠克面對面坐在地板上練習。我並不期望他長時間看著我。目前學者仍在研究自閉症患者如何凝視人臉的課題。最近一份研究發現，與一般人相比，自閉症患者比較不凝視眼部與口部，而且會有不正常方向的掃視行動（快速眼球活動）（Spezio et al., 2007）。這些結果與我治療幼童與較大兒童的經驗一致，他們都有避免直接眼神接觸的情形。在我的經驗裡，如果一片地墊或一個遊戲區裡塞滿太多玩具，自

閉症患童會轉過頭去避免看它。造成此注意力分散所涉及的因素可能有很多。未來重要的實驗課題可以研究自閉兒如何處理臉部資訊，看他們是否避免直接凝視，而且時間多久。

當我鼓勵派翠克看我的臉時，我用一個手勢指向我的嘴巴，並說：「只要看著我一下下。」我示範一些聲音結合，而他則聆聽。接著，我和他一起面對著鏡子，當他在鏡中看著我時，我又示範這些聲音模式。對派翠克而言，看著鏡中的我來模仿發音比直接看著我容易。如果我嘗試要他專注看我的臉久一點，他會低頭、別過頭去，不看我的臉，並且開始用一個東西來將我們的遊戲轉移到別的方向去。其他自閉兒可能會因鏡子分心而做出一些舉動（揮手或重複做一些動作），但派翠克卻能專注於一面手握的鏡子。我們併肩坐在地墊上，面對著鏡子。當他練音 p, b, m 和子音＋母音結合時，他喜歡看著鏡中自己的嘴巴。一旦他發現練習聲音結合和練習如何移動雙唇來發出一個特定的子音，如 p, b, m，是一種「遊戲」，而不是一種「功課」時，他就繼續做下去。為了讓他持續感興趣，我常常變化自己的聲調。他需要多次重複才能恰當地發出聲音來達到他的目標。派翠克所發出第一個有「b」的音是「ball」（球）這個字。我將一個小球舉到他的視線高度。他看了球一眼，然後又看我的臉，又回去看球。

我發出一個長長的「b」音。派翠克看了我一眼，然後合起雙唇要模仿。當我看到他在模仿我時，我繼續下一步，發出「a」的母音，接著又發出「l」的子音。

他發出一個長長的「b」音——接著尖叫。他正發出 /b/ 的音呢！

我說：「來，試試這個。聽！」我發了「b」的音，接著長長的「ah」音。

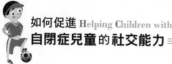

他抬頭看我，並配合我的發音，他說：「bah」，這是「b」加上母音「ah」。

我說：「好棒，派翠克，你做對了。再試一次。聽！Bbbb—baaal！」[3]

他先是尖叫，接著深深吸一口氣，邊捏著那顆球，邊說：「baaaa!」

我說：「耶！耶！你會了！你有一顆球！」

「bah」的聲音是「ball」的近似音，所以我獎勵他，我舉起手說：「來擊個掌！」

他舉起手，用食指輕輕碰一下我的手，咯咯笑了起來。

保羅跑向他，坐在地板上，面對著他，舉起手說：「兒子，擊個掌！」

派翠克邊咯咯笑邊舉起手，「嗨！」他們倆的手掌擊出清脆的一聲。

我向保羅說：「看著。」

我說：「噢，媽咪娃娃要用鏡子練習。」我舉起媽咪娃娃，派翠克伸手過來拿。

他將娃娃面對著鏡子，並開始發出一些母音和聲音結合：「ooooo—eeeee—ahhhhh，oooooo—eeeeeee—ahhhhh。」接著他又發出子音＋母音的結合：「baa」、「boo」、「moo」、「mee」、「my」和其他的發聲結合。他練習的時候還將娃娃上下移動。他看著鏡子裡的娃娃和自己雙唇的變化。

在發出每一種聲音結合之後，派翠克又咯咯笑了起來。他看著保羅和我，希望能得到一個微笑，這個笑容告訴他，他做得很好。

派翠克學了五十到六十個字之後，他開始在聲音結合中分辨

有聲和無聲的聲音。

　　派翠克花了六個月每天練習，才學會聲音結合和創造近似音的過程。派翠克需要分辨可以聽得到（有聲）的聲音和聽不到（無聲）的聲音。漸漸地，他學會在字首、字中和字尾使用無聲的 p 與有聲的 b 音。他學會了當說出像「pip」這個字裡的/p/這個無聲子音時，他幾乎沒有發出任何聲音，而只是讓空氣從口中流出。他也學會發出像在「bob」中/b/的有聲子音。

　　當活動有變化又有趣，但又可以預測時，需要發展語言的自閉兒通常學得較快而且能夠專注。有時候我們為一次單元列出一張活動的清單，可以讓他在自己做到的事上打勾。用鏡子練習雖然有幫助，但卻沒有提供足夠的刺激讓他保持專注。所以我常常用一顆軟橡皮球來和派翠克玩拋接球的遊戲。當我們把球拋來拋去時，他可以做發聲練習。這不但改善了他的發音精確度，也在他需要休息做一些感官活動或遊戲時派上用場。

　　在派翠克發出了「ah」這個近似音之後，他每天練習發音二十到三十分鐘，練了四個月。現在他能說出幾個字和一些兩個字組成的片語。慢慢地，我引進一些能夠在遊戲中引起他興趣的有意義單字活動。當他的語言變得更能讓人理解且達到他的目標時，我就引進一些短句，並逐漸增加句子的長度和複雜度。

　　學習發聲的派翠克就像許多自閉兒一樣，他們都會大發脾氣，而且在遊戲治療的一開始完全不使用任何語言。有些自閉兒直接向同儕或環境中的別人學會發音而不需要漫長和重複的練習過程，另一些患童則必須不斷重複練習發聲、母音序列以及這些聲音在單字中不同的位置，才能說出單字。要評估一個孩子的說話障礙是件複雜的事。臨床工作者必須專注於孩子的「認知上、語言學上、動作計畫、動作程序和動作執行，這些都可能是造成孩童有

語言障礙的因素，還要看他的語言礙障到什麼樣的程度」（Strand and Caurso, 1999, 104）。這表示當一個自閉兒的語言清晰度非常差時，他需要由有經驗的臨床工作者進行全面的語言評估，以確認這語言障礙是由語言或動作損害所造成，因為整個治療的設計和執行會依診斷的結果而有所不同。派翠克的情況是，他沒有動作─說話方面的障礙。

▎策略 10 ▎ 鼓勵家人使用他們的母語

根據一些研究，有些自閉兒在產生語言方面有遲緩的現象，是因為他們在幼兒時聽到不只一種語言，而另一些學者則認為，孩子必須暴露在自己的文化語言中以學習和發展語言。對於臨床工作者而言，要治療一個來自多語家庭的自閉兒，目前最大的問題是要以孩子的第一語言或第二語言（例如英語）來進行，或者兩種或多種語言都用。

在接下來的案例中，我選擇用一種獨特的方式來治療這位患童。我在治療單元中說英語，而患童說希臘語的母親和說義大利語的父親則在每一單元中說他們自己的母語。這位患童有嚴重的語言遲緩現象，說話時用聲音結合加上手勢和尖叫。她的名字叫桑雅，被診斷出有自閉症和語言遲緩現象，那時四歲大。他們一家從歐洲來進行六星期的密集語言治療訓練。我每天和他們一起練習三到四小時，有時候，甚至五個小時。她的父母將我說的英語翻譯成希臘語和義大利語，這是孩子從出生以來就一直聽到的兩種語言。

我治療住在多語家庭的國際孩童之意圖是，首先示範並教會父母如何透過敘事遊戲治療與孩子互動，好讓他們回到自己的本

國之後，仍能繼續以自己的母語進行治療。在療程中，我一半以上的工作是教會家人如何催化孩子的語言，好讓她的語言能夠發展。研究證據（Gutierrez-Clellen, 1999; Seung, 2006）指出，患童在他所知的第一語言環境中會有比較好的表現而且學得更好。在一份長期追蹤研究（Seung, 2006）中，一名三歲大的孩子被診斷出有自閉症，他來自一個說韓語和英語的家庭。一週進行兩次說話和語言介入治療，且頭十二個月以他的第一語言（即韓語）進行。接下來的六個月，轉為以英語進行。這位患童首先在母語上有進展，接著在兩種語言上都有進展 **4**。這份研究提供證據指出，在對患童說話時，應使用他生活在其中且自出生以來就聽到的文化語言。

此外，患童必須與他過去用某種特定語言做連結的對象互動，否則他會混淆。選擇其中一種語言而不選另一種語言，就某方面而言，可能會對他造成某些剝奪。但根據我的經驗，患童會從學習兩種語言中受益；只要父母在場並以他們的母語來轉述我的話，第二種或第三種語言並不干擾遊戲治療或語言發展的進行。雖然更多學者發現，讓患童持續以母語進行治療很重要，但我會將來自國際家庭的患童轉介到一位說他母語的治療師那裡，而且如果患童有發展出語言的話，一年後再將他轉到以英語進行敘事遊戲治療。

我曾經治療過很多國際家庭的患童，當他們的父母能以祖父母的語言（譯註：即他們自己的母語）向孩子說話時，他們都會感到鬆了一口氣。桑雅，一個來自印度的四歲女孩，能懂印度話，且和多語的父母住在一起。她的父親雷納多會說德語、義大利語、法語和英語。而他偏愛義大利語，因為他的父母來自義大利。孩子的母親朵莉娜則說希臘語、義大利語、法語和英語，而她偏愛

希臘語，因為她的家庭來自希臘。

我第一次與桑雅和她的家人見面時，她正在候診室中踱步並用腳大力踢我的門。我將門打開，她站在那裡不動了好一會兒，並對著我微笑。當她上揚的嘴角開展成一個全面的微笑時，她棕色的雙眼閃爍著。她一躍就衝進我的辦公室，跳到我沙發的座墊上，往後再跳到沙發背上，坐在上面就好像騎在馬背一樣。她瞥了我一眼，然後看著我坐在地墊上。我拿著一組卡片。她向裝滿圖卡的盒子伸出手。我拿起一張卡片，遞給雷納多，說：「雷納多，舉起這張卡片，看看她能不能說出那上面是什麼。那上面是一隻 vacca（牛）。」

雷納多回答：「不，她是遲緩兒，而且還有自閉症。她不知道任何東西的名字。」

「用義大利話，用你的語言試試看。看看會怎麼樣。」

雷納多抹了一下眉毛，舉起卡片。朵莉娜坐在沙發上看著丈夫和女兒。

「再靠近她一點。」

雷納多雙膝著地，移動靠近女兒。

「這是什麼？」他用義大利語問了兩次。

桑雅還跨在沙發背上在騎著她的「馬」。她邊看著卡片邊咯咯笑，然後微笑，用義大利語以耳語的聲音說：「Camio（卡車）」。

雷納多把卡片丟到地墊上，轉向我。

「看吧！她不知道的。那不是卡車。」

「可是她在說你的母語！」

「沒錯，她是在說話——當她說話時——就會對我說義大利話，對我太太說希臘話。」

「這很聰明。你的意思是她用義大利話和你說話而用希臘話和她媽媽說話？」

「沒錯。」

「這可是很聰明的做法。」

「是啊！」

朵莉娜說：「唉！我感到很罪惡。在德國，她待在一家專門給患有自閉症的遲緩兒就讀的特別學校兩年。在那之前，她從來沒聽過德語，卻在那裡被強迫學說話。所以我們在家裡只跟她說德語，因為我們認為，如果我們一直用三種語言和她說話的話，她永遠學不會德語。但校方告訴我們，她在學校從未說過任何話。於是我們就把她接回來，結果她開始說德語，可是卻是用尖叫的方法說。我覺得好有罪惡感，因為她變成一個很憤怒的孩子。」

「她現在說印度話時，會用尖叫的方法說嗎？」

「沒錯，當我拿起一瓶牛奶並問她這是什麼時，她就大叫 M＿ I ＿ LLLLL ＿ CCCK（德語）！」

「所以她對德語的確有一些情緒上的反應。」

「是的。」雷納多說。

「她在這間特殊學校裡快樂嗎？」

「不，她恨死了。妳知道嗎？我有一年沒跟她說話，因為我那時候好沮喪。這都是我的錯。我覺得自己該對她的行為負責。我那時並不想要一個自閉兒。不想要一個會打所有人的小孩，她連媽媽都會打。我不想要她。」

「這不是任何人的錯。她患有障礙症，而這障礙症使她無法和你們互動。但她知道要用你們的母語和你們說話。這已經是很進步的做法。我們來討論要如何幫助她與你們有更多連結。互動的關係才是我們最主要的目標。她目前有在互動，但我認為她在

戲弄你們。」

朵莉娜說：「戲弄我們？怎麼戲弄？」

「看。我會試著讓你們看到。我認為她知道很多單字。看著她的眼睛、她的微笑。聽著她的笑聲。」

我拿起一張圖片，圖片的一邊是一頭牛，另一邊是一輛卡車。桑雅現在坐在我旁邊的地墊上，拿起一個玩具並凝視著它的形狀。

「看，」朵莉娜說：「她從來就不跟玩具玩；她只是拿著玩具盯著看。」

「是的，我知道。但讓我們來看看她認識多少字彙。」

我舉起那兩張卡片，把它們對著桑雅，說 vacca 這個字。

桑雅咯咯笑，說：camio。

我揮揮那張靠近她且有卡車的圖片，我問：「vacca？」

桑雅馬上說：「不，camio。Vacca。」[5]

當我拿了五十張桑雅都正確地說出上面物件名字的卡片之後，朵莉娜哭了。

桑雅看著她父親，用義大利語說出「車子」，然後轉向媽媽，用希臘話說「籬笆」。

一張接著一張，她看著卡片，微笑，然後用希臘語或義大利語來說。她從來沒使用任何德文。我根本不需要問桑雅的父母她是否說出正確的字。他們臉上的喜悅就已經回答了這個問題。

鼓勵彈性

策略 11 創造與患童興趣有關的遊戲敘事主題

一般的孩童能夠透過描述地點、時間和人物，來告訴他的聆聽者故事從哪裡開始（Labov, 1972; McCabe and Peterson, 1991）[6]。自閉兒在創造帶有結構的敘事這方面的經驗非常有限。自閉兒必須被教會這種技巧，因為他們通常描述的是，自己對這個故事中視覺範圍的一個小細節，而不是導引聆聽者獲得故事發生的整體概念。

一般的孩童亦能跟循簡單順序到故事高潮或難關的一連串行動。然後他會解決那個難關並結束這個故事。相反的，自閉兒通常不會解釋一個人物的一連串行動，不知道如何達到故事的懸疑緊張點，或如何設計一個故事裡的難關。因為整個敘事結構是抽象的，所以對自閉兒而言很困難。

為了教他們敘事結構，我建議採用一些會引起他們興趣的主題。如果他喜歡岩石，那麼敘事就可與地理有關。如果他喜歡車

子，故事可以與賽車手相關。我知道克莉絲汀喜歡在雪地裡玩耍。

克莉絲汀從我的辦公室往外凝視，完全著迷於雪花的反光。她母親和我在想，到雪地裡走一趟是否會引起她的興趣。在辦公室裡，我們從玩與冬天有關的遊戲開始──一些滑雪的小人偶和一個充當滑雪坡的斜板。當那些滑雪小人偶從「斜坡」往下滑時，克莉絲汀大笑到整個頭往後仰。創造孩子立即感興趣的相關主題，這個策略能夠激勵孩子的互動。

有些日子，克莉絲汀來到我辦公室時，手裡握著一根長長的冰柱，那是她在附近樹上找到的。她在窗前的光線下把冰柱舉起，將冰柱在頭上旋轉，然後微笑地看著那投射到牆上的各種光影。今天，克莉絲汀對於讓她的滑雪選手要贏得比賽非常感興趣，甚至忘了凝視窗戶和雪花。她能從整個冬天的抽象「完形」中得到樂趣，而非只固定地凝視一樣東西。

由於克莉絲汀對雪有一種熱愛，所以我決定帶她到戶外去創造一個簡單的敘事。她現在已經能夠使用一些近似詞和片語，但還不能創造一個複雜的敘事。一個東北風暴才剛通過我們的小鎮，所以還下著小雪。我們拿起塑膠雪橇，往外走到最近的一個小山丘。

克莉絲汀看著我拖雪橇走過停車場的雪地。她感到連結並想模仿我的行動。我們將雪橇拖到山丘頂端，那裡已經到處都是小孩、家長和其他雪橇。

我說：「克莉絲汀，我們來假裝是滑著雪橇的大狗，要去找雪地裡迷路的人。好嗎？」

克莉絲汀抓起雪橇，點頭表示同意。

當我們滑到小丘底部時，我們滾下雪橇。我指著雪地的另一邊，說：「看！那邊一定有一些迷路的孩子。我們跑過去看看！」

克莉絲汀跟著我，邊拉著她的雪橇邊大笑。我們跑到附近的一個雪人身邊，克莉絲汀跑到它面前，說：「需要幫忙嗎？」

她了解在遊戲中虛構故事的這個概念。這只是開始而已，但她已經學會遊戲和敘事是互相關聯的，而且她能夠和另一個人一起假裝來創造敘事。稍後，在下一個階段，克莉絲汀將學習如何複述這個關於大狗尋找雪地中迷路者的故事。

▊ 策略 12 ▊ 辨認患童用來退縮並遠離他人的方法

不像一般孩童會在遊戲中尋求他人的意見，自閉兒堅持遊戲的議題要像他們心中所想的那樣。例如，如果另一位參與者想要在一排恐龍玩偶中將其中一隻拿走，自閉兒會尖叫或將整排恐龍丟掉，並哭上好幾個小時。

像派翠克和克莉絲汀一樣，四歲大的克里斯多福在治療開始時不會說話──只是踢腳、尖叫和大發脾氣。他不許任何人使用他的玩具或建議他在遊戲中改變自己的主題。他不理會同儕，在學校的遊戲場上踱步，用手勢向照護者和老師表示讓他獨處。他創造了一些孤立遊戲的方法，彷彿他要在遊戲中與同儕互動。例如，當別人想要和他玩，他很快地將自己的汽車和卡車移到穀倉裡，並假裝用稻草做的毯子將車子蓋起來，讓它們「睡覺」。如果別人想要移動一輛火車或他的一輛汽車，他會用手去擋他們。他學會說「night-night（晚安）」。當他學說一些單音字時，他會哭，說「uh-uh」（譯註：表示不要），並將他媽媽推開，然後將他的火車推到車站裡去修理。如果他的東西靠近其他孩子，他會馬上將東西拿走。其他孩子看著他，相信他玩完自己的故事之後，就會回來和他們一起玩。於是他們就讓他獨自一人。在他那示意

走開的「推開手勢」和哭泣之後，他就繼續單獨和自己的玩具在一起。

在安靜的辦公室中進行了一個月的治療之後，克里斯多福繼續尖叫、丟玩具和踢牆。我向他母親建議，我們帶他到戶外一趟，並帶著一些我準備的圖片。我們指著一張圖（例如：一顆球），說出它的名稱，並指著遊戲場上的一顆足球。連續四週在治療時間和家裡指著東西、說出名稱之後，家人都感到精疲力竭，不想再做了。我鼓勵他們繼續下去。

過幾天後，克里斯多福的媽媽愛倫興高采烈地來到我的辦公室。她告訴我，在聖誕假期中，有一天他們全家在晚餐後去兜風。克里斯多福的姐姐碧琪指著圖片並指出周圍環境中的實物時，他都不理會她。

愛倫說：「碧琪努力抓著他的食指。我們全部的人都說：『看！那是一棵樹！看，那是「停」的交通號誌。』但克里斯多福完全不出聲！三天後，我們全家又坐上車駛過鎮裡的綠地。我們都看到別人正在為聖誕樹點燈。我沒有說話。碧琪也安靜地看著。我先生在開車，突然，我聽到：『ㄎ─ㄢ─看，媽，那是一棵聖誕樹！』我先生轉過來對我說：『老婆，剛剛是克里斯多福在說話嗎？』」

她接著說：「我轉身看，然後大叫：『沒錯！是他！』接著，幾乎像是接到暗示一樣，克里斯多福又再說一次：『ㄎ─ㄎ─ㄢ─看，那是一棵聖誕樹！』妳應該看看我們所有人的表情。我們全都像聖誕樹一樣亮起來了！」[7]

對於他姐姐、父母、學校的語言治療師每天將圖片與實物連結在一起所做的苦工，克里斯多福終於有了回應。但他突然跳到使用語言的階段，並沒有伴隨著想與人交際或在語言使用中得到

互惠的慾望。他對於如何在說話中進行一往一來的對話，完全沒有概念。雖然克里斯多福在表達性語言的發展並不協調一致，但他的父母卻了解到他的智力以前被低估了，而且他所知道的事比他能表達的多很多[8]。

六個月後，他仍然不理別人，想要自己單獨一個人。我把治療的主要目標放在敘事遊戲的第一階段上——使他與別人產生連結。

在一次治療單元中，克里斯多福的一個同儕說：「嘿，我要動物走到河的那邊去喝水。我不要牠們待在穀倉裡！如果牠們都待在穀倉裡，我們都不能玩了。」

克里斯多福頭都不抬就說：「可是，牠們累了。牠們需要睡覺。」他把每一隻動物移到穀倉內，將牠們擺在該在的位置，然後發出打鼾的聲音。

「嘿，克里斯多福，這不公平。那我能跟哪些動物玩？」

他用一種理所當然的耳語聲音說：「那邊。你可以去那邊玩。」

克里斯多福仍然會堅持同樣的故事議題，但他已經能夠使用語言來表達自己的意思，並對同儕表示意見。我可以看得出來他正在脫離第一階段，因為他正與別人有更多接觸，而且使用語言表達自己的意思。他可以用語言使別人離開他的玩具和遊戲空間，而且他沒有用任何手勢推人和對人大吼。

策略 13 改變患童的敘事以鼓勵他彈性面對同儕

對像克里斯多福這種比其他孩子聰明而且會想辦法保有所有玩具的孩子，我必須想出許多點子在快速的遊戲步調中使用。克

里斯多福想要讓動物待在穀倉裡，而他的同儕，是一個正常的孩子，想將動物移到外面來，好讓他也可以玩。

當患童堅持他的遊戲議題時，一種有用的介入方法是跟循他的故事主軸，並改變其敘事或增加一些情節——在這個情況裡，是能讓穀倉裡的動物醒過來走到河邊去喝水。首先，我加入這兩個孩子的動物農場遊戲。我先接受克里斯多福的議題，即用一隻在穀倉裡睡覺的動物來玩。接著，我為母牛找個需要離開穀倉的理由。這個理由必須有趣到能引起克里斯多福的參與，好讓他允許我移動那隻玩偶。

我拿起一隻母牛，說：「好吧。我現在口渴了。我要起來了。我們去河邊吧！」我將母牛移出穀倉並開始讓牛走到穀倉附近，假裝河就在那裡。當我移動母牛時，克里斯多福焦慮地看著我。他對我發出嗚咽聲。我鼓勵其他在同一個遊戲區的孩子也跟著我，將他們的動物移到河邊。我們組成一列動物火車，向前大步走，並發出各種動物的叫聲。克里斯多福繼續看著。最後，他終於從穀倉拿起一隻馬，並跟著我們。他開始發出馬奔往河邊的馬蹄聲，而且當他玩的時候，還向其他孩子微笑。

幫助孤立的自閉兒產生動機的最好方式之一，就是讓他在遊戲中感到和同儕在一起的那種喜悅。這個方法並不是每次都管用，但有時候顯然這孩子能夠學會，加入別人會比自己一個人和裝滿入睡動物的一個穀倉遊玩更有趣。

我努力保持創意和快速地思考，做出這些稍微的改變，好讓患童能不抱怨地接受。當患童因壓力而被逼在遊戲中改變其主題時，對他的反應保持堅持不懈、和善且敏銳是很重要的事。如果他哭泣並抗拒，我必須退回來，並找別的時間再試一次，或嘗試另一種策略。在我的協助下，另一個同儕總是能一直待在自閉兒

的身邊，而不會去找其他遊戲來玩。

▌策略 14 ▐ 要直接且教導患童認識其他孩童的感受

第一階段裡，在遊戲中增加彈性是很重要的，這可以藉由在一次互動中教導自閉兒另一個孩子的感覺來達成。例如，我告訴克里斯多福，他的同儕對動物被關在穀倉裡會有什麼感覺，我要求他聆聽那反對的觀點：「嘿，克里斯，你的朋友覺得無聊呢！他很想玩。他可以玩什麼呢？」

克里斯多福回答：「好吧，他可以玩那頭母牛。」

「你的朋友希望動物不要待在穀倉裡。他想讓牠們到河邊去喝水。可以嗎？」

他可能會說「不」，但至少他接觸到一個新的想法。

有時候，在我治療克里斯多福時，這種直接的策略會走火，他會拿牛丟另一個孩子。如果發生這種情況，我必須介入，要求他撿起那隻牛並拿給他的同儕。如果這要求讓克里斯多福崩潰，我必須繼續嘗試並希望他有所回應。當一位患童堅持一種玩法或遊戲議題時，沒有什麼「神奇」的解決方法。在父母的協助下，我可以很有創意地讓那些牛隻馬隻走出穀倉。

有一位父親在遊戲單元中對他兒子說：「噢，我覺得好不舒服。我是一隻生病的母牛！我必須去看醫生。醫生就在那邊！」克里斯多福的父母也學會幫助他看到別人的觀點。他學會理解那些牛隻必須走出穀倉，好讓別人也可以玩。大部分自閉兒一旦與別人產生連結，他們會想在遊戲中保持這種關係。克里斯多福還沒有感到那種需求。他還在第一階段，只是發現別人想要加入他。對克里斯多福而言，第一步是幫助他經驗到，允許另一個孩子改

變故事的主題會是怎樣的一種情況。

父母可以透過各種實驗找出哪一種策略對他們的孩子最有效。當他們和孩子在遊戲治療中一起努力時，他們常常變成很棒的說故事者，並為遊戲中的物件創造出各種選擇。

有一種普遍的錯誤觀念，認為自閉兒不能感受別人的情緒。但如果你仔細觀察，就會看到那種感受和反應都出現在患童的姿勢、身體語言、臉部表情和發音中。同儕們會在遊戲中看到這些反應。克里斯多福現在會和其他孩子說話，而且與別人有更多連結。但他還沒準備好要互動或分享，這要到第二階段才會發生，屆時他將學習在遊戲中參與別人。舉例來說，在讓動物起床和走出穀倉時，他會需要一些支持和協助。

第一階段策略的摘要

在第一階段，最重要的目標是透過敘事、參與患童並經驗他所經驗的事而與患童接觸。謹慎地進入患童的遊戲空間以及打斷他那固著的重複遊戲模式，能使這種初次接觸得以發生。在這個階段，我會將患童的父母和兄弟姐妹納進來，好讓他能感到與別人產生連結的興奮感，並感到需要改掉那種專注、重複、固著的行為[9]。

如果一個患童繼續用發脾氣和哭泣，來要求他想得到的東西或抗拒任何接觸，那麼在獎賞正面行為和不理會負面行為的這個基本行為原則上，我會很敏銳地處理。

為了鼓勵他使用語言，我會用聲音和單字來鼓勵他模仿我。如果他快要哭了，指著一樣東西或抱怨沒有得到某樣東西，或如果他在某個特定情況不知道要用什麼字彙或如何發音時，我會用

語言上的激勵或以肯定的微笑或手勢來強化他。在這種情況下，我可以在聲音遊戲中加上肯定的手勢來激勵他，並跟他玩；然而，如果他快要大發脾氣時，我會讓他自己獨處，等待，並且不理會他這種行為，直到他安靜下來為止。

沒什麼比患童踢你、對你尖叫、咬你時，你還對他微笑更糟的事了，而且這種情況對患童比對治療師更不好，因為這種回饋會肯定並強化負面行為。所以即使患童只安靜下來幾秒鐘，我也會在那一刻以讚美或正面的話去獎賞他。我努力在患童需要一些讚美或正面回應時給他肯定以及忽略他完全不恰當行為之間尋求微妙的平衡。

在第一階段，除了敘事、參與患童，和適時激勵患童之外，我專注於在遊戲情境中教導直接發聲。例如，派翠克學會了母音序列，子音發聲，和混合聲音來製造近似音。在某些患童身上，這個過程既漫長又累人；但在另一些患童身上，這只是個短暫的經驗，只要患童暴露於他身處的語言表達環境中，他便會說出完整的句子。

在第一階段，自閉兒從戶外環境中獲益，因為經驗大自然涉及視覺、動覺、聽覺等感官，這些感官會刺激他去玩聲音的遊戲，在來來回回交換的過程中玩母音與子音的各種結合，並產生語言。

患童可以經驗一個簡單的敘事，就像克莉絲汀在滑雪橇和大狗救人的故事中所經驗到的一樣。甚至當派翠克在遊戲中移動他的湯瑪士小火車過橋來加入我的火車時，他也開始得到一種故事的感覺。克里斯多福則在移動他的玩具馬跟我到河邊去參與其他遊戲中的動物玩偶時，開始發展出敘事的感覺。這兩位患童都學會更有彈性，並且學會改變自己的遊戲議程。

當自閉兒進到第二階段時，我專注於幫助他在遊戲中看到、

感受到別人的觀點和感覺。在這個階段裡，在一位同儕的幫助下，我描述這位同儕的感覺是什麼以及為什麼他會有這樣的感覺。這是幫助兩個孩童在遊戲中維繫彼此間連結的一種方法。

　　第二階段的患童進入到更複雜的語言階段並學習「平行」遊戲——即在另一位同儕的旁邊一起玩耍。他學著與另一個人分享遊戲空間、分享一個玩具，並透過對自己的行動和他人的行動表達意見來遊戲。在第二階段，患童變得更有連結，也對遊戲更有互動、更感到興奮。

❖ 自閉兒透過敘事遊戲治療從一個沒有社交的世界進到一個更有社交世界的進程

	第一階段 初次接觸	第二階段 相互注意協調能力
語言	■ 沒有語言 ■ 無互動的手勢 ■ 經常自言自語 ■ 二至四個月大之前牙牙學語很有限 ■ 使用一些有意義的單字 ■ 侷限的聲音輪流／凝視 ■ 模仿一些聲音 ■ 以臉部表情表達抗議／要求 ■ 哭鬧／大發脾氣 ■ 無法察覺分享的機會 ■ 對主要照顧者使用聲音／手勢	■ 口語說出單字／片語 ■ 以有互動的手勢表達抗議／要求 ■ 自言自語很有限 ■ 六至九個月之前的牙牙學語 ■ 使用有意義的單字／片語 ■ 一點點聲音輪流加上凝視轉移 ■ 模仿單字／片語／手勢 ■ 帶有想法的臉部表情 ■ 使用單字表達基本情緒 ■ 在鼓勵下分享東西 ■ 對熟悉的同儕／成人使用語言
遊戲	■ 沒有象徵性遊戲 ■ 在孤立狀態中遊戲 ■ 行動沒有意圖 ■ 無法意識到別人的觀點 ■ 固著於光線、聲音、單一音素 ■ 過度重複行動 ■ 沒有計畫／議題 ■ 使用一到二個物件 ■ 表達不相關的情緒 ■ 一致的幻想遊戲	■ 簡單的象徵性遊戲 ■ 與他人有平行遊戲 ■ 有意圖的行動 ■ 逐漸意識到別人的觀點 ■ 固著於光線、聲音、單一音素的情況有限 ■ 侷限的重複行動 ■ 簡單的計畫／議題 ■ 使用一到二組玩具組 ■ 表達相關的情緒 ■ 在鼓勵下會在幻想／現實之間轉換
敘事	■ 沒有故事結構 ■ 沒有順序 ■ 重複無相關性的細節 ■ 不會複述 ■ 使用一致的幻想 ■ 沒有議題／故事 ■ 無法察覺主題／主要想法 ■ 只專注於細節 ■ 缺乏有意義的想法 ■ 無法察覺抽象思考	■ 簡單故事結構（開始、中間、結尾） ■ 一系列簡單行動 ■ 敘述簡單細節，但缺乏主要完形 ■ 複述不連結的細節 ■ 不一致的幻想 ■ 創造並掌控自己的議題 ■ 想要創造自己的主題 ■ 與另一個人構思細節和主題 ■ 有意義的想法 ■ 不一致的抽象思考

（下頁續）

	第三階段 發自患童的相互性	第四階段 社交參與
語言	■ 使用有關聯的句子 ■ 手勢與語言相關 ■ 自言自語很有限 ■ 十二個月大之前牙牙學語減少， 　改為使用單字／句子 ■ 在互動中使用有意義的句子 ■ 經常有聲音輪流／凝視轉移 ■ 經常模仿所有語言 ■ 臉部表情加上音調轉折 ■ 以句子向另一個人表達情緒 ■ 不用鼓勵即會分享東西 ■ 對大部分成人／同儕使用語言 ■ 口語說出互相關聯的句子	■ 回應並構思互相關聯的語言 ■ 手勢配合意思／想法／情緒 ■ 只有些微的自言自語 ■ 牙牙學語消失，轉為使用句子 ■ 在複雜的句子中結合有意義的想法 ■ 經常有聲音輪流合併凝視轉移 ■ 有限的模仿，改為發展創意的語言 　加上行動 ■ 在協調中整合了自然的臉部表情和 　音調轉折 ■ 表達情緒來與他人協調 ■ 分享東西、故事、事件和想法 ■ 對新同儕及成人參與相互性對話
遊戲	■ 不一致的複雜象徵性遊戲 ■ 在身體近距離下與一位同儕玩耍 ■ 複雜且帶有意圖的行動 ■ 更注意到別人的觀點 ■ 些微固著於光、聲音、音素 ■ 較少重複性行動，較多帶有意圖 　的行動 ■ 與另一個人計畫行動 ■ 與另一個人使用數個玩具組 ■ 在主題中表達相關的情緒 ■ 區分幻想／現實遊戲之間的差別	■ 與他人有一致的複雜象徵性遊戲 ■ 在自然情境中與數位同儕一起玩 ■ 一致的複雜且帶有意圖的行動 ■ 在遊戲／敘事中使用語言去詮釋他 　人的觀點 ■ 不太固著於光、聲音、音素 ■ 很少重複性行動，更多是帶有強烈 　意圖的行動 ■ 允許別人改變議題／計畫 ■ 在許多遊戲區與別人一起玩數個玩 　具組 ■ 結合語言／手勢來表達情緒 ■ 在幻想和現實遊戲之間轉換
敘事	■ 不一致的複雜故事結構（開始、 　中間、收尾、高潮、解決方法） ■ 將更複雜且帶有高潮的想法排列 　順序 ■ 故事帶有複雜的主題和細節 ■ 複述故事帶有連結的細節和主題 ■ 幻想加強故事主題 ■ 允許別人創造議題 ■ 對他人和主題有彈性 ■ 構思帶有主題的簡單故事 ■ 複雜、有意義的想法 ■ 一致的抽象思考	■ 一致的複雜故事結構 ■ 將數個事件和想法排列順序 ■ 以複雜的細節／主題解開故事難題 ■ 複述完整、有意義的故事 ■ 在主題中交織幻想和現實 ■ 允許別人掌控／參與構思故事 ■ 對他人和主題有一致的彈性 ■ 與數個孩童一起創造故事構想 ■ 能從主要構想得出更複雜的推論 ■ 對不同主題有抽象思考

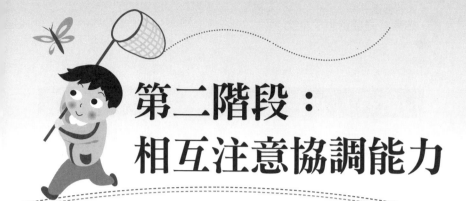

第二階段：
相互注意協調能力

　　在第二階段，患童在遊戲區變得較能察覺到別人，而且能對靠近的同儕開啟遊戲行為。他能夠用物件（objects）創造出一些簡單的遊戲動作，並且能夠將另外一個患童納入他的遊戲主題。在遊戲中，他開始能夠替他自己和同儕的動作做一些評論。在這個階段，他會想要和同儕在一起，也會透過分享玩具、觀看其他同儕，以及運用可以表達出他想和同儕分享空間的臉部表情和身體語言等等做法，來鼓勵別人加入。他不會再將物品收進盒子裡或是收到遊戲空間的某個角落，也不會轉身離開他的同儕。他會更開放地分享玩具，並且將他的空間與別人分享。在這個階段的自閉症患童變得更加社會化，也更會觀察別人。他會將手伸向同儕，也會將他的身體靠近別人。他想要和別人變得更有連結，也會找出更多時間和別人在一起。他會學習去維持相互注意協調能力（joint attention）[1]。

語言

　　一旦患童能夠使用字詞或片語來提出要求、表達情緒、做出與表達內容相關的手勢，以及用遊戲的方式來講述與物件有關的簡單故事，他就漸漸地進到第二階段。語言漸漸成為患童得到物品、表達生氣以及談論朋友之間互動事件的方式。第二階段患童的語言可以讓人理解，而且能夠用完整的句子來表達，但是他的手勢和臉部表情可能與他嘗試要表達的內容有點不一致。第二階段的患童會使用某些字詞來表示情緒的基本語言，但在抽象字彙和推理方面仍有限制。

遊戲

　　遊戲治療第二階段的主要目的，是在教導患童能夠更有彈性地來思考運用物件與另一個同儕玩的遊戲行動。處在第二階段的患童經常會以平行遊戲（parallel play）開始，會在一個玩具組當中，使用與另一個兒童的玩具和敘事不相干的一些簡單遊戲活動。有些自閉兒會用這樣的方式來玩，主要因為他們比較容易向成人表達他們的情緒和想法，而不是同儕。畢竟，其他兒童主要是對遊戲感興趣，但是成人卻有能力幫助他。事實上，自閉兒時常會選擇某些溝通方式，讓他們能夠不要和其他兒童有互動。

敘事

　　第二階段的患童會使用一些簡單的故事結構，有一個開始，一個用玩偶做出一連串行動的中段，以及某種形式的一個結尾。他們的故事不會很複雜，而且通常只會使用一些玩偶或是一組玩具組。他們能夠重述他們的故事，但在重述的過程中，會出現某些不連貫的細節和不正確的順序。第二階段的患童想要創造出他們自己的議題，但不想要其他孩子和他們一起玩，除非有大人敦促他們跟同儕一起構思一個遊戲計畫。自閉兒經常能夠表達出一個有意義的想法，但其中的抽象想法和概念卻相當侷限。有時候，這個階段的患童只想要在假扮遊戲的幻想世界裡進行遊戲，卻無法轉換到敘述出更真實的生活冒險。他能夠區辨什麼是幻想或假扮遊戲，以及什麼是他生活中上演的故事。第二階段的患童經常會錯失主要的「完形」，即故事的全面性概念或主題，而會固著在遊戲中的某些人物的細節上面。

　　在每週幾個小時、持續一年的密集遊戲治療之後，當初那位處在學步期、且在第一階段，無法和別人分享火車的派翠克，現在已經能夠看著我、他的父母以及他的玩偶。在他生氣、難過或失望時，他能夠用字詞來表達他自己，甚至在鼓勵之下能夠分享他的東西。他只能夠用名詞和動詞說出一些簡單的句子，但周遭的成人和同儕也能夠了解他的意思。他的遊戲技巧的建立圍繞在簡單的遊戲主題，例如，為他的

卡車建造一個塔樓、玩直升機組和飛機，或是沿著鐵軌移動他的火車到車站。對於用一個開始、中段和結尾來創造一種敘事，他仍有能力上的限制，但他會模仿某些遊戲，並且跟循有關角色人物的簡單幻想故事。

在平行遊戲中，派翠克會使用更多的凝視轉移（例如，他會看著一個物件，再看著同儕，然後又回到物件）。接下來，當他帶著某些有目的性的動作（例如，讓湯瑪士火車沿著鐵軌走）在使用某些物件時，他會用語言來表達像是「火車走吧」這種概念。除此之外，他臉部表情和身體語言也能夠與他所講的意思相一致。舉例來說，當他講到高興的事時，他的眼睛會睜大，而且帶著大大的笑容；當他擔心時，他的前額會皺起眉來，而且會緊緊的閉起眼睛；當他害怕時，他整個身體會往後退，變成一個蜷曲的姿勢。除非派翠克被引導去與別人分享，否則他仍然不會跟別人一起玩他的火車，但他已不介意別人碰碰他的火車。

在某個單元的最後，派翠克將他最愛的火車之一「波西」給我，把它放在我的手裡，並說「安，拍拍、拍拍」。

我輕輕拍著波西的煙囪，派翠克高興的笑著，並且更靠近我。他面對著我並將手臂伸向我這裡，而波西則被放在他的手掌上。

「那是波西，謝謝你和我分享，很好玩，是嗎？」

「是啊！很好玩！」他用很大的聲音說。

他跳起來並跑過去抱著他爸爸。

派翠克已經從第一階段轉換到第二階段，他能夠和他的

父母分享和連結，現在他需要努力與同儕持續發展更親近、更多互動的關係。雖然他已經願意分享火車，他仍想要火車的故事是屬於他自己的，或是他想要火車到某一個地方去。

　　派翠克開始使用有意義的句子，也在平行遊戲中加入別人，但他仍難以對同儕表達自己的想法。派翠克會看著別人，和別人一起咯咯笑。他想要和別人在一起，但僅僅只是在平行遊戲中坐在他們旁邊。

　　第二階段的策略會透過五歲的山迪以及兩個三歲雙胞胎約翰和吉姆，來加以說明，也會接續克莉絲汀的故事，並加入同儕奧莉薇亞。

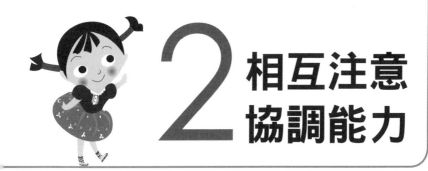

2 相互注意協調能力

在自然的事物中跟循患童的興趣

本章的策略

策略 15：幫助患童設想一個新的想法以阻斷舊模式。

策略 16：參與患童並聆聽他的抱怨。

策略 17：幫助患童設想新的選擇。

策略 18：在設想物件和地點的過程中引起患童的興趣。

策略 15 ｜ 幫助患童設想一個新的想法以阻斷舊模式

　　第二階段患童會想要控制遊戲的主題和行動。關於玩具如何安排，或老師如何安排一天活動的順序，他經常有著自己設想好的固著想法。如果老師、同儕或治療師重新安排或是打破他的秩序，患童就會變得煩躁、困惑和倔強。自閉兒可能想要在休息時間待在溜滑梯那裡，並且用一個玩偶重複同樣的遊戲行為。一般的兒童都會改變遊戲的主題、規則和故事中的人物角色，但當有

這些改變時，自閉兒會變得不高興，並且拒絕加入遊戲，通常是站在遊戲區的邊緣，而這樣的行為時常讓他們遠離了他們的同儕。

山迪是一個五歲的自閉兒，他會固著在物件的某個特定部分。除此之外，像派翠克一樣，他會被「卡住」（stuck）而持續進行相同的遊戲主題。有一次我們在外面的遊戲區進行第五次的遊戲單元，山迪很生氣，因為他想要他的恐龍站起來，但這隻恐龍仍不斷地倒下來，因為它的腳是彎曲的。他將恐龍丟到沙箱的另一邊，接著倒坐在地上，大叫、握拳搥打、哭泣，並叫著「走開、走開」。他跳起來並沿著遊戲區的周圍跑，大叫並將斷腳的恐龍拿在手上揮著。他的同儕們站著不動，看著他跑來跑去。

雖然山迪擁有複雜的語言，而且能夠說出有關聯的想法——這是第三階段的兩個特徵——但他仍處在第二階段，因為他的興趣仍在重複性的遊戲，且他無法允許另一個兒童進到他的遊戲空間。他的遊戲仍限定在一或二個遊戲單位，他用相同的玩偶重複相同的行為。他無法創造出關於他玩偶的敘述，他的興趣仍停在使用相同的恐龍上。但當與熟悉的同儕和成人互動時，他能使用語言來表達他的行動。

山迪認得出別人，但他拒絕和他們玩，也不許另外一個兒童接近他的玩具或進到他的遊戲區域。山迪沒有創造語言來表達他遊戲動作的技巧，因為他會重複同樣的主題。如果受到干擾，他就會崩潰、暴怒，並將玩具丟向另一個兒童。

在一些治療單元後，山迪更能夠察覺到別人可能不想用他玩的方式來玩，但山迪將玩偶視為他「所有」（own），並想要它們看起像是某個樣子。山迪逐漸失去恐龍應該如何表現以及恐龍看起來應該怎麼樣的感覺，我跟山迪一起努力處理這種感覺。

┃策略 16 ┃ 參與患童並聆聽他的抱怨

　　回到山迪學校裡的一個安靜角落，我坐在他旁邊的地墊上。他啜泣著並用手將臉遮起來，我在一旁等待並聽著他的哭泣聲，他長長的吸一口氣，我接著問他：「山迪，怎麼了？」

　　「我沒有辦法讓恐龍站起來！它每一次都會倒下來！」

　　「嗯！好吧，或許恐龍這樣就好好的啊！」

　　「才不是。才不是。才不是。它這樣不好！」

　　「為什麼呢？」

　　「因為它必須站起來才能看得見！」

　　「好吧！但或許它的腳是彎曲的。」

　　「它們才不是！它必須站起來。」

　　我開始進入獲取信任的漫長過程，接受他對這隻恐龍應該要怎麼樣的看法。如果我沒有接受他的想法，他就會拒絕我們的遊戲並離開那個情境。我等待日後有更好的時機來幫助他看到，他對這隻恐龍能夠有某些其他選擇。

┃策略 17 ┃ 幫助患童設想新的選擇

　　「你在腦海中有看到它的樣子嗎？站起來的嗎？」

　　「對啊！它有站起來！」

　　「嗯！或許我們能夠用棍子把它撐起來。」

　　「我沒有棍子！」

　　「想要找棍子嗎？」

　　「不要，那看起來很蠢！」

「瞧瞧。或許它能夠靠著其他恐龍。」

「不，它不行，它還是會倒！我想要回家了！」

「好吧，我們試試看修理這隻恐龍。需要一些幫忙嗎？」

「好吧。」他停止啜泣和哭號。

「我們何不嘗試畫個關於恐龍的圖畫呢？」

「好啊！我沒辦法一直看著恐龍倒下來。」

「對啊！那會讓你生氣。」

「對！非常生氣。」

「它看起來不像你腦海中想的那樣子？」

「對啊！在我腦海中它是站起來的。」

「好啊！那我們把它畫下來。」

「好！」

坐在地板的墊子旁，我們抽出一些紙，山迪開始畫畫。在山迪設想自己看到玩偶的方式，以及他在現實中看到玩偶的腳有彎曲之間的不同，山迪有了一些不同的選擇。山迪需要治療師有一些幽默感和耐心，能夠等待並傾聽他的抱怨。當患童固著於某個物品應該要如何的樣子時，治療師需要帶著尊重去傾聽患童的感受。如果患童感覺到他的想法會被聽見，或是感覺到別人知道他對於遊戲物件有一些想說的話，那他也會傾聽。要建立起信任並幫助患童了解到你會聽到他的想法，可能需要花幾個單元的時間，或許超過六到八週。

策略 18 | 在設想物件和地點的過程中引起患童的興趣

我將山迪的興趣吸引到圖畫、物件和視覺影像上，我要求他看看玩偶可以怎麼樣，並且積極地在他腦海中設想，即使在現實

中無法真的改變，這個玩偶可以在腦海裡怎麼改變。這個策略經常可以幫助患童變得較不焦慮，也因此讓患童能夠更自在地表達他的感覺。一旦患童坦誠地表達他的感受，他就開始能夠信任他所感覺到和治療師之間的連結。

「它站起來了！」

「對啊！就像我看到的一樣。」

「它叫什麼名字？」

「山迪。」

「哦，是嗎？它覺得怎麼樣啊？」

「它很生氣、也很難過。」

「我猜它是這樣的。」

「耶，它跑到停車場的空地上去了。」

「我知道它一定是真的很生氣才會這樣做。」

「對啊，它是很生氣。它對你很生氣！」

「可以啊！它可以對我很生氣。」

「對啊！」

「我想要你和這隻恐龍玩，即使它倒下來。」

「好啊，但這讓我很生氣。」

「我能夠了解。它不像你想要的那種恐龍，站著的那種。」

「對！」

「好！現在我們有它的圖畫了。」

在遊戲中加入一位同儕

本章的額外策略

策略 19：讓患童參與感官活動來減少注意力的分散。

策略 20：說出患童挫折和生氣的感覺。

策略 21：在自然的情境中跟循患童的帶領去接近他感興趣的
事物。

策略 22：複製聲音並指出環境。

策略 19 讓患童參與感官活動來減少注意力的分散

　　我注意到山迪坐在位置上有多麼不安，接著我引導他進入感官經驗中，例如用治療球進行跳躍、做吸呼練習或是散步一下等。上述這類活動能幫助山迪在進行更多的敘事工作之前，先釋放他的焦慮能量。

　　「好吧。我們先用治療球進行跳躍，也聽一聽〈我愛泥巴〉。」

　　他走到球那裡，坐下來，並將音樂打開。

　　「現在我可以想像一下我的恐龍站起來。」

　　「你畫的圖符合你腦海中想到的樣子！是嗎？」

　　「對啊，我可以看到我畫的圖，我現在比較沒有那麼生氣了。我不再對你生氣了。」

　　「有時候你會特別想要某些東西看起來就像是你腦海中所想

的樣子,是嗎?」

「對啊!如果它不是那個樣子,我就會生氣。」

「你的生氣是不是有點像『把你控制住』了,它讓你很想要跑掉?」

「對。我就會想要跑掉。」

「當你有這樣的感覺時,我們可以做些什麼?」

「我也不知道。或許你可以來找我。」

「好啊。我會那樣做。所以當你有這種感覺時要告訴我。」[2]

▌策略 20 ▌ 說出患童挫折和生氣的感覺

山迪知道也想要表達關於恐龍沒辦法站著而不斷倒下來的生氣感覺。他也知道他是被「恐龍要站著,不要倒下來」這個主題給卡住了。在他平靜下來並畫出恐龍站著的圖畫時,他學到了有些時候生氣會「將他控制住」,以至於他也幾乎「變得生氣」。這個過程幫助他看到,生氣和他是可以分開的。說出感覺可以幫助患童辨識出他們生氣感覺的來源,於是他開始發現或許能用別的方式來看待恐龍。

當別人在講新的想法,例如講一個不同的故事主題時,有些自閉兒就會變得歇斯底里;其他自閉兒則是會跟著聽,並和同儕在一起,但他們從來沒有真正的與人互動或是講話。有幾個策略是可以用來教導自閉兒,如何注意到他們的同儕、如何跟循別人、如何改變他們自己的主題,以及回應他們所處的環境。

▎策略 21 ▎ 在自然的情境中跟循患童的帶領去接近他感興趣的事物

　　活潑的三歲雙胞胎約翰和吉姆一到我的辦公室，就開始互相丟東西。在我第一次見到他們時，除了用指的，或是用某些動作來指示大人外，他們兩個雙胞胎都不會使用語言，他們都是自閉兒。他們忽視其他同儕也忽視彼此。在經歷五個月與他們在農場的一同活動後，我幫助他們很快的進到第二階段。在農場的環境裡，這對雙胞胎聽到動物的聲音；看到動物在走動、跳躍及吃草；經驗到春天到來時花和樹的變化。透過這樣的分享經驗——即聽到公雞叫聲或是看到番紅花在冬天後開花——讓這對雙胞胎漸漸地更親近他們的媽媽。

▎策略 22 ▎ 複製聲音並指出環境

　　在我們第一次來到這座農場時，約翰靠近番紅花。我提醒他，「小心一點，溫柔一點。那些花是很嫩的，它們還是小嬰兒。」約翰彎下腰來採蹲著的姿勢。他看著從泥土裡站著高高的紫色和白色番紅花。他小心地摸著花朵旁邊的綠色小莖。他轉頭過來看著我，這個小動作顯示他想要和我分享他的經驗。我很放心地輕輕拍著他的肩膀，並說「對，就是這樣很溫柔」。他慢慢地站起來，並跟著我走下泥土路，一起到雞舍裡去。當我們接近雞舍時，公雞叫得很大聲。「咕咕……咕……」公雞叫著。

　　吉姆是約翰的另一位雙胞胎，他說「咕咕……咕……」。約翰看著雞舍裡的母雞說，「普啦卡，普啦卡，普啦卡！」

「我的孩子們講話了！」他們的媽媽這樣說，眼淚從臉頰上流下來。

「等等讓他爸爸聽聽他們的聲音！」她說，輕拭著臉上的眼淚。

在參觀完雞和難聞的豬之後，約翰指著馬廄。我們都跟著他到了馬廄，那裡有小馬就要出生了。馬的氣味充斥在空氣中，吉姆捏緊他的鼻子，約翰搗著他的嘴巴。我說：「這裡好臭！」

約翰說：「好臭！豬好臭！」[3]

他們看了我幾秒，我們分享了這個狀況。他們的媽媽看著我們的每一個動作，並且用錄影機錄了下來，如此一來，這對雙胞胎在參觀完農場後，就能夠看到剪輯的錄影帶。我們進到馬舍裡去，這時候剛好太陽光照進馬廄裡。紗洛，牠是一隻紅褐色的母馬，牠站在馬廄裡，現在斜著頭，接著聞一聞乾草。吉姆跑到馬那裡去，他舉起雙手叫著「起來」，他媽媽再一次地感到驚訝。他臉上的表情和強烈的手勢，讓我感覺到他要說一些話。當我看著他的姿勢時，我的心跳加速，我想要他多說一些話。我開始在他與馬的關係上著力，「吉姆，看看！牠將牠的鼻子靠近你！你可以摸摸牠的鼻子。牠軟得像絨毛一樣，感覺一下！」當我這樣說時，我輕拍著馬的鼻子。他伸出他的手，拍拍馬的鼻子，就像我拍的位置一樣，他看著我，笑著。

與一位同儕共同創造敘事

策略 23 │ 向患童強調自然事件的主要完形和抽象概念，而不是專注於所有的微小細節

　　在農場上所發生事情的整體概念，最終對患童來說都會很清楚。對雙胞胎來說，讓他們了解到母馬生小馬的整體概念，總共花費兩次參觀農場的時間。在每一次的參觀中，我會談到每群動物被集中養在一個欄舍裡或一個牧場裡的主要概念。我會要求這對雙胞胎看到整體的事務，例如「羊在吃牠們的乾草」或是「臭臭的豬在泥巴裡打滾」。自閉兒時常會聚焦於一根乾草，而不是聚焦在「誰在吃草」這個概念上，或是他們會聚焦在一隻豬的鼻子，而忘掉了去看到有幾隻豬在豬舍裡、牠們聞起來有多麼「難聞」，以及牠們全身蓋滿泥土這個整體圖像上。我可能會說：

「哦！看看這些羊在一起吃草！」或是「這些豬真難聞，而且牠們在泥土裡打滾！」我會遮住我的鼻子，接著看這對雙胞胎的表情，希望讓他們看到整體事務，並能夠和他們的媽媽一起笑。

在第一次的參觀中，這對雙胞胎持續地看並指著母馬紗洛。這隻馬從馬廄的欄杆裡移動牠的鼻子，牠碰了碰吉姆，吉姆他退了一步，但接著跑回馬那裡，給馬一個擁抱，並在鼻子上親了一大下。

我們在一旁靜靜地站著看他，直到約翰發出聲音：「哦！看看，這隻小馬好光亮！牠好光亮！」

我說：「約翰，這隻小馬已經生到這個世界上了，牠再也不會在媽咪的肚子裡了！是嗎？」

約翰回答說：「喔，但小馬閃閃發光（小馬剛出生的皮毛在陽光下閃閃發光）。」約翰的媽媽很驚訝約翰能夠主動的說出這麼完整的句子。通常在環境中遇到讓自閉兒興奮的事情時，他們會開始說出完整的句子。

「是啊，我知道。牠很漂亮。但是約翰，剛剛發生了什麼事？牠是不是剛從媽媽的肚子裡跑出來？」

「沒有啊。牠只是很閃亮而已！」

約翰被剛出生、溼溼的小馬身上反射出來的光所深深吸引，以至於他忽略了出生這個整體的概念，這個較大的事件。也或許出生的概念對任何一個四歲的兒童來說都太抽象了。

吉姆指著說：「哦！這隻小馬好亮哦！」

我說：「是啊！牠很亮。牠現在需要媽媽的奶水。牠媽媽會試著讓牠站起來。我們小心地看。」

我和雙胞胎握著手，一起觀察馬媽媽催促小馬站起來；他們兩個都緊握著我的手。他們傻笑著並且跳上跳下，一直盯著小馬

看。當小馬搖搖擺擺地站起來時，他們變得很安靜。

約翰指著說：「看看！牠要走路了！」

無論當時發生的事情是多麼盛大，這兩個男孩都只固著在細節上，但是，就在這個時候，約翰正在談論關於一種預測。他正從我們第一次觀察時所見，小馬身上毛髮所閃耀的亮光這個細節，轉移到這次觀察所見，馬媽媽催促牠剛出生的小馬走路這個概念上面。抽象概念是小馬的整個出生過程，而整體的主要完形是媽媽「正在照顧牠的小孩，因為牠很愛牠，而且牠是一個『媽媽』，而這些就是一個媽媽生下新生寶寶之後會做的事」。

┃ 策略 24 ┃ 帶患童不只一次參與一個事件以教導抽象 概念

一年後，我們很幸運地又看到另一次母馬照顧新生的小馬。當這對雙胞胎爬上去看牧場裡的羊時，他們注意到馬廄附近有一陣騷動，我帶著他們到那個區域去，那裡剛好有一隻小馬出生。

「我們到那裡去！」我說。兩個男孩跟著我。

我們到那裡看到正在幫忙母馬的那群協助團隊和一位獸醫。這隻母馬在一個小時前產下了一隻漂亮的小馬，這位獸醫正幫忙用瓶子餵這個小馬喝奶。這隻小馬剛出生，身上很漂亮且充滿光澤。這兩個男孩專心地看著，而陽光就灑在小馬身上。他們站著不動，握著馬廄的側邊並看著。

幾分鐘過後，約翰說：「媽咪！」

他的媽媽跑過來他這裡，把他拉出來說：「約翰，你在叫我，我是你媽咪，我是你媽媽。」

約翰第一次抱著他媽媽。我拉拉他的小手圍住媽媽的脖子。

吉姆看著，幾分鐘後，約翰想要下來到地面上看小馬。我將吉姆抱起來，他看著他媽媽，但沒有說什麼。

我說：「媽咪！這是你的媽咪，吉姆！」當我將他的手抱到他媽媽的脖子時，她眼淚再一次從臉上流下來但微笑著。

我牽著約翰的手，指著母馬說：「媽咪，約翰，那是小馬的媽咪！」

兩個男孩聽著，而且當他們摸著媽媽時，臉上帶著高興的表情。他們對抽象概念的了解程度，例如他們對小馬出生的概念，已經從他們的姿勢、從他們對整個事件的注意力以及從他們對媽媽的反應中顯露出來。

兩個男孩抱著他們的媽媽，輕輕拍著她的臉，且咯咯的笑著。我認為他們現在已經將媽媽視為他們世界的一部分。六個月後，他們有了一個新生的妹妹，他們也都了解，這個妹妹是「屬於」媽媽，這個媽媽也是他們的媽媽，而這個妹妹是整個家庭的一部分。我一定會記得這個事件以及這些孩子。

十五年後，吉姆和約翰的彩色相片仍然放在我的辦公桌上。這張是他們五歲時，兩個人站在一起對著對方笑的互動照片，在他們背後有一隻粉紅色的大豬媽媽。他們兩人笑著張開雙臂，睜大著雙眼。

有時候一個池塘、一陣夏天的風、動物柔軟的毛、夏季花朵甜美的香氣，都能夠撫平受挫的患童，成為自閉兒充滿慰藉和平靜的地方。農場不僅是教學的地方，也是一個連結彼此、撫慰心靈和融入其中的地方。透過馬兒紗洛的吸引力，這對雙胞胎笑著輕拍紗洛的鼻子。他們彼此相望而不是狂奔、跑來跑去或是踱步。當他們在講話和跑步時，他們能夠維持彼此的連結。

不像那對雙胞胎，克莉絲汀在農場上會跟媽媽跟得很緊，而

且會要求媽媽跟著她走。在我辦公室進行每週兩次、持續一年的治療後——其中一次是和我進行，另一次是和另一個同事——克莉絲汀已經準備好去試試看，是否這些社交技巧能夠轉換到外面。克莉絲汀害怕去拍拍羊，而且當馬兒奔馳過牧場時，她也會感到恐懼。我決定帶她到安靜的池塘邊，而不是在充滿不可預測的動物農場裡。克莉絲汀加入了一個朋友，奧莉薇亞，她是另一個自閉兒，她們在池塘邊一起玩，並練習社交技巧。克莉絲汀持續地發展她更複雜的語言，也在池塘邊用具象性的物件來遊戲。她喜歡夏天的風，以及鴨子游過綠色池水時所形成的三角漣漪。克莉絲汀和奧莉薇亞並肩坐下來，各自建立自己的城堡。我坐在她們兩人之間，為她們帶來石頭、棍子、裝水的桶子，以防她們創造出一個會「漏水」的城堡。她們咯咯地笑著，並堆砌她們各自的沙山，但沒有看彼此正在做什麼。

┃策略 25┃ 透過先鼓勵其中一位同儕、再支持另一位的方式來促進語言

兩個女孩都從池塘邊撈起溼沙子，並將它們堆成一大塊來形成她們的城堡。我看著她們建造及堆砌沙子。克莉絲汀看著我。

我說：「克莉絲汀，我很好奇奧莉薇亞在做什麼？」

「喔，她在堆城堡啊！」

「喔，妳怎麼知道？」

「我就是知道。」

「或許妳應該問問她。」

「我不想問她！」

我等了幾分鐘，並讚美每個女孩在城堡中創造出隧道和塔樓。

我問了她們兩人一個一般問題：「水會不會流到城堡這裡來？」

奧莉薇亞回答說：「當然會啊！」

克莉絲汀沒有講話，並持續堆沙子。

在運用同儕來促進語言這個部分，我現在的工作重點只是在增進兩個女孩彼此的眼神接觸。我拿起一團沙子，將它舉高並看著它。我撿起了一個貝殼，放在另外一隻手上並說：「哦，這個或許可以當成城堡裡漂亮的窗戶喔。」

奧莉薇亞回答說：「對啊，它可以！」她看著我的貝殼。

「我要把它放在哪裡？」

克莉絲汀說：「放在我的城堡裡！」

奧莉薇亞看著克莉絲汀的城堡說：「哦，可以把它放在那裡。」這時候她指著克莉絲汀城堡的某個地方。克莉絲汀這時候看著奧莉薇亞。

我說：「真棒！真是完美！克莉絲汀，妳想要它放在那裡嗎？」

「好啊，我要它放在那裡。」她指著那個位置，並且看著奧莉薇亞。

一旦我看到克莉絲汀看著貝殼，接著看奧莉薇亞，然後是她城堡的某個位置，最後又回來看著我，我知道她已經能夠和她的同儕有好的眼神接觸。我拿起另外一個貝殼說：「這個呢？它好漂亮！」

克莉絲汀回答說：「那個給奧莉薇亞！」她看著奧莉薇亞，奧莉薇亞對著克莉絲汀笑。

我引導奧莉薇亞說：「克莉絲汀，這個貝殼很棒。謝謝妳！」

奧莉薇亞說：「嗯，對啊，克莉絲汀這個貝殼很棒，謝謝妳！」

┃策略 26┃ 創造一個理由使兩個玩具組裡的玩偶能聚 在一起

　　促進兩個同儕之間語言的下一個步驟是，找到一個理由讓兩個遊戲組以某種方式連結，或是讓其中一個遊戲區域的人物能夠進到另一個遊戲區域。

　　以兩個城堡為例，它的解決方式很簡單。

　　我建議：「嘿，我們在兩個城堡之間建造一條水道！」

　　奧莉薇亞笑著說：「哇！那很棒。我們就可以有船了！」

　　克莉絲汀繼續挖著她的水道，她看起來沒有很開心。

　　我從奧莉薇亞那裡指向克莉絲汀的水道，並鼓勵奧莉薇亞說：「克莉絲汀，在這個地方挖個水道怎麼樣？」

　　我指著她水道的一個角落。

　　克莉絲汀說：「嗯，好吧。我想可以這樣。」她看著我，接著看奧莉薇亞，再來則看著城堡。

　　我再次鼓勵奧莉薇亞：「奧莉薇亞，問問看克莉絲汀，她是不是想成為第一個開拓水道的人。」

　　奧莉薇亞說：「克莉絲汀，妳要不要在這個地方挖水道？」

　　克莉絲汀說：「不要。我只想挖自己的。」

　　奧莉薇亞看起來有些沮喪。我說：「奧莉薇亞很沮喪，我想她想要加入妳，克莉絲汀。」

　　克莉絲汀嘟著嘴說：「嗯，好吧。但不能有船到我的城堡來！」

　　她開始挖水道。我以手勢指示奧莉薇亞去幫忙她。

　　這個時候，兩個女孩開始一起努力挖一條水道，用來連接她

們兩人的城堡。我試著從中對她們做出一些評論和讚美。

「喔，奧莉薇亞，那很棒，妳做得很好。」

奧莉薇亞說：「克莉絲汀也做得很好！」

「對啊，她做得很好。」

「克莉絲汀，看看奧莉薇亞城堡的窗戶！」

克莉絲汀說：「看起來很棒。」

「讓奧莉薇亞看看妳的門。」我提到。

她指著她的門，沒有說什麼話，但是，她會看著我、看著奧莉薇亞，然後看著她城堡的門。

┃策略 27 ┃ 發展一個帶有定向、一系列行動以及結尾的敘事

下一個步驟是創造一個關於城堡的故事，在故事中，人們會用船或是走過橋來跨越水道。我拿起一根棒子說：「這個可以當作是城堡的公主。」

奧莉薇亞跟著我的引導，也拿起一根棒子。「這是我的公主。」

克莉絲汀跟著，「這是我的公主！」她拿起一根棒子。

下一個步驟是提出故事的定向，也就是某一天的時間或地方，或是理由，讓故事中兩個人物能夠連結在一起。

我問說：「公主在這裡做些什麼？」

奧莉薇亞回答說：「嗯，她正在找她的孩子，她找不到他們！」

克莉絲汀看著她，聽她說話。

奧莉薇亞說：「她認為他們可能在造船！」

克莉絲汀跑到有水的地方，找到一片樹皮，把它拿回來城堡這裡。「這是一艘大船！」她叫著。

奧莉薇亞說：「對！這是艘大船！」

克莉絲汀主動地將它交到奧莉薇亞手上，奧莉薇亞拿著它，並試著將它放到水道上漂流。這個時候潮水開始流進來；有一些水波接近城堡，而水道則是注滿了水和被濺溼的貝殼。

「看看，它在水上漂了！」奧莉薇亞叫著。

「對啊，它開始漂了！我們將孩子們放到船上！」

「孩子們在哪裡啊？」我問。

奧莉薇亞跑到水那裡，找到一些小石子。她撿起了三顆，她叫著說：「這些就是小孩們！」

計畫並解決問題

本章的最後策略

策略 28：幫助兩位孩童一起規劃一個遊戲順序。

策略 29：創造出重複出現的問題，以便能試用各種不同的解決方法。

策略 30：在患童的故事主題中，描述和示範行動中的一個高潮以及結尾。

策略 28 ┃ 幫助兩位孩童一起規劃一個遊戲順序

我們三個一起看著小石子漂流在假裝的船上。兩個女孩現在

一起加入創造象徵性故事的活動中，也讓她們的城堡連結在一起。奧莉薇亞對於持續她腦海中這個故事的主題應該如何發展，及固定在她腦海中的影像沒有興趣；但是克莉絲汀說：「我想要讓公主坐到船上來和她的小孩在一起！」

奧莉薇亞說：「不要，那裡沒有房間！」

克莉絲汀哭著說：「有啦，那裡有房間！」

奧莉薇亞看著我，我說：「克莉絲汀，或許奧莉薇亞想要告訴妳公主可以怎麼辦。可以啊，等一下妳可以告訴她，當他們上岸時可以怎麼辦。」

克莉絲汀要求說：「不要！我想讓公主在船上和小孩在一起！」

她將公主丟到水道裡，並跑到沙灘上，我撿起公主走向克莉絲汀。

我走到她那裡並說：「克莉絲汀，或許當公主在岸上時，她可以做一些讓自己開心的事，或者她可以站在城堡的上面，看著她的小孩在船上，船漂向她回家來。」

克莉絲汀沒有注意我，但是她停止跑步。我們回到城堡，並決定回到王丹池塘等另一天來完成我們的故事。我知道克莉絲汀今天已經有足夠的語言可以表達，我們離開城堡，並且知道某一天其他小孩也能夠在水道和貝殼窗戶裡擁有快樂的時光。

克莉絲汀不像奧莉薇亞，她會堅持遊戲的主題要照著她的主題。為了讓她覺察到其他兒童的觀點，在我們回到池塘用沙子建構更多城堡之前的週間，我們在我的辦公室裡談論這件事。

「克莉絲汀，或許奧莉薇亞想讓公主做一些，除了讓她到船上和小孩在一起以外的其他事。」我說。

克莉絲汀說：「不要。她『必須』到船上去。」

我知道克莉絲汀喜歡披薩，我說：「如果妳讓公主到船上去，接著下船來為小孩拿披薩，妳覺得怎麼樣？」

克莉絲汀對著我笑，我知道提到披薩會令她開心。

我問她：「嗯，他們能夠下船來拿湯或冰淇淋？哪個比較好？」

克莉絲汀說：「喔，他們喜歡披薩！」

一週後我們再次和奧莉薇亞一起走到水邊，並建造超過兩個城堡。這次我鼓勵兩個患童互相閒聊和讚美。她們會回應我的手勢，並跟著我的引導對對方說一些肯定的話。

「奧莉薇亞，那是一個非常特別的城堡，妳看看那些貝殼窗戶，克莉絲汀！」

我指著城堡的窗戶。

「對，我很喜歡它們。我是為奧莉薇亞做的！」

「妳真的是為我做的嗎？」奧莉薇亞露出牙齒笑著說。

克莉絲汀也微笑著。

「是啊！我是為妳做的！看看那些妳做的大船！」

我指著奧莉薇亞為克莉絲汀做的船。

「很棒的讚美哦，克莉絲汀！」

「哇。謝謝，克莉絲汀！」

「這裡有一些披薩！」

「奧莉薇亞，公主們會吃披薩嗎？」

「會啊，當然她們會吃。但是她們不吃鰻魚。」

克莉絲汀和奧莉薇亞繼續來來回回地藉著閒聊來分享披薩和貝殼。到了第二週結束前，她們會手牽手走到水池邊，並討論著她們等一下要一起建造的下一個城堡。

▌策略 29 ▌ 創造出重複出現的問題，以便能試用各種不同的解決方法

船現在在水道裡漂流著，問題又再度出現。克莉絲汀記得我的建議，並說：「奧莉薇亞，公主可以到船上去，接著又下船為小孩們拿披薩！」

奧莉薇亞點頭表示同意。

克莉絲汀對我笑，接著對奧莉薇亞笑。在池塘這個單元的目標已經達成，她們能夠有所連結，且克莉絲汀接受她同儕的意見。

▌策略 30 ▌ 在患童的故事主題中，描述和示範行動中的一個高潮以及結尾

兩個女孩們看著我讓公主走到披薩的地方，為小孩們拿披薩。

奧莉薇亞說：「現在要做什麼？」

「嗯，他們可以一起玩。」

克莉絲汀說：「喔，他們在披薩的地方看到王子，王子要他們在水裡玩！」

奧莉薇亞說：「好啊，他們遇到王子！」我提到：「接著會發生什麼事？」

奧莉薇亞說：「喔，他們結婚了，且永遠地住在城堡裡！」

克莉絲汀笑著說：「完結篇了！」

奧莉薇亞說：「對啊，完結篇了！」接著她跑到水裡去了。

克莉絲汀跟在她後面，她笑著並帶著代表公主和王子的兩根木棒，她將它們丟進水裡，看著它們漂流在水面上。

「看看，奧莉薇亞，它們漂起來了！」她主動地說 [4]。

第二階段的策略摘要

　　克莉絲汀現在進到遊戲治療的第三階段；她已經準備好和同儕使用交互性的語言，並且能夠說出更詳細而複雜的句子。在第三階段，克莉絲汀也許能夠讓奧莉薇亞去創造關於兩個城堡的故事主題，而且，在當中許多小孩也能夠擁有屬於他們自己的船。

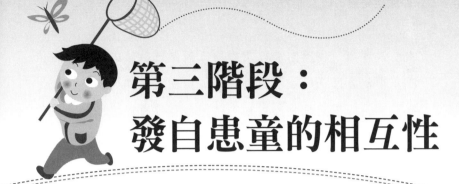

第三階段：
發自患童的相互性

　　處在第三階段的自閉兒很類似於一般發展的兒童，因為兩者都會用適切的句子來表達、創造遊戲的空間、從一個遊戲區域改變方向到另一個區域、跑動和停下來說話，以及做眼神接觸等。當他們在投入遊戲並且用行動來演出他們的故事時，他們會用帶有意義的手勢來表達情緒。第三階段的自閉兒，在隨著快速遊戲行動而移動以及帶著相互性來使用語言時，他可能看起來就像個一般的孩子一樣，但是他會需要口語鼓勵，才能維持他足以形成親近社交友誼的對話。第三階段的患童也需要示範，並和同儕練習，才能在遊戲中做出一些協商並且保有友誼。

語言

　　第三階段的自閉兒缺乏用語言形成概念的技巧，也很難靈敏的跟一位同儕協商計畫。一般會參與社交的同儕能夠在農場情境遊戲時，用複雜的語言快速地協商，也能夠解釋他們自身意見的背後理由。第三階段的自閉兒需要獲得幫助，

才能學會如何說服同儕以及協商任何關於抽象的事務。在依序安排他的想法以及解釋為什麼的理由（例如，他為什麼想要以特定的方向來移動動物）時，他需要獲得協助。如果他在玩穀倉玩具組，這時馬兒正飢餓又口渴，他可能會告訴他的同儕，馬兒需要吃東西並從水槽裡喝水。但是他的同儕可能有不同想法，他可能會想要馬兒先載農夫進城裡去買乾草。第三階段的患童可能很難想出一個理由來主張，為什麼馬兒在進城裡去之前需要先吃東西和喝水。自閉兒可能只會將馬兒移到靠他這邊的穀倉，而不理會他的同儕，或者用力將馬兒強行衝到水槽處，一點也不考慮同儕的反應。這樣的行為可能會引發「霸占」馬兒的抗議，或是兩個孩子之間的「推擠拉扯」，而自閉兒也可能會被視為抗拒或有攻擊性。但事實上，這個患童之所以這樣做，只是因為他不了解如何運用語言來協商。

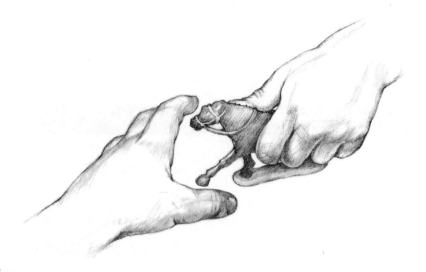

　　第三階段的患童也需要語言上的支持，因為他無法將假扮遊戲中角色的對話轉換到當時正在發生事情的對話上。一般的孩子在遊戲中能夠用角色身分來說話，創造出那個主題裡的對話，但是在休息時間結束時，又能夠快速地轉換談話內容，或是說出他在點心時刻想吃什麼東西。自閉兒可能會繼續角色的對話，忽略了他的同儕在休息時間的談話；他會持續停留在故事裡，而這個時候，他的同儕卻能夠來來回回地在「角色間的對話」及「休息和點心時刻的對話」間轉換。

　　一般孩子在說話時，能夠隨著口語交換而快速地變換手勢和身體語言，但是自閉兒卻很難做到這一點。一般的孩子在加入互動時，會使用適當的語調來輪流說話，而且會使用一些配合話語以及促進情緒表達的身體語言及手勢。第三階段的患童也會像一般孩子一樣加入對話，但是在口語輪替的過程中，他無法這麼快的轉換適當的情緒線索。他可能會帶著手勢講話，但他無法持續使用這些手勢來促進他所說內容的實際意義。在將這些溝通元素整合起來這方面，自閉兒做得很掙扎[1]。

遊戲

　　在這個階段，患童使用物件的行動和一般孩子的行動相似，因為在遊戲主題中，角色會有意圖地到某個地方去或是做某件事情。第三階段的自閉症患童不再固著或是操弄物

件，他會帶著有目的性的意圖去為車子加油，或是將馬從一個地方移到水槽那裡去。第三階段的患童會計畫他的遊戲玩法，對同儕分享他的想法，並且在敘述中跟循著某個主題，就像一般孩子一樣。為了讓他的計畫可以被執行，他會透過物件和同儕協商，甚至會示範一些關於他所建議要玩的遊戲行動。在遊戲中，他通常看起來就像個一般的孩子。

像他的同儕一樣，在遊戲的角色對話中，他會透過改變他的語調以及擔心的臉部表情來表達他的情緒。若是他讓車子來來回回地跑，並且將它壓到地板上，讓輪子發出尖銳的噪音，這時他會顯示出緊張的感覺。同時，對於賽車所顯露出的緊皺前額及蜷曲身體，在在顯示出他相當關注這件事。如果他正在玩農場遊戲組，而馬兒正處在飢餓狀態，自閉兒會發牢騷，會讓馬兒在地面上出現沉重腳步，並且用擔心的臉部表情看著他的同儕，而這代表著要加快動作了。

雖然外表看起來很平常，但自閉兒可能讓他所扮演的角色用毫無感情的方式說話，因此造成同儕一點也不感興趣，也不想繼續和他玩下去。雖然第三階段的患童能夠在遊戲中表達他的情緒，但他時常被他自己的主題所占據，只能參與可以滿足他心中遊戲次序的活動，而忽略同儕想要有所改變的要求。當事情變得讓他有所困惑，或是變化太快時，他可能會將遊戲的玩偶或物件留在自己身邊，並且抗拒任何改變。接下來同儕經常就會離開這個遊戲區域，改和其他同儕一起玩。

對自閉症患童來說，另一個困難的議題，是很難在遊戲

中察覺到同儕的觀點。即使是五歲或六歲以前的一般兒童，在遊戲互動中要有這樣的設身處地也是有困難。不像一般的兒童，自閉兒需要花費更長的時間來了解同儕在想些什麼。自閉兒雖然缺乏設身處地的能力，但這不代表他們沒有能力感覺到別人。在大部分的情境中，當其他孩子哭泣或是受傷時，自閉兒會表現出關心。然而，自閉兒會有一個固著的想法，也就是如果在互動中出現問題的話，就只有一個選項可以思考。第三階段的患童很難了解到，同儕能夠同時看到好幾個選項，以及擁有許多想法。治療師或是父母——在遊戲過程中充當參與其中的「同儕」——需要幫助其他同儕解釋他們的觀點，以及說明為什麼他想要故事朝某個特定的順序來安排。同時，治療師也需要幫助自閉兒去接受同儕的想法。

第三階段的患童缺乏設身處地的能力，這可能造成兩個孩子在遊戲過程中不同意彼此的看法，也無法了解對方。有時候第三階段的患童無法了解他可能正傷害了同儕的感受，因此他需要被提醒說他的同儕此時頗為難過。一旦自閉兒了解到對方的難過，他會是第一個去幫忙的人。這個部分的治療會很乏味無聊，因為這個階段的患童總是想照自己的安排來做，也沒有一般兒童所該有的彈性。患童本身缺乏彈性，再加上想要事情保持不變，這就很難將他的想法轉換到他同儕的想法 **2**。

敘事

　　像一般兒童一樣，第三階段的患童在移動他的故事人物以及說服同儕跟循他的想法時，會在他的故事裡虛構和創造一個複雜的行動順序。他的同儕會跟循他，並且透過創造一系列行動以及計畫一個高潮點和解決辦法，來提出見解並加入他的行動。

　　不像一般兒童，自閉兒在幫助故事人物使用抽象主題方面需要協助，不僅包括在遊戲主題中進行移動方面，同時也在分析這些人物正在想些什麼方面。舉例來說，如果馬兒突然衝進農田裡，並將駕駛和乘客摔到路上去，那麼故事的創造者需要解決人們接下來會發生什麼事。在治療師的協助下，兩個孩子需要討論，接下來故事的人物會發生什麼事以及為什麼會這樣發生。或許是另外一隻馬和馬車會來到這條路上並拯救他們，也或許這匹馬會遇到牠的朋友，另外一隻母馬，然後就在農田裡停下來，聞一聞花香並和母馬講話。駕駛可能重新騎上馬，並帶著人們回家。這些詳細的情節都需要孩子使用語言來協商，討論這個故事如何進展。當他們在討論時，他們讓故事可以持續進行。在這些抽象的討論中，第三階段的患童需要幫忙，以避免兩個孩子在故事順序的安排上產生衝突。

　　不像一般兒童，第三階段的患童很難同時對超過一位的同儕敘述事情，也很難描述出混雜著假扮遊戲和真實遊戲的

故事。當兒童用象徵性人物在假扮世界裡進行遊戲時，他正在從他腦海中創造出屬於幻想和非現實的某種東西。若是患童重新創造出關於他家人的遊戲，或是關於他每天所做事情的遊戲（例如到學校去），那他的遊戲是關於現實的主題。他了解到故事的結構並且將他的想法安排了順序，但他需要治療師的協助，以便使用語言來納入別人的想法以及計畫故事的行動，特別是如果這時候有超過一位的同儕想要對遊戲主題有所貢獻的話。一旦會話從故事角色的假扮遊戲對話轉移到遊戲主題的計畫，自閉兒可能會變得很困惑，因而想要離開這群遊戲同儕。在這個情況下，治療師的角色是幫助自閉兒以及一起加入遊戲的這幾位同儕。父母能夠學習去對一群同儕進行語言的促進，但在這個治療時刻，自閉兒需要治療師全然的參與，並教導他們與整個同儕團體互動的技巧。有些父母可以學習這個技巧，但有些父母可能需要將這部分交給治療師。自閉症患童和同儕的關係會形成一個連結，而當他們在談論遊戲主題、在操場裡來回跑步，以及在將假扮對話轉換到現實會話時，這樣的連結可以促使同儕去幫助自閉兒。

第三階段的策略會透過治療師與處在第一階段和第二階段的某些患童之間的關係來說明。除此之外，這些策略也會透過治療師和幾個剛進到第三階段患童的關係來說明。

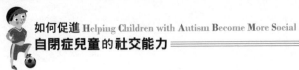

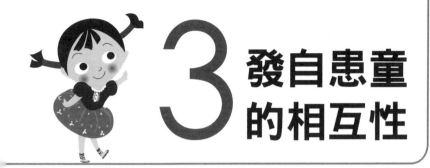

3 發自患童的相互性

使患童與一位同儕在一起

本章策略

策略 31：使患童與同儕產生連結並使兩位孩童投入遊戲的構想中。

策略 32：為了強化患童有意圖的遊戲，在自然的遊戲互動中敘述患童與同儕的行動細節。

策略 33：安排一位同儕促發患童想要遊戲的動機，並使患童超脫他那重複的行動與固著的心智形象。

策略 34：使用與患童生活有意義關係且與患童的遊戲構想相關的物件來示範象徵性遊戲。

策略 35：詢問同儕一些相關問題以發現故事的後續發展以及物件的後續命運。

│ 策略 31 │ 使患童與同儕產生連結並使兩位孩童投入 遊戲的構想中

　　如果教室老師在課程中有排定一個自由選擇的時間，讓孩子能夠在某個中心區域的多種不同物件中隨意選擇，並且能夠從某個中心區移到另一區的話，那治療師就能夠在教室和操場這兩個區域裡與自閉兒做出有效的活動。在較具結構性的幼稚園教室裡，治療師比較難運用自然的方式融入語言促進的工作。但治療師還是能夠在結構性的活動中工作，例如在藝術課程中，只要這節課有四十五分鐘讓患童和同儕來完成作品。在幼稚園的教育環境中，我經常會每週兩次、每次兩小時和患童一同活動，而在小學的教育環境中，則是利用下課時間或是活動課，每週一小時與患童一起活動。整個治療歷程花費約一到兩年。我會跟循患童和他的同儕，同時參與他們的遊戲互動，就像我也是當中的同儕一樣。我會致力於獲得患童和同儕的信任。我會跑上溜滑梯的樓梯並滑下溜滑梯，我會穿過遊戲區的鐵環，在沙箱裡玩，也會去推推車，一邊用手搖鈴，一邊將它從某個遊戲區推到另一個遊戲區。剛開始我很少離開患童身邊，漸漸地，在十到十五週待在患童身邊之後，我會退下來變成一個觀察者，而不是一個完全的參與者。我會在自閉症患童需要協助時加入遊戲中。如果教室裡的課程是高結構，沒有自由選擇的活動，我會徵詢老師，並在下課時間或在遊戲場上見見患童。

　　第一步是找到對吸引自閉兒注意力的某類遊戲區域有興趣的一位同儕。在開始直接介入前，治療師至少必須觀察這個遊戲一個早上。如果自閉兒正在使用消防車，而另一個同儕也是這樣，

那治療師比較容易引導他們玩在一起，但同儕若是正在不同的區域進行不同的活動（如玩黏土），要做這樣的引導就比較困難。當兩個孩子在玩他們的物件時，治療師可以創造一些說法來讓兩個孩子投入遊戲中。為了說服兩個孩子共同使用消防車，治療師必須將遊戲組連接在一起，例如他可能會開著第三部消防車到著火的房子去，同時伴隨著適當的聲音和身體語言，以便示範出這個情境中的動作和情緒。當消防車把人們從房子裡救出來時，孩子們和治療師會表現出他們的愉快心情。在策略 26 中，治療師透過建議她們建造水道，將克莉絲汀和奧莉薇亞的城堡連在一起。

▎策略 32 ▎ 為了強化患童有意圖的遊戲，在自然的遊戲互動中敘述患童與同儕的行動細節

當孩子們將他們的消防車移在一起時，治療師透過正向的評論以及用類似的行為加入他們，來增強他們的遊戲行動。治療師的臉部表情、聲音語調、身體語言等，必須與孩子們的動作有一致性的連結。自閉兒能夠看見和感覺到這樣的連結，因為治療師不只是引導和模仿故事中的行動，也為故事中的角色提供更多的對話。

為了在遊戲過程中創造出選擇，治療師需要透過建議新的想法以及述說遊戲者的行動，來對孩子的對話和行動做出反應。

派翠克將消防車抱在膝蓋上，並說：「不要，這輛車子是我的！」

我回答說：「派翠克，看看你的朋友，他有一輛大的銀色消防車！哇！看看消防車的梯子，它好亮哦！」

派翠克看著消防車，接著看他自己的那輛車並且笑了。我注

意到強森走過來，他是一位正常發展的同儕。

我說：「嗯，哇，強森，派翠克可不可以摸一下你那輛閃亮的車子？」

強森說：「好啊！」他把車子交給派翠克。

派翠克摸著梯子並咯咯笑著。

這樣的交流不僅促成了兩個孩子的一般連結，也促成了遊戲中物件（即消防車）的連結。

我建議說：「或許我們可以讓你們的消防車一起去滅火！」

強森順著我的說法說：「好啊！我們可以建一個消防站！」

派翠克仍是抱著他的車子，然後慢慢將他的消防車放到地上來。

我交給強森一塊積木並說：「這是積木，這個也許能建一個很棒的消防站。」

派翠克走到強森那裡，我將積木交給強森，也給派翠克另外一塊積木，他們便開始一起建造。

我持續地詳述他們的行動：「嗯，看看強森是怎樣建造消防站的門，它是好高的一個門！」

派翠克看了看那個門。

我說：「哇！派翠克，那是一條通往門的大馬路！看看那條又大又寬的路，強森，真是太棒了！」

孩子們持續建造，最後將他們兩部消防車都放進消防站裡。

一旦治療師為兩個孩子決定了某些有趣的行動，治療師可能得幫忙創造故事的主題。如果故事對孩子們是有趣的，他們兩人會互動且看著彼此，摸摸消防車或是互相給建造的積木。如果這種關鍵性的連結出現，與平行遊戲經驗相較，自閉兒和同儕就會跟循這個經驗，使用更多自發性的語言。治療師可以描述他們的

行動,並且透過手勢或是對他們的口頭評論,來正向增強他們在遊戲裡的行為。一旦兩個孩子遊戲的自然順序已經達到,治療師就可以退到幕後,只需要觀察和傾聽兩個孩子透過語言、遊戲和情緒共同連結到某件事的聲音就行了。如果父母在場,他們也需要退到幕後。如果這個關鍵的經驗沒有出現,那麼治療師就必須轉換到另外的策略。

如果自閉兒持續聽到治療師敘述出一位同儕的車子正因某個特殊目的要到某個地方去的那個行動,那自閉兒可能會有一小段時間停下他的重複動作。需要花幾個月的治療時間,才能幫助自閉兒注意到他的同儕,以及了解到物件出現時所伴隨的一些有意義的行動,以便促進遊戲的進行。透過專注於行動的目的,自閉兒會變得對遊戲中的主題更感興趣,而且大半時間都不會再重複動作。這種對遊戲主題的新覺察,將會幫助患童用很興奮的方式加入他同儕的活動中。

| 策略 33 | 安排一位同儕促發患童想要遊戲的動機,並使患童超脫他那重複的行動與固著的心智形象

有了治療師和同儕的協助,自閉兒能夠學習去調整他固著的重複遊戲。為自閉兒找到一個適合的同儕很重要,這個有一般發展或是有某些障礙的同儕,必須有能力可以用與其年紀相稱的語言來做出回應,而且能夠扮演自閉兒的「楷模」。這個同儕也必須有某些彈性,在活動沒有發揮效果時,他要有能力可以轉換到另一個活動。一個有幽默感的同儕將會很有幫助。即使自閉兒出現忽略同儕的狀況,治療師也需要持續促進並重新拉回自閉兒和

同儕，希望最終可以讓這兩個孩子有所連結。通常這個同儕需要和自閉兒一樣多的支持。要幫助自閉兒了解到與同儕有所連結的好處多過於一個人玩，通常需要花上幾週、甚至是幾個月的時間。

對一個碰巧看到的人來說，派翠克可能表現得像是一般學步期兒童的正常行為，例如他會把積木從架子上倒出，讓積木掉到地板上。當他慢慢從架子上倒出積木時，他看起來很投入於遊戲中。他倒出每一個積木，並小心地旋轉積木去看它的邊角。他幼稚園的老師將派翠克認真看著玩具外形的這個例行性動作，視為對他的一種「視覺刺激」。她認為他需要得到幫助，才能學會運用象徵性及更有目的的遊戲行為。

派翠克不想要加入與同儕的互動，特別是他完全專注在看物件的時候。事實上，若是同儕拿走他的玩具或是改變他的主題，他會放聲大哭、使勁踢腳並且用頭撞地板。除此之外，他也不想和同儕分享他的玩具，因為這樣做會挑戰到他所認為「玩具怎麼樣才『正確』」的想法。車子在他的胸膛上滾上滾下之際，派翠克想要看到車子，因為這樣他才能一再地看到車輪轉動的樣子。他想躺在地上並將臉靠近排成直列的車子，因為這樣他就能相當接近的觀看，而且能夠看到車子各部分的形狀。一旦完成他的目的，也就是將所有車子排成整齊的直線後，他就會興奮地拍著手發出聲音。派翠克的行為在許多自閉兒身上很常見，這叫做「常同行為」（stereotypical behavior）。派翠克也無法注意到他的同儕，因為他完全專注在自己內心的盤算中。

派翠克還沒有學到如何玩出故事裡有意圖的行動。他不是將車子沿著馬路開向目的地，而只是操弄著它們——將小車子在他的衣服上滑來滑去——只是看著車子的線條和形狀。派翠克就語

言來說是處在第三階段，但就遊戲和敘事來說則是處在第二階段。

在幼稚園某個早上的遊戲單元裡，派翠克自己一個人在積木區的角落玩，他將一輛小的塑膠車在他的衣服前面轉來轉去。他移動著車子，把它沿著遊戲墊的邊緣放著，並且看著它很長一段時間，接著從玩具架上拿來下一部車子。他將車子推到他的胸前，這時候他傾著頭看著車輪旋轉。他慢慢地將車子排放在邊緣線的最後面。梅西是一個三歲的正常兒童，她走過去拿了一輛車子。

派翠克大叫：「不要！那是我的車！不要！不要！」

我說：「派翠克，梅西想要玩。」我轉向梅西並靠近她。

「梅西，問問看派翠克，妳是不是能夠拿一部車。」

梅西說：「派翠克，我想要一部車子。」

派翠克尖叫並且將他的手伸向梅西。他的臉上顯露出生氣，他來來回回揮著手，表示梅西不能靠近。

我說：「梅西，再問派翠克一次。」

她說：「派翠克，我可以拿一部車子嗎？」

派翠克再次尖叫，將他的手伸向梅西的臉。我走近梅西，稍微握著她的手，讓她靠近派翠克。

在支持梅西去要求派翠克分享，以及談論派翠克在遊戲中做些什麼三個月之後，我退到幕後，僅僅傾聽著他們的遊戲。

派翠克最後退讓了，並說：「嗯，好吧，梅西，妳可以拿這輛車子一分鐘。」當他將車子交給梅西時，他看著我。

派翠克現在更有興趣和梅西一起玩，而不是將車子留在自己身邊。

┃策略 34 ┃ 使用與患童生活有意義關係且與患童的遊戲構想相關的物件來示範象徵性遊戲

在幼稚園與派翠克和梅西共同活動六個月後，我示範了更多象徵性的遊戲行動。我持續利用派翠克的興趣，部分因為梅西也愛飛翔假扮的飛機。

我拿起來一塊長長的長方形積木，慢慢將它升到派翠克和梅西眼睛的高度，梅西看著我，我對她笑一下，並拍拍她的肩膀說：「派翠克看著我！我正在用這塊積木做飛機！」當我移動這塊積木當成假扮飛機飛行時，我示範了動作和聲調。

我用假裝飛行的態勢將這塊積木做出俯衝的樣子，並且接近派翠克抱在他衣服前面的車子。我發出「轟！轟！轟！」的聲音，就像飛機的引擎聲。我俯衝向派翠克好幾次。梅西看著並咯咯的笑。派翠克抬頭看著假扮的飛機。

我說：「對！派翠克看著。它是一架飛機！」

他持續地在他的衣服上面轉動車子，接著一面旋轉，一面將車子放到地板上。我再一次稍微改變一下我的策略，建議他將車子放進用積木建造的車庫裡。我持續地為他手上的物件營造新的主題，同時在過程中引導同儕加入。

我說：「派翠克，我們來為車子建造車庫！」

他搖頭表示不要，也在我面前搖搖手。他大叫，「不要！」

我指著架子上的積木，他走向它們，開始用一次拿一塊的方式，將所有積木從架子上拿下來。他拿著一塊積木，將它拿到自己眼前的高度，然後像旋轉棍一樣轉動，並且看著積木投射在牆上的影像。

我說：「派翠克，看著我的積木！」但是他沒有聽到。我拿起一塊積木，將它放在接近他所排的車子附近。他走過去，推開我的積木。

他尖叫：「不要！不要！」

我持續著並要求梅西幫我建造車庫。我們建造好牆的一部分，派翠克就把它推倒。

我回到較早的策略，說：「梅西，派翠克不想要車庫。那我們來玩飛機！」

梅西笑說：「好啊！我們來玩飛機！」

我持續用我的飛機做出玩的動作，但我再次改變我的策略，集中在詢問派翠克他遊戲中物件的目的地。派翠克需要提問來鼓勵他去思考，他的物件將要到哪裡去以及為什麼要到那裡去。

▌策略 35 ▎詢問同儕一些相關問題以發現故事的後續發展以及物件的後續命運

當我將飛機停在梅西旁邊時，派翠克看著我們兩個。我交給梅西一個長長的長方形積木，她拿著積木，將它像飛機一樣的衝上衝下。

我讚美她說：「喔，梅西，這樣好酷哦！看看這架飛機，它要飛到哪裡去？」我先看著梅西，接著看派翠克。

梅西回答說：「哦，它要到很遠的地方去，在那裡！」

派翠克現在看著飛機，並在他的胸前旋轉著車子。

我拿起了另一塊積木跟著梅西的假扮飛機，我們上上下下的滑著我們的飛機，並在房裡飛來飛去。派翠克正在看著。

梅西和我進行著假扮遊戲，在遊戲區裡飛著，接著停在派翠

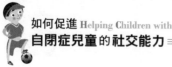

克的車子旁邊。他沒有尖叫,於是我將我的假扮飛機放在地板上。他放下他的車子,抓起積木。他咯咯地笑著,跟著梅西將飛機衝上衝下,這時候他們兩個人都發出引擎轉動的聲音。

「你的飛機要飛到哪裡去?」我問。

「嗯,它正要到那裡去渡假!」派翠克回答。

透過聆聽來建立信任

本章的額外策略

策略 36:使用有意義的手勢語言和身體語言指出那位同儕在做什麼,並向患童建議一些在遊戲中能與同儕相連結的行動。

策略 37:一旦患童能夠在安靜的辦公室情境中經常看著一位同儕、跟著同儕的手指看向一個物件,並看著同儕的行動,就帶患童到戶外,以便在遊戲中致力於相互注意協調能力。

策略 38:指導患童的父母、老師、助理與患童一起跑,跟著他的節奏移動,並在環境中指出各種行動。

策略 39:在觀看一個藝術事件或使用美術素材時,透過描述感覺、聲音以及自然情境的影像來加入患童正在經驗的感受;鼓勵其他同儕也參與這個對話。

策略 40:運用由患童導引的對話來建立信任,方式是透過保持平靜、專心,聆聽患童的情緒狀態,以及提示一些確認患童感受的語言。

策略 41:當患童表達生氣和失望時,要聆聽、等待,並以平

和、中立的聲音回應,同時提供一些具體的解決方法,而這些解決方法不只能確認患童的感覺,亦可將其注意力轉到下一件要做的事情上面。

策略 42:建議一些具體的肢體活動,這些活動不但要能鼓勵眼神接觸和輪流,也要包括患童能夠輕易做到的一個簡單技巧。

策略 36 ┃ 使用有意義的手勢語言和身體語言指出那位同儕在做什麼,並向患童建議一些在遊戲中能與同儕相連結的行動

治療師的首要任務之一,是幫助孩子注意到同儕的存在,並且傾聽同儕說話。當兩個坐得很近的孩子在玩的時候,治療師可以傾身到自閉症孩子旁邊,指著另一個玩伴,輕聲說些跟目前場景有關的話,像是:「你看,梅西在蓋房子。」然後,治療師會講一些有關於兩個孩子正在一起做的事,以鼓勵自閉症孩子和同儕互動。當自閉症兒童抬頭看同儕,或是往同儕那裡靠近一點,治療師可以說,「噢,或許你可以把那輛車開到梅西的大樓那裡」,藉此讓兩個孩子都進入對話。這時候,治療師必須利用手邊的物件創造一個遊戲主題,像是:「啊,梅西的大樓裡面有一些包裹(指著小積木),說不定你可以跟她要一個包裹放進你的卡車喔!」治療師的邀約可能會鼓勵派翠克把卡車移動到離梅西的樓房更近的地方。治療師必須創造一個對兩個小孩都適用,而且合乎常理的主題。兩個孩子一邊移動玩具,治療師和孩子也要一邊討論進行中的活動、挪移物件,並且用手指出大家都看到的

事情。孩子們會一起感受到整個遊戲經驗中的情緒，並用自發性的語言彼此回應。這個經驗就是相互注意協調能力的基礎。

　　相互注意協調能力的涵義不僅是在遊戲中遞給同儕一個物件，還包括兩個孩子一起對某事件用適當的肢體語言、面部表情與手勢做回應，指出活動的細節，並且互相分享。在這個過程中，兩名兒童都察覺到彼此的存在。對觀察者而言，顯然兩個孩子要不是覺得一起玩很開心，不然就是覺得失望、害怕，或者很興奮。

　　持續十個月、每週四小時的遊戲治療後，四歲大的派翠克加入梅西的遊戲，把各種物件拿來代表真實生活中的東西，聊天、咯咯笑，一面玩遊戲一面抬頭看梅西。

　　一個訓練相互注意協調能力和回饋式互動的好地方是遊戲場，就像接下來四歲大的雅各的例子。

▌策略 37 ▌一旦患童能夠在安靜的辦公室情境中經常看著一位同儕、跟著同儕的手指看向一個物件，並看著同儕的行動，就帶患童到戶外，以便在遊戲中致力於相互注意協調能力

　　四歲的雅各有亞斯伯格症。我第一次看到他，觀察他在教室裡的行為，發現當同學說「嘿！你看這個！」或「你看我！」或「那裡那裡——看！」的時候，他就盯著同學。他很喜歡待在同學附近，卻不加入他們的對話。我開始在雅各教室旁的一間小辦公室，與雅各和另一位同學進行遊戲治療。雅各很喜歡在安靜的環境中，有一套玩具和一個同儕一塊玩。當他學會持續至少好幾分鐘的對話後，我開始帶著他在學校遊戲場中遊戲和互動。

　　我要求雅各玩「跟著隊長」的遊戲，像同儕一樣跟隊長保持距離，但是他卻加速奔跑，把同儕拋在後面。他的速度快到好像足不沾地似的。夏日微風把沙坑的沙吹起來，像個旋兒往上飄。他看著沙子在空中轉向、掉在溜滑梯上、順著滑梯邊緣滾落土裡，然後咯咯笑著轉向我，抬起頭，用靈活的眼神看著我說，「妳有沒有看到沙子在風裡面旋轉？真是太棒了！」他跑開，大笑，手舉到頭上鼓起掌來。然後他突然停步，彎下身去撿起一片樹葉和一根樹枝。

　　他把樹葉和樹枝帶給戴安老師，說，「戴安，這個給妳！假裝這是太空船，我們要一起去太空旅行。妳看！」

　　自閉症兒童知道，當他們需要協助時，只有成人會給他們言語上的支持，所以通常會試著吸引成人，而不是同儕的注意力。雅各沿著遊戲場邊嗚嗚叫著跑著，幾乎沒注意到他的同學們正在梯子上爬上爬下，尖叫著溜滑梯。

　　有個同儕跑近他說：「雅各，跟我來，我們來撿石頭！」但是，雅各沒有理他，而是繼續走，舉著自己的太空船，一圈一圈獨自跑著。每隔幾分鐘他就會找個大人，跟他說自己在做什麼，希望聽到大人的讚美。

　　雅各的雙親抱怨，儘管附近有其他孩子，雅各卻偏偏黏著他們。帶他到公園裡，他會唸唸有詞，在遊戲區邊快步走，然後拖著父母的手。我向這對父母解釋說他會學到怎麼和同儕互動。雅各有和成人建立關係的能力，他只是得把這個能力轉換成和同儕相處的技巧。我們都知道雅各是個很聰明的小朋友，有相當於十二歲兒童的閱讀理解能力，可以把《時代》雜誌的內容解釋給別人聽。雅各的父母對他的閱讀能力以及理解成人世界的能力，都覺得很訝異，同時也很擔心他不能和同年紀的友伴建立關係與互

動式的對話。

我請雅各的父母一同加入雅各的說話課，好指導他們如何鼓勵雅各和同儕之間的語言互動。說話課的地點在他們家附近的遊戲場，同時我每星期也都花兩個鐘頭在學校遊戲場陪雅各。

治療師與孩子的關係，以及家人、孩子和治療師之間的關係，決定了是不是能成功地帶孩子到戶外，在互動中學說話。下個治療策略說明，在這樣的緊密關係中，如何在戶外促進孩子的語言發展。

┃策略 38┃ 指導患童的父母、老師、助理與患童一起跑，跟著他的節奏移動，並在環境中指出各種行動

雅各跑過來戳戳我的腿，問：「妳要玩遊戲嗎？」

我笑著說：「當然囉，要玩什麼？」

他跑開，沿著那個圍著深色海綿的鞦韆架繞圈圈，跟平常習慣的方式一樣。其他的小朋友一邊高高地盪著鞦韆，一邊大笑，而雅各視若無睹。我陪著他跑了一會兒，跟上他的步伐，他轉過來看著我笑了。

我對他說：「雅各，你看那裡！那些小朋友盪鞦韆盪得好高喔！看！」雅各還是一直跑！他好像在外太空，跳過小石頭，跳過鞦韆區邊緣方形石頭間的裂縫。我又試了一次，這次跑到他身邊，拍拍他的肩膀，試著讓他跑慢一點。他抬頭看著我。

我問他：「雅各，我們跟那些小朋友一起盪鞦韆吧！看那裡！」

我指著盪鞦韆的人，他看看我，搖頭表示不要。

　　我專心與雅各溝通，想辦法讓他跟其他小朋友盡量接近點。我突然跑近一具鞦韆，跳上去開始玩，然後叫雅各：「哇！我在盪鞦韆耶！你看我！」雅各停下來咯咯笑著，盯著我看了一下，然後繼續原本的跑步。

　　我離開鞦韆，又跟上他。「雅各，麥可來了，他可能想要玩遊戲喔！」沒有回應。麥可停下來看我，我走到他身旁，彎下身來幫他把沙子堆成一座山。

　　我問道：「麥可，你要不要幫我帶雅各一起玩？」

　　他說：「好。」

　　他對雅各大喊：「雅各過來，我們一起撿石頭！」雅各沒有回答，只是繼續跑。

　　我拍拍麥可說：「跟我來！」麥可手裡拿著幾顆石頭，馬上跳起來跟著我。我們一起陪著雅各在遊戲場繞圈圈。

　　我跑到雅各前面說：「麥可在這裡，他想要你跟他一起撿石頭！你看！」

　　我提示麥可：「麥可，邀他撿石頭！」

　　麥可說：「雅各，我要一個很會撿石頭的高手，你要不要幫我？」雅各點點頭，然後繼續跑。他繞過鞦韆跑到滑梯區，把沙子踢得滿天飛，高聲大笑。麥可跟著他，想要抓住他。雅各回頭看看，跑得更快了。麥可放棄，哭了起來，我趕快到他身邊。

　　他說：「安，雅各不想跟我玩。」

　　我讓麥可坐在我膝蓋上，說：「他想，只是他不知道應該怎麼跟你玩。」

　　他的老師對我笑笑，說：「他這麼可愛，又好會說話，為什麼拒絕跟其他孩子玩呢？」

　　「對亞斯伯格症的孩子來說，要和同儕建立關係很困難。他

們沒辦法理解細微的線索，像是臉部表情、說話語調、手勢等等；他們也沒辦法處理同儕話裡所有的訊息。他們應對的方法是跑掉，或者卡在某些規則裡面。這就是他們不停下來說話的原因：他們不知道怎麼辦。」我解釋著。

回到教室以後，我坐在圓形地墊上，雅各跑過來。我看到他的笑容。他一邊笑，我們的眼神彼此接觸了。他環抱著自己細細的雙臂，把頭靠到我的手臂上。

他說：「安來了！今天安來了！」

我拍拍他的背說：「對，我來了！」

他突然把我推開，在地板上轉圈圈說：「妳要玩嗎？」他轉過來看著我，我回他一個笑容。

幫助雅各離開成人和治療師，並成為能與同儕建立關係的獨立兒童，對家長和專業人員來說是個冗長而乏味的過程。這個轉變不是魔術，過程中治療師必須持續陪著孩子跑步、談論各種活動、跟其他孩子說話，並在遊戲中及時加入孩子的互動。家長與輔導人員起初要跟著治療師做，然後要間歇地取代治療師，練習加入孩子的活動與近距離觀察遊戲互動的方法。如果孩子在遊戲中自動對同儕說話，並且持續和同儕互動超過十分鐘，這時他就已經準備好接受治療師有時從遊戲中消失。大約兩個月後，治療師可以「消失」，或退到遊戲場的背景，只在孩子需要幫忙跟人溝通的時候才介入。同時，孩子的老師、輔導人員等必須讓孩子自己學習，體驗社交溝通的成功，當然有時候還是會失敗。此時，孩子就進入第四階段。

若是治療師在自然背景下每星期至少和孩子碰面兩個鐘頭，而且在這段期間同時指導家長與輔導人員，則一般需要花上兩年時間，才能教會孩子減少對物件的固著程度，並在戶外與其他孩

子一起遊戲。

　　自閉症孩子不只對物件的形狀有興趣，也對圖像的視覺倒影非常著迷，甚至會對物體的物理特徵專注到忽略了遊戲主題。但是，治療師若能在遊戲中教孩子把這種興趣重新導向，就可以讓孩子的語言更豐富，也能協助他用抽象的方式思考，並且和社群建立關係；賈斯汀對冰雕的高度興趣就是個例子。

▌策略 39 ▌ 在觀看一個藝術事件或使用美術素材時，透過描述感覺、聲音以及自然情境的影像來加入患童正在經驗的感受；鼓勵其他同儕也參與這個對話

　　當自閉症孩子注意到環境中的景象，比如冰上的光影、落葉的繽紛色彩、如鏡的池塘水面上一長串波紋，或聽到冰刃的聲音、風拂過樹葉的聲音、池水拍打著岸邊的聲音，就會有種感受驅使他們伸出手、跟家人說話，甚至開心地哭出來。就在這個時刻，治療師若能指出這些感受、加入孩子的世界，孩子就能把影像與聲音和情緒與語言連結起來。創造這些經驗最好的方法，是帶著自閉症孩子參與藝術活動（例如：音樂、表演藝術或雕刻）。透過觀賞藝術作品，孩子能在互動式對話中，表達眼前的藝術表演所帶給他的情緒感受。治療師和孩子於是有了可以討論共同經驗的安全空間。當孩子被某個視覺經驗深深吸引時，他也可以體會親近別人的感受。

　　賈斯汀是個五歲的亞斯伯格症孩子，他和同學們一起在操場上，看著冰雕師艾瑞克把一塊 300 磅的大冰磚雕刻成大北極熊。冰雕師手裡拿著鑿子和電鋸，一面走向巨大的冰磚，一面跟全班

說話。賈斯汀坐在同學身旁，雙腳交叉，一動也不動。我坐在他和一位同學之間的瀝青操場地上。

這是個暴風雪後的下午，陽光溫暖地灑在幼稚園的操場上。孩子們穿著大衣和手套，坐在瀝青地上。天空飄著之前暴風留下來的粉色和灰色雲彩。新英格蘭州的早春氣候瞬息萬變，氣溫大約攝氏零下 3.8 度，隨時可能下雪或飄冷雨。今天，學校屋頂的冰融化了，滴滴答答地落在校舍周圍的小水溝裡。白色和紫色的番紅花從潮溼的花壇上探出頭。冰塊和街邊雪堆反射的陽光映出了校舍的樣子。

艾瑞克的黑色雪褲被融化的冰和手上滴下的水弄溼了。他慢慢地移動工具，右手先用一把小而尖的鑿子在冰上做記號，一路沿著冰磚往下標出要雕成北極熊長腿的地方。接下來，他用左手拿起電鋸。賈斯汀轉過來對我露齒而笑。

「他要切下去嗎？」

「對，看好，我猜會變成很大的東西喔！」

「會變成一隻大熊嗎？」

「嗯，應該是。」

「我希望鋸子不會太吵！」

「有可能會很吵喔。」

「我可以問他嗎？」

「當然可以。」

「艾瑞克，鋸子會不會很吵？」

「不會，鋸子很安靜。」艾瑞克微笑著說。

我對賈斯汀笑笑，拍拍他的肩膀以示讚許，不只是因為他開口問問題，還因為他有想到可能會很吵這件事。

艾瑞克打開電鋸開關；他開始雕刻熊頭的時候，我們都聽見

一陣低沉的嗡嗡聲。電鋸一切下，冰屑就飛了出來。他很快地往熊掌雕下去，幾分鐘後我們就看到大約 5 呎高的北極熊雛形。

我看著賈斯汀，他一邊觀察北極熊的形體，一邊前後搖著頭。

「怎麼了？」我靠近他，問道。

「噢，你看那個顏色。太陽照過北極熊的頭。看到沒？哇！這是稜鏡。有彩虹！哇！看到光嗎？」他輕聲說。

我側過頭，他對我笑，挪了挪座位，示意我坐到他的位子。他知道，如果要看到北極熊鼻子上反射的陽光，得要坐在正確的方位。我看著透過北極熊頭部閃耀的影像，七彩顏色讓我感動落淚。我對賈斯汀微笑，而賈斯汀看著我，臉上的表情認真而關心。我笑笑，挪了挪位子。他拉了一個同學坐到這個特別的座位，指著北極熊的頭。

「看北極熊的頭！看那些顏色！」

「哇！賈斯汀！好漂亮！」

同學一個接著一個坐到這個特別位子，來看穿過冰塊、反射到黑色操場的色彩。

我問：「賈斯汀，你在跟朋友分享色彩呢！」

「嗯，」他說：「他們也跟我一樣看到那些色彩！」

賈斯汀轉向另一側的同學，微笑並跟他們擊掌。

突然，艾瑞克把冰磚轉了個身，現在北極熊面對我們了。我們可以看到鑿子雕出來的許多小圓柱，是北極熊的毛。孩子們靜靜坐著、看著、聽著。陽光灑在冰塊上照亮了孩子們的臉龐，而雕刻家低沉而柔和的嗓子、電鋸切過冰塊的嗡嗡聲、還有鑿子快速敲在冰塊上的聲音，有種魔幻般的感覺。

我問：「艾瑞克，你有沒有雕刻過其他動物？」

「當然有，上百隻呢。我已經雕刻了二十年囉！」他解釋道：

「大聲隨便喊出哪個動物，我打賭我都雕過。」

孩子們一個一個喊出動物名稱，艾瑞克點點頭表示都雕刻過。幾分鐘後，他大笑說，「就這樣吧，很多動物囉。」

賈斯汀大叫：「你有沒有雕刻過單軌鐵路或蒸汽引擎？」

艾瑞克大聲回答：「有！我雕刻過很多火車。」

賈斯汀常常會一直自言自語說他最感興趣的火車和飛機，這是亞斯伯格症孩子的特色。因為他一直講火車、車號、飛機模型的事，而且停不下來，所以朋友常常不理他。但以今天來說，他完全投入在冰雕和雕刻北極熊裡。雖然他很著迷於人行道上的反光和色彩，但他也在聽雕刻師說話，和同伴一起參與整個過程。這個孩子發現這個活動和自己心靈中的視覺世界是相通的，於是他的語言也變得切題且主動。觀察藝術家、問問題、對同伴發表意見，這整個過程讓他集中在切題且聚焦的語言內容。而現在他就沒有一直重複火車這類不相干的自言自語。

我說：「賈斯汀，你可以問他問題。」

他舉手問道：「你怎麼知道要先雕刻什麼？」

艾瑞克笑著，把鑿子放到另一隻手掌心，說：「賈斯汀，你只要把不想要的部分切掉就好了。這樣就可以了。」

「可是，你怎麼知道呢？」

「就在你的腦子裡啊。」

「我的腦子裡有一大堆東西，像火車。我可以雕刻那些嗎？」

「或許你可以雕刻火車喔。」

「哇！那我要雕整個湯瑪士小火車。」賈斯汀笑著說，伸頭從另一個角度看北極熊。

有冰雕北極熊這類具體物品的時候，治療師可以談談物品的感受，並鼓勵孩子摸摸這個藝術品感覺一下。把玩藝術作品和材

料，可以讓孩子有更多話題好談。

熊雕好以後，孩子們可以走上前跟艾瑞克聊聊，也可以摸摸這隻熊。賈斯汀排在第一個，他努力伸長手去摸北極熊的鼻子，用一根指頭點了點。他的手指滑過北極熊的臉、滑下熊頸，看著手在熊腿腳掌的線條上移動。

他看著馬克跟他一樣這麼做。

馬克說：「我覺得我好像在北極熊裡面。」

賈斯汀說：「對，我也是。你看它的眼睛！」

馬克點點頭說：「對呀，看起來是藍色的呢！」

賈斯汀說：「我想是藍的！」

馬克說：「我希望可以碰碰它的耳朵！」

我把他們倆依次舉高，摸摸熊耳。

兩個孩子在熊的身前轉向彼此，擁抱著咯咯笑。

賈斯汀說：「真酷。」

馬克說：「對，真酷。」在相互注意協調能力的過程中，兩個小男生之間產生了友誼。

馬克對賈斯汀伸出手，說：「來吧！在熊融化弄溼我們之前，一起去操場玩！」[3]

賈斯汀牽著馬克的手，跟著他去了。

▎策略 40 ▎運用由患童導引的對話來建立信任，方式是透過保持平靜、專心，聆聽患童的情緒狀態，以及提示一些確認患童感受的語言

自閉症患童，特別是亞斯伯格症孩子，需要不斷被強調他們身為「人」的價值。這些高功能的孩子很清楚他們如何影響別人、

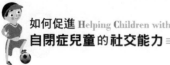

別人怎麼看待他們，以及許多他們跟別人不一樣的地方。他們常常看不到自己的天賦：精準的視力、對人的敏銳度、超強的長期記憶力，以及引人注目的藝術天分。在社交互動中，這些孩子可能沒辦法立刻了解另一個孩子的觀感，但他們很敏感，一發現自己對同儕說了不該說的話，常常會哭出來。與其他人建立社交連結對他們來說最為困難，他們想加入學校的社交團體，但也想獨自一人做自己有興趣的事。

七歲大的艾兒喜跟賈斯汀一樣，對色彩、藝術作品以及環境中視覺影像的形狀和型態非常著迷。她有亞斯伯格症，目前在麻州西部一間為自閉症與情緒困擾兒童所設的特殊學校就讀。

當我開上艾兒喜學校泥濘的車道時，我看到一棟長長的白色建築，巨大的矩形窗戶正好面對著灰石鋪成的走道。

我停好車，走到一扇龐大的白色大門，推開，走向白色建築。我是來看看艾兒喜這個有嚴重學習障礙和自閉症的孩子；一個瘦瘦高高的女孩出現在門廊上，說：「我是艾兒喜。」我看著這個小女生。

「我想要自殺。我很笨。」她說道。她舉步走在學校走廊上，用拳頭打自己的前額。她的老師點頭示意我跟著她。我走在她身邊。她一邊打額頭一邊對自己唱歌。

她像是吟唱般地說著：「我不值得活下去。我是個蠢笨透頂的人。」

「我很高興妳來了。」我輕身說。她止步，看看我四周。

當她又開始往前走，我看著她緩慢邁著大步，注意到她垂在身體兩側的手臂，沒有正常的擺動。她的臉部表情很緊繃，盯著自己的腳。

我心裡想著，死於自殺的孩子比死於癌症、心臟病或其他疾

病的還多。實際上，根據美國國家精神衛生研究院（NIMH）2004年的統計，自殺是十到十四歲孩子的第三大死因（每十萬人中有1.3人）。

我知道我沒辦法拯救世界上所有的孩子，但可以試著幫助艾兒喜。我必須面對可能失敗的事實。我們找到她的置物櫃，剛好就在教室旁邊。她打開櫃子，說：「我想自殺。我很笨。」我聽著。

我說：「艾兒喜，妳現在要自殺嗎？」

「不，還沒有。」她說。她沒有笑容，不過也沒有把我推開。

艾兒喜和我走進她的教室，拿午餐盒。當我要治療想自殺的孩子時，我會保持安靜、觀察她的行為。只要她當下沒有表達對自殺的渴望，也沒有說她要如何自殺，我就會繼續治療，並盡可能地提供支持。如果她說出自殺想法的細節，還要馬上執行她的自殺計畫，我就會把她送到兒童醫院，接受精神科專家的緊急醫療。目前為止，我待在離她很近的地方，也不期待我們之間會有任何互動或眼神接觸。我跟著她走到課桌旁，不打算向授課老師自我介紹。我看著艾兒喜。

她抱怨：「噢，媽媽大概沒有幫我帶雞肉麵湯，她大概給我帶雞肉秋葵濃湯，我討厭雞肉秋葵濃湯！」她抓起午餐盒，坐下。艾兒喜拉出保溫瓶，把手放在瓶子頂端，小心翼翼地旋轉，好像瓶子會爆炸一樣。她把蓋子旋開拋在地上。她皺著眉頭，看著蓋子鏗鏗鏘鏘碰撞到金屬的椅腳。她往保溫瓶裡面一看，尖叫：「是雞肉秋葵濃湯！」

我說：「艾兒喜，我們來找找看還有沒有別的可以吃。妳有個柳丁，可以吃柳丁。」

她不叫了，拿出柳丁，開始剝皮。她花了十分鐘剝出一瓣——

抓出一瓣，盯著看。她拉掉一條纖維，旋轉這瓣柳丁，從每個角度觀察，然後沿著邊緣開始吃。柳丁汁噴到她臉上的時候，她跳了起來，橫過教室，把剩下的午餐丟掉。保溫瓶蓋子還掉在桌子底下。我什麼都沒說，不過知道她看到了蓋子。我看著她，期望她把蓋子撿起來。她沒有撿，而是坐在桌前，用拳頭使勁敲打前額。

我問：「艾兒喜，妳在做什麼呢？」她停下來。

「我在敲頭。」她說。

「為什麼？」我問。

「因為我討厭自己，因為我拿到雞肉秋葵濃湯！」她哭叫著。

「妳有沒有跟媽媽說妳只喜歡吃雞肉麵？」我問。

「有啊，可是她希望我喜歡吃雞肉秋葵濃湯！我就是不喜歡！」她回答。

「艾兒喜，表達意見沒有關係，不喜歡雞肉秋葵濃湯也沒有關係。」我用冷靜的聲音說著，在她身旁坐下。

「謝謝。」她說，仍然坐在我身旁。

▌策略 41 ▌當患童表達生氣和失望時，要聆聽、等待，並以平和、中立的聲音回應，同時提供一些具體的解決方法，而這些解決方法不只能確認患童的感覺，亦可將其注意力轉到下一件要做的事情上面

我耐心地坐著，等著。她終於拾起保溫瓶蓋，旋緊。她把午餐盒收到桌面下，拿出拼字本。我看著她花了五分鐘寫一個字母「1」。艾兒喜有閱讀困難，缺乏畫出字母或字形的能力，也可能

有些感覺器官的缺陷，要利用壓力、調節力道對她來說有些困難。她咬緊牙，用力捏緊鉛筆，弄得大拇指和食指都泛白了。她寫字的時候紙張凹了下去，在鉛筆的壓力下撕破了，她沒注意到。

我問：「艾兒喜，妳有沒有用過這個？」我拿出一個橡膠軟墊，套在鉛筆上當作握筆的緩衝。

她說：「那是小貝比用的。」

「好吧。」我說。

她轉過來對我說：「妳很討厭。」我什麼也沒說。

艾兒喜開始表達她的想法與情緒，不再把怒氣對內發洩在自己身上。

▌策略 42 ▌ 建議一些具體的肢體活動，這些活動不但要能鼓勵眼神接觸和輪流，也要包括患童能夠輕易做到的一個簡單技巧

接連兩個月，我每週兩次花兩個鐘頭治療艾兒喜，也為她的學校老師提供諮詢。治療的第二個月，我讓艾兒喜進行一項語言和肢體活動，裡頭包含了一樣具體的物品：她很輕易就抓得住的海綿球，叫「歌蒂」。治療剛開始，我們就把海綿球前前後後推來推去，她一邊滾球一邊抬頭看著我。

她發表了她的評論：「這個很好抓！」我點頭贊成。她第一次對我笑。我也「清理視野」，也就是說確定遊戲素材很有組織，幾乎沒有凌亂的地方。艾兒喜的語言和學習障礙再加上嚴重的情緒困擾，使她很容易因為混亂的景象而分心。

我藉著問問題來增加她的表達性語言能力，這些問題的答案比較複雜，不只是「是」、「否」，或簡短的字句。問題比具體

物件稍微抽象了點，但也不需要了解比喻或含糊語詞才能回答。我不會問：「妳想妳離開學校以後會做什麼？」或是「妳覺得上學怎麼樣？」

反之，我問：「艾兒喜，妳上個週末做什麼事？」

她說：「不知道，我想不起來。」

當她回答「我想不起來」的時候，我說了兩件她可能做過的事。

「嗯，妳是在家跟姐姐玩，還是去遊戲場玩？」我問。

如果艾兒喜選了兩者之一，我就能幫她用適當的語法和字彙組織她的答案。

她可能會回答：「噢，我在家。」

我問：「妳在家做了什麼？」

艾兒喜回答：「我不知道。」

我回應：「那，妳早上醒來第一件事做什麼？」

她笑著回答：「喔，我吃早餐，然後我們玩撲克牌。」

我繼續詢問艾兒喜，直到她給我一系列的活動內容。自閉症孩子常常很難把想法排序，很難用語言表達邏輯先後次序，很多自閉症孩子都跟艾兒喜一樣有語言和學習障礙。接著我要她重新敘述這個程序，讓她在這個重述的課題中選擇自己的用字，在「與姐姐相處的一天」這個主題中，自然地有更豐富的思考內容。

另外，在她煩躁、無法專心的時候，我會更換活動。在朝我的玩具箱走去時，我發現如果我走得離她太近，她就會往後跳、眨眼、對我皺眉頭。如果我把手移近她的手臂，她會迅速把手抽走。如果我動作太快，她會跳起來走開。

我說：「艾兒喜，妳今天過得不太好嗎？」

「對。我很煩。什麼事都沒辦法專心！我很挫折。」她解釋。

我有個塑膠盒，裡面裝滿了艾兒喜喜歡把玩的感官教具，包括壓了會叫的球、玩具法國號、發條玩具等等。這些東西會幫助她專心、放鬆、解除壓力。吹吹哨子或瑜伽的腹式呼吸也會讓她變得很平靜。我們就休息一會，下次再問問題。

建立信任的額外策略

策略 43：當患童對自己生氣時，建議一些不太費勁就可以完成的活動，留在患童的身旁並且保持安靜，好讓患童能夠表達她的感覺。

策略 44：引進一些需要相互性的簡單、具體遊戲，並且在近距離提供語言和對話的機會。

策略 45：當患童哭泣時，待在附近，保持耐心、敏銳、平靜和專注。

│策略 43│ 當患童對自己生氣時，建議一些不太費勁就可以完成的活動，留在患童的身旁並且保持安靜，好讓患童能夠表達她的感覺

在頭幾次的單元中，我用緩慢而穩定的步調接近艾兒喜，慢慢地陪著她大步走路。她動我就動，她先說話後，我才會用中性的語調說話。我的回答通常是一句解釋或提議，提議的也只是我知道她做得到的事。大多數時間我都不說話，這種沉默讓艾兒喜開始看我。更頻繁地注視我是另一個治療目標。當孩子看著同儕，就是無聲地表示「我喜歡你，我想玩遊戲」。最開始的技巧是眼

神接觸，跟一個人有眼神接觸、又靠得近，就是跟她建立友誼的
起點。每次與艾兒喜的治療中，我的目標就是讓她的眼神更常轉
到我身上，並且幫助她待在談話可及的距離內，這樣我們才能夠
溝通。

▌策略 44 ▌ 引進一些需要相互性的簡單、具體遊戲，並且在近距離提供語言和對話的機會

　　第四次單元中，我用粗呢袋子帶來一組老遊戲，叫做「小心
冰塊！」。這個遊戲有個藍色塑膠框，以及大約二十五個小小的
塑膠方形白色「冰塊」，遊戲的目的是不要讓熊從冰塊上掉下來。
我們把小方塊「冰塊」放在框框裡讓它盛接住小熊，然後輪流，
每次把一個冰塊輕輕敲下來，一直到熊掉出框框為止。玩家要一
直輕敲冰塊，直到小熊掉下來，誰敲到的冰塊讓熊掉下來誰就輸
了。我把遊戲拿出來，擺在小學裡我們常待的治療地點：多功能
遊戲室的地板上。艾兒喜說，「喔！我知道這個遊戲。來玩吧！」

　　艾兒喜的眼睛閃閃發光，她咧嘴而笑，說：「我會贏！」她
伸出手，穩穩拿著遊戲零件，裝了起來。她對我笑笑，第一次抬
起頭來看。我問：「想先來嗎？」

　　「不要，妳可以先來。」她說。

　　我們玩了五次，每次她都贏。我沒有放水，她就是贏了。

　　她平靜而開心地說：「我喜歡把冰塊碰倒，每顆冰塊掉下去
我都很喜歡。感覺很好！」她咯咯笑著。

　　我也跟她一起笑。我要找的是簡單的遊戲或任務，可以讓孩
子在每次治療開始時得到成就感。和治療師進行具體活動的過程
中，必須讓孩子感覺到自己緩慢而穩定地邁向成功。孩子生氣尖

叫的時候，我從不大吼大叫或提高音量，而是計算有多少空間可以用來接近孩子。隨著治療進展，我逐漸接近艾兒喜。兩個月後，艾兒喜可以和我並肩站著，不再大聲罵人、用東西把我推走，或是把我趕到房間另一頭去。我的存在開始讓她放心。這個時候，我增加了對目前活動的評論。如果她投籃投中了，我會說：「好球！」或「哇！好棒！」或「艾兒喜，做得好！」如果沒投中，我會說：「不錯喔！」和一個老覺得自己失敗的孩子建立信任關係，需要分成很多個步驟。

▌策略 45 ▌ 當患童哭泣時，待在附近，保持耐心、敏銳、平靜和專注

　　整整有一年，每次開始治療我都和艾兒喜玩「小心冰塊！」的遊戲。看著艾兒喜敲下冰塊的時候，我可以評估當次治療要如何進行。有時候她會用小塑膠槌子猛敲冰塊，有時候只是輕敲那些小方塊。治療的第三個月，艾兒喜推倒所有冰塊，然後哭了起來。我知道這次治療的主題，大概就是用字彙表達失望與傷心的想法。我的目標是找到她哭泣的原因，並協助她表達她的感受。這可能會耗上幾次治療、幾個月、甚至一整年，我也不確定。

　　艾兒喜不想玩第二回合，她砰地跌坐，又哭了起來。她揉著眼睛啜泣。我不問她為什麼哭，而是遞給她一盒紙巾，她用掉了半盒。隔天她來治療的時候又哭了。這次治療要結束前她告訴我，她的小狗海蒂被車子撞倒，現在在醫院裡。我們談了有人要死掉的時候，感覺有多難過。

　　她說：「如果海蒂死掉，我也會自殺。」

　　我說：「說不定海蒂不會死。」

她笑笑，含著淚水抬頭看我，說：「安，沒有海蒂我活不下去。」

　　「我知道。」我也含著淚水說道。剩下的治療時間我們就坐在硬木地板上，凝視著彼此。那時候，我們並不知道兩個星期後，海蒂會在艾兒喜的懷中死去。

　　幾週過去了，艾兒喜一想起她有多喜歡帶海蒂去雪地玩、拋網球給海蒂，就哭了。她開始回憶美好的時光，眼淚也是喜悅多於悲傷。艾兒喜也描述著，有一次海蒂吃光了她烤的生日蛋糕，連蠟燭也吞了。

　　抽噎聲中，她想起，「對了！牠把整個蛋糕都吃掉了，鼻子上面沾到巧克力，還不道歉！」

　　我看到她用疼愛的語氣談著小狗時，淚中有笑。

　　「我好氣牠喔！可是我又好愛牠！」她靜靜地坐著，臉上有著憂傷。

　　她的悲慟過程繼續著，但顯然有能力用語言來表達喜悅、悲傷與憤怒。她很滿意自己能用字彙來表達內在的情緒。

　　接下來幾個月，艾兒喜和我不只談論海蒂，還討論她對同學的憤怒。她說：「有時候我就是想要打壞整間教室，我想要揍每個小朋友，我就是想要死掉。」

　　「我知道妳一定對很多事很生氣很生氣。」我說。一週又一週過去了，艾兒喜確定我知道她有多憤怒，多困惑為什麼自己既想成為同儕團體的一分子，同時又希望獨自遠離一切。我問她：「艾兒喜，我想知道妳為什麼生氣。」

　　「我生氣是因為我記不住東西，我什麼都會忘掉！我討厭自己！」她回答。雖然她對失去小狗的憤怒比對忘記事情更強烈，她仍然很生氣自己有時候會忘記在學校最需要的某些資訊。另一

次治療，她承認自己很氣小狗死掉，害她現在沒有玩伴。

在遊戲當中敘述行動

本章的額外策略

策略 46：選擇高度有趣的活動，這些活動不只針對學習困難——例如語彙提取困難和記憶力缺乏——亦針對患童的感官需求。

策略 47：在患童與他人的互動中聆聽他的感覺，並且注意一些可能在語言上會使患童感到困惑的模稜兩可詞彙或比喻式的語言。

策略 48：在治療中將焦點從直接向患童要求回應轉移到「敘述」患童、同儕及物件的行動與感覺，以激發患童表達自發性的想法並注意到共享事件中正在發生的事。

策略 49：觀察社交互動中的患童，而且只在有需要時才介入，方式是當患童與同儕互動時，提供含有對患童表示支持的語言腳本。

策略 46 ┃ 選擇高度有趣的活動，這些活動不只針對學習困難——例如語彙提取困難和記憶力缺乏——亦針對患童的感官需求

「好，我們來看看怎麼把事情記牢一點。」我說。她不太懂，手臂交叉站著。

「噢！沒辦法啦！那太笨了！我的腦袋有問題！」她大叫道。

「嗯，還是可以試試看啊。」我說。我開始使用 Nancy Bell 的書《視覺化與口語化》（*Visualizing and Verbalizing*; Bell, 1991）以及《就在舌尖上了》（*It's on the Tip of my Tongue*; German, 2001）。漸漸地，艾兒喜學會把她記不起來的東西視覺化，並且功能性地描述它，這樣可以讓她從記憶中提取這個字。艾兒喜的語言障礙有一部分是她知道自己腦袋裡有這個字，但是在對話中無法馬上用這個字表達和回應，所以讓她很痛苦。她清楚與人互動時若是不回應，會傷害她與別人互動的感受，所以這個動作對艾兒喜來說，儘管很困難又需要高度專注力，仍然是她極渴望改善的目標。課堂上當同學用很快的速度和她說話時，她必須聽同學說、思考自己的回應、並用正確的字詞表達自己的想法。若她嘗試一邊聽一邊組織思考，就會找不到要用的字詞。我先確定她有足夠的感官能力，可以緩和這個困難作業帶來的焦慮。她很期待玩「綠膠」，這是一種黏膠狀物質，常被職能治療師拿來安撫有感覺統合問題的孩子。當艾兒喜找到我袋子裡的黏膠，她笑了，把黏膠拉出來。她變得比較不煩躁，甚至可以說是安靜了。艾兒喜把玩著黏膠的時候，我們還可以好好談一談。

一開始，我用「韻律音節拆解法」（rhythm syllable-dividing; German, 2001）來教艾兒喜如何記名字。我先選個名字，像是「安東尼」，要她一邊跟我把字唸出來一邊點出音節。艾兒喜把字讀出來，並且點著「ㄢ-ㄉㄨㄥ-ㄋㄧ˘；ㄢ-ㄉㄨㄥ-ㄋㄧ˘ㄢ-ㄉㄨㄥ-ㄋㄧ˘」。她笑著說：「我不會忘記這個名字了。」我也用「視覺音節拆解法」（visual syllable-dividing）來協助記憶名詞。艾兒喜練習「鼓」這個字，她用一枝黑色筆把字分成兩個部分：「ㄍ／ㄨ˘」，練習三次以後，造句，然後重複說了這個句子三

次。艾兒喜不喜歡「同音聯想法」（same-sound cue），不過我們還是練習了一下。我說：「說看看『壘……球』這個詞，想一想裡面的每個字。」她說：「壘……球！」

我說：「壘這個字讓妳想到什麼？」

她說：「啊，我知道，壘的意思可以是壘球場的壘包，對不對？」

「對啦！」我說。

「好，那球呢？」我問她。

「嗯，球就是壘球比賽用的球。」她說。

「安，我腦子裡面可以看到壘球場，也可以聽到這個字的唸法了。」她又說。

「就是這樣，艾兒喜。妳懂了！」我說。我們用這些字造了三個句子。

艾兒喜說：「好了，我練習夠了！我們來打球吧！」我們往辦公室的籃球架投球，兩個人都笑得很高興 [4]。

艾兒喜跟許多有學習障礙與自閉症的孩子一樣，都在學習如何透過遊戲與人建立關係，以及如何表達情緒。此外，她還在學著用某些方法來改善字詞提取與記憶力的問題。她也跟我這個治療師建立聯繫，學習因此變成了自然舒服的過程，而不再只是坐在書桌前枯燥的訓練。

▌策略 47 ▌ 在患童與他人的互動中聆聽他的感覺，並且注意一些可能在語言上會使患童感到困惑的模稜兩可詞彙或比喻式的語言

莎拉是個五歲的小女孩，語言表達流暢，跟艾兒喜一樣，很

容易說出自己的想法。與艾兒喜不同的是，她一旦開始理解字詞的多重意義，就會改變自己的想法。莎拉會從例句中學習，弄錯了字的意思也不會責怪自己，而艾兒喜卻要花更多力氣了解字詞的不同意義，常常覺得自己很笨、罵自己記性不好。

有次單元中，莎拉一邊玩洋娃娃一邊說話。與莎拉的第一次單元中，我們努力理解語言、情緒、成語之間的關聯。她說她的娃娃在哭。我伸手拍拍娃娃，開始一段媽咪—寶寶的對話。莎拉推開我的手，把娃娃緊抱在胸前。我們透過娃娃的情緒來討論她的感覺。

莎拉說：「妳不可以拿走我的娃娃。」

「為什麼不可以？」

「因為她在哭。」

「哭也沒關係啊！」

「不可以，不行哭。」

「妳可以哭，我沒關係的。就算妳哭，我還是喜歡妳。」

「娃娃哭的話，我就不喜歡她了。」

「為什麼？」

「我不知道，我覺得很生氣。」

「妳覺得很生氣。」

「對。現在我覺得很生氣。」

「為什麼生氣呢？」

「因為我想要跟爸爸和哥哥去吉米的店吃披薩。」

「噢，我猜妳很生氣。」

「對。」

「對不起。」

「妳看起來很難過，不要哭。」

「為什麼不能哭？」

「因為語言老師沒有哭。老師和媽媽都不會哭。」

「有時候他們也會哭。」

「會嗎？」

「會。」

「我媽媽不會哭。」

「她一個人的時候也可能會哭。妳為什麼不問她看看？」

「我媽媽不會哭。只有小孩子才哭。」

「小孩子哭沒關係。」

「對。」

「如果媽媽哭了，她就不能抱我了。」

「就算妳媽媽哭了，她還是能抱妳。」

「我想也是。」

「對。」

「世界上的人都會哭嗎？」

「對。」

「他們很生氣嗎？」

「可能喔。哭的原因有很多。有些時候哭是因為覺得很高興。」

「真的嗎？很好笑耶。」

「真的。當妳高興到不知道怎麼辦的時候，就可以哭。妳可以哭，還會噴出眼淚喔！」

「噴了會變水災嗎？」

「不會，那只是一種說法。」

「好。」

「噴出淚水就是突然哭得很激烈。」

「妳是說他們停不下來。」

「對。」

「妳是說當妳真的很開心的時候會噴出眼淚？」

「對，還有很傷心的時候也會。」

「我溜冰第一次跳躍的時候，很高興，我好想噴出眼淚。」

莎拉開始理解從成語等語言意象中所捕捉到的抽象概念，也學習如何談論她的感受，並辨別他人的情緒。

「對，妳很開心，所以想哭。」

「對。可是我的小貓死掉的時候，我也很想、很想大哭。」

「哦，那很難過啊。」

「妳有養小貓嗎？」

「我知道有隻特別的小貓是什麼感覺。」

「嗯，對。我現在就覺得難過了。」[5]

我對莎拉點頭表示贊同，而她則從我的辦公室裡拿起一隻絨毛貓咪抱著。

孩子在遊戲治療中要有進步，使用語言表達情緒是不可或缺的。莎拉學到理解自己與他人的悲傷後，進入了治療的第四階段。

策略 48 │ 在治療中將焦點從直接向患童要求回應轉移到「敘述」患童、同儕及物件的行動與感覺，以激發患童表達自發性的想法並注意到共享事件中正在發生的事

迪傑是個三歲的自閉症孩子，很喜歡跟別人玩，但是在周圍的互動步調太快或者不夠明確的時候，就不知道如何用語言表達情緒與想法。他在幼稚園裡跟同學玩得很辛苦，常常因為沒辦法

在一團混亂的幼稚園遊戲中好好說話，所以推擠同學。迪傑跟艾兒喜不同，他的問題不在字詞提取方面，而是只注意細節，沒有看到整個事件。他會卡在物件的小細節裡，就像派翠克注意汽車和卡車的輪子一樣。他總是錯過重點，每當弄不懂周遭發生了什麼事或是同學在做什麼的時候，他就會覺得很挫折。一覺得挫折，他就會推撞其他小孩，希望更靠近事件發生點，或是吸引其他孩子的注意。因此他會被老師斥責，還被罰面壁思過。受罰時他就乖乖坐著，一個人玩得很開心，沒有了那些混亂他也很高興。迪傑不懂「面壁思過」是種處罰，面壁時，他應該好好想想自己哪裡不對，反省自己不應該推人。他反而喜歡坐在角落那只豆袋椅裡的寧靜。

　　第一天為迪傑做遊戲治療的早上，我們從「小蟲活動」開始。他的老師準備了一堆湯匙還有一個裝滿了泥巴的盒子，盒子裡有大約三百隻蟲子。迪傑和其他三個小朋友都拿著湯匙，坐在盒子旁邊。我跪在他們身邊，也拿了根湯匙，靠近迪傑和另一個孩子。迪傑看著我，笑起來。

　　「嘿，迪傑，你喜歡小蟲嗎？」

　　「才不，我會怕。」

　　「我也是耶！」

　　他咯咯笑著。我把湯匙伸進泥巴裡。

　　「噢，你看，我抓到蟲了。啊！掉下去了！啊！蟲從湯匙掉下去了！噢，我又抓到了！小心！唉呀！喔，小蟲躲到泥巴下面了。迪傑你找得到嗎？」

　　「我找得到！」

　　「好，我要這隻，這隻又大又會爬！啊！你看！這隻也掉進泥巴了！」

「我抓到了！安，妳看！是一隻真的蟲喔！看！」

「我看到了。把湯匙拿好。啊！」

「掉進泥巴了！」迪傑跳上跳下，對著同學揮舞湯匙，他很高興蟲子從湯匙掉下去，興奮地發現還有其他蟲可以撈。

「對，迪傑，牠掉進泥巴了！」

「對啊，看這隻蟲！我們抓這隻吧！」

迪傑很快撈起另一隻蟲，我從泥巴箱子和蟲子邊退開，觀察並聆聽。接下來的半個小時，在沒有引導的狀況下，他用完整的句子發表了一系列的意見。

他說：「哇！這隻是爸爸蟲，牠要去上班！」「這隻是媽媽蟲，牠要照顧蟲寶寶！你看！這隻蟲又大又肥，扭來扭去的。啊！牠掉進泥巴了。噢，牠把頭埋到泥巴裡面了！」[6]

迪傑參與了協同式活動，他很興奮地和同儕相處，也很興奮能談談自己在做的事。

要在遊戲中教導孩子相互注意協調能力，治療師就必須把治療焦點從提供孩子語言及手勢的提示以便讓他依樣畫葫蘆地回應，**轉移到敘述物件的行動**。治療師的**敘述**是在遊戲中促進語言的一種方式。

以迪傑的例子來說，我可以指著湯匙上的小蟲，要他學著說：「你看我的蟲。」他可能會有反應，可能會重複我的話。當他在與同儕的相互注意協調能力中感到很興奮、很開心的時候，迪傑會創造屬於自己的自然反應，這個反應也會因為他喜歡蟲子而有變化。有了更多發自內心的動力，迪傑就可以使用語言來表達想法。一旦他能自發地做到這點，就會繼續發展更多語言。他利用了我這個蟲子掉下湯匙的模式，但我逐漸退出，讓他能用自己內心的想法來體驗這個事件，也能試著聽聽其他孩子的語言模式。

　　連續六個月，每週兩次各兩小時在幼稚園教室的治療後，迪傑開始用簡單的句子（名詞片語與動詞片語）描述自己的活動，說他對當下發生的事有什麼感覺。

　　我第一次看到迪傑的時候，他在操場上，兩手緊緊抓著一片樹皮，眼神也緊盯著樹皮不肯挪開，顯示這樹皮是他世界裡唯一的東西。就算看著樹上色彩繽紛的葉子，但實際上他根本沒有注意到樹木、樹葉或是同學。現在他看到樹會盯著看，雙臂往上伸展。看到蓬鬆的白雲飄過或樹枝在風中搖曳，他會說：「啊！」他會指著整棵樹講話，而不只巴著一丁點樹皮卻不願與人分享。玩耍的時候，他可以自在地用語言向同儕表達自己的情緒，不再推擠同學以引起注意。迪傑能夠理解會話的整體內容，不再被同學的話、快速的遊戲步調弄得糊里糊塗。教室裡太嘈雜的時候，他仍然需要窩在豆袋椅裡讓感官休息一會兒，他也還是喜歡玩蟲子。治療接近尾聲時，他把一隻蟲折成兩半。我問他為什麼，他回答：「噢，現在牠有朋友了。」

▎策略 49 ▎ 觀察社交互動中的患童，而且只在有需要時才介入，方式是當患童與同儕互動時，提供含有對患童表示支持的語言腳本

　　傑米滿頭棕髮，一根根像小刺豎立在頭上。他的雙眼盯著地板，雙臂前後甩動，像個小拖拉機在走廊上橫衝直撞，幾乎不避開牆壁或其他同學。老師說他跟一般的五歲孩子不同，並不想跟人相處，反而在操場上奔跑、啃樹皮。他正在兒童醫院接受針對飲食疾患兒童的治療計畫。他雖然有與年齡相符的表達性語言能力，同時卻也有自閉症。

　　我走進幼稚園操場的時候，跟他的老師們打了招呼，也談了談當天的情形。他們告訴我，傑米一直對著某棵樹咆哮，拒絕跟其他人玩。

　　傑米的導師說：「噢，他真是奇怪！我沒辦法了解他。他有時候想要我抱抱他，可是下一分鐘他卻繞著溜滑梯跑步。他會嘗試跟著其他孩子，但是被潑冷水以後就停下來，抱著手臂很生氣地嘟嘴。他根本沒辦法跟其他孩子保持關係。其他孩子也都不理他。」

　　我在學校籬笆附近的大尤加利樹下看到傑米。光滑的樹葉散了滿地，於是我小心地穿過這片操場，朝傑米走去。他抱著樹，像狗兒一樣咆哮著：「嗷，我要吃掉你！」「嗷！」

　　我先不跟傑米說話，而是走近他，把肩膀靠在樹幹上，看著他一次又一次咆哮，好像要把樹吃掉。接著他拿了塊樹皮，塞進嘴裡吞下，吼著：「嗷！」他抬頭看著我說，「嘿，妳要玩嗎？」「嗯，我想玩，可是我不想吃樹皮！」

　　「噢，妳可以用假裝的。我是暴龍。」他小聲地說。「不要跟別人說。我要他們猜猜看！」

　　「傑米，你那麼大聲的咆哮可能會把朋友嚇走喔！」

　　「可是，我就是要他們嚇到。暴龍很可怕！」

　　「不過傑米，朋友要靠近你才能跟你玩。如果你像恐龍一樣讓他們害怕跑掉了，他們要怎麼跟你玩呢？」

　　「噢，他們跑掉才好。我不想要他們接近我，我要他們害怕。」

　　「不過，我的目標是要幫你在操場上交朋友。」

　　「噢，我不要朋友。我喜歡自己玩，可以做比較多的事。」

　　「嗯，說不定你可以有時候自己玩，有時候跟朋友玩。」

「我不知道怎麼跟朋友玩。我不會。」

「我教你。不太容易,不過你可以做到。」

「我覺得我沒辦法跟他們說話、跑步、我追不上他們。他們說話和跑步都很快。我要怎麼辦?我都慢慢的。」

「我們先從說話開始好了。你在操場上看到朋友的時候會說什麼?」

「噢,我就說嗨。」

「如果說『我可以做什麼』或者『你在做什麼,我也可以玩嗎』,你覺得怎麼樣?」

「那些小朋友會說不可以。」

「好,那你就再試試看,一直到找到一個小朋友說『好』為止。」

「噢,可是如果大家都說不行怎麼辦?」

「試試看嘛!」

「現在嗎?」

「當然囉!有何不可?」

「我不知道要說什麼啊!」

「這樣子呢:嘿,我可以玩這個嗎?」

「噢,好吧,我試一次。」

傑米和我沿著操場邊的樹走著,觀察其他小朋友。他看到一個孩子,說:「那個好了,找吉姆試試看。」

「好,現在去問他在做什麼。如果你跟他說話需要幫忙,我就在那裡等,好嗎?」

「好。我去。」

傑米走向吉姆,拍拍他的肩膀,退後一步對著吉姆甩著手臂。

我還是站在他附近不動。

「嘿，我可以玩嗎？」

「嗯，不行，我們人夠了。」

「好，我問別人。」

突然，有一顆大手球滾到這兩個孩子之間，他們倆都看著球朝腳邊滾來。傑米撿起球。

吉姆說：「我們來玩傳球！」傑米撈起球，吉姆往後退，伸長了手要接。傑米用力丟出球，吉姆接住了，笑得很高興。吉姆用力把球丟回來，傑米漏接了，球滾進操場，另外兩個男孩子追過去撿球。

「喔，不好！喔，不好！」傑米大叫。

「這裡，我會搶到，沒關係！」吉姆邊跑邊大喊。三個男生在球的上空撞在一起，都摔在地上，大笑。

傑米咯咯笑著：「我現在可以玩嗎？」

「可以。我們來玩足壘球！」

傑米的表情變得很嚴肅，他問：「你會教我怎麼踢嗎？」

「當然。」我說。

我在他旁邊，教他從手工壘包踢球。他先跑，很快就出局了。他低頭看著自己的腳。

吉姆說：「噢，傑米沒關係，我們都玩得很開心！管他誰贏！」

傑米回到休息椅，隊友拍拍他的背。

我花了超過兩年，每週兩次在幼稚園治療傑米兩個鐘頭。這段時間他學會和同儕建立關係，並成為班上的一分子。他交了一個也很喜歡恐龍的朋友，還邀這個朋友每個星期去他家玩。

他母親告訴我，現在他在家的食慾變好了，可能是因為他不再吃樹皮和沙子的關係。

學校操場的治療階段快結束的時候，有次他跟我一起坐在他最喜歡的樹旁。我說服他去自助餐廳買午餐，他買了三明治、薯片、蘋果，和巧克力牛奶。他想到外頭吃午餐，於是我在兩人中間架了把小雨傘，和他並肩坐著，聽雨滴打在靴子上的聲音。他一邊吃著三明治和薯片。

他聳了聳肩，問：「為什麼我媽媽一直叫我吃東西？」

「食物對你的健康比樹皮和沙子好！」

「可是，我喜歡假裝我是暴龍！妳說我假裝什麼都可以！」

「我是說可以，不過我不希望你真的吃樹，假裝吃就好了。」

「我在做實驗。恐龍到底怎麼受得了那種食物？」

「不知道，我沒吃過樹皮。」

「嗯，我不會再吃樹皮了。我比較喜歡足壘球。」[7]

當傑米接近第四階段，他學到了跟朋友玩比嚼樹皮有趣，也知道了在遊戲中用語言邀請別人玩、抗議，或是討論，都比在操場上獨自走來走去好得多。

將語言引進體育活動

本章最後幾個策略

策略 50：教導語言技能——片語、比喻式的語言、字彙提取、複述和排序——方式是透過在操場或公園裡的體育活動，並且利用稱為「地板籃圖」的視覺效果協助患童了解規則及抽象推理。

策略 51：在互動中為自閉兒示範音調與詞彙意思之間的關係，好讓他能經驗到他的音調如何影響語言的意思；首

先，在一個安靜的室內環境利用玩偶進行，接著在
戶外或遊戲場與一位同儕進行角色扮演。

策略 52：為患童示範音量大小與說話者距離之間的關係，好
讓患童能經驗在不同情況下聲音強度如何影響聽者
所聽到的內容。

策略 53：將玩具組的物件數量減至最少，並與二位同儕一起
規劃高度有趣、主題簡單、有具體行動的遊戲活動。

策略 54：利用如拋接軟橡皮球這類的具體活動來教導語言的
相互性以及確認患童的身體活動需求。

策略 55：協助患童與一位同儕在遊戲和分享玩具組中對有形
的一些物件進行協商。

策略 56：與患童及一位同儕一起創造並練習一種稱為「選項」
的社交腳本，此腳本以語言為基礎，內容為針對發
生在患童家中或學校裡的社交難題之解決方案。

策略 50 教導語言技能——片語、比喻式的語言、字彙提取、複述和排序——方式是透過在操場或公園裡的體育活動，並且利用稱為「地板籃圖」的視覺效果協助患童了解規則及抽象推理

　　自閉症孩子不太容易學會字詞隨著情境改變時其意義的變化。很多英文字的意思模糊不清，或有象徵涵義。此外，有許多字既是名詞又是動詞。舉例來說，孩子學到「桌子」指的是長得像桌子的東西，但是他可能會搞不清楚人家說「我們先把這事擱著」

也用同樣的字（譯註：英文中桌子和擱置是同一個字「table」）。

孩子在發展語言時，文字的意義也會變得豐富，舉例來說，小朋友說「祝你跌斷腿」（Go break a leg）的意思是「祝好運」；而大人說「讓我休息一下」（Give me a break）的意思是「現在別來煩我，什麼都不關我的事」。很多孩子，尤其是自閉症的孩子，需要人幫忙才能理解這類俚語。

艾迪是個八歲大的自閉症男孩，對他來說學期最後一天真是解脫了。他已經受夠了學校的壓力，還有自顧自遊戲的同學。下課時間他只想很快衝過操場，回教室自己玩。老師要求他利用社交技巧加入同學，但艾迪想要獨處，他不想跟同學說話，也根本不想玩棒球。

對大多數孩子而言，新英格蘭州的夏天代表著更長的白晝時間，當然還有更多好玩的事情可做。他們在溫暖的夏日微風中遊戲、感受著風從海灘帶來的淡淡鹹味、在南塔奇採藍莓、在水晶般的綠色池塘裡釣魚，還有在草地上打棒球。對艾迪來說，這些都很可怕，他總是想辦法避開開放空間裡所有不可預測的情境，尤其是像棒球之類的活動。

艾迪的老師和家長都認為，他應該和另一個有語言障礙的七歲孩子提姆一起參加星期六的語言／運動團體。這個改良過的運動團體，是為了給兩個有語言障礙的孩子提供有意義的架構，讓他們可以在安全和高度激勵的環境中學習語言。在這種安全的架構中，艾迪開始理解象徵性語言與俚語，還有棒球的抽象規則。

某個星期六，艾迪告訴提姆棒球規則，提姆問：「那如果我打破規則（break a rule）會怎麼樣？」

艾迪接著說：「打破？什麼？是像『跌斷腳』那樣嗎？」

我回答：「打者如果打破規則，就會被處罰。記得嗎？他沒

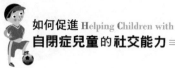

有真的打破什麼,而是違反規則。」

「好,我懂了,可是我朋友看我跑回教室的時候,對我大吼說『跌斷腳』。」艾迪解釋。

提姆笑了:「他不是真的要你跌斷腳啦!他的意思是祝你運氣好跑得快!」

「對,提姆說對了。『跌斷腳』這個片語是『俚語』的表達方式,真正的意義跟表面上不一樣,可以讓對話聽起來更自然。這個片語的意思是快一點。」我解釋。

提姆轉向艾迪,把手放在艾迪的手臂上,兩個都笑了。

艾迪說:「我爸叫我『跌斷腳』、祝我好運!」

提姆說:「對啊!運氣好可以趕快搞定!」

艾迪回答:「對啊!他為什麼不這樣講就好?」

艾迪和提姆前俯後仰,笑得不可開交,連棒球帽都滾落草地。

幾個星期六的語言/運動團體後,艾迪學到了遊戲的抽象概念,也就是所謂「規則」,學到了「封殺」和「觸殺」之間的差別,以及為什麼他應該要努力留在場上。我用了一張「平面圖」和幾個玩偶來示範這些規則,向兩個孩子澄清這些概念。

「我不懂。為什麼要留在場上?」我知道艾迪很挫敗,他悶哼,用手抹去眼淚。

我從口袋抽出一張小小的3×5吋白色卡片,在上面畫了個棒球場和壘包,有時候我會將一張8×10吋的海報厚紙板放在地上,我稱它為「平面圖」。艾迪轉過頭看我的圖,爬起來坐在滑梯上,傾過身看著卡片上的棒球場。

「嗯,為什麼沒有終點?」他指著球場說。

「艾迪,棒球賽算分不是看把球踢到哪裡,而是要跑過所有壘包,一壘、二壘、三壘,然後……」

艾迪脫口而出：「四壘？」

「對，不過第四個壘包叫做『本壘』。」我解釋。

「每次有人跑完所有壘包回到本壘，整隊就得到 1 分。這分是給全隊的。」我繼續說道。

「為什麼打到球沒有得分？」艾迪問。

「因為棒球比賽的得分要打中球，然後跑完全部壘包。」我解釋：「這是規則。」

「『規則』是什麼？」艾迪問。

「噢，我們有討論過這個喔，艾迪，再說一次『規則』是什麼呢？」我問。

「嗯，我忘了。」艾迪宣布，背挺直坐著，雙腳交叉，手抱胸。

「棒球規則很難，」我開始說。我坐在滑梯尾端，艾迪面對我，手裡拿著那張 3×5 吋的卡片。

「規則就像合約。所有成員都要知道，遵守規則很重要。」我說。

對自閉症孩子來說，規則提供了某種結構，讓棒球遊戲變成比較能預料的場域，而不只是一群兒童在操場上衝來衝去。當孩子學會規則之後，就可以依照規則建立可預測性。有時候規則有點抽象不夠明確，治療師就必須逐條解釋規則，並確定孩子了解這些規則在遊戲中如何運作。

「規則」的概念對艾迪這樣的孩子來說很難理解。體育活動有規則，國家或特定組織的運作有規則，朋友間相處也會在無形中建立規則。在這方面有困難的兒童需要花上好幾個星期，重複用實例來了解公平、團隊合作、贏與輸的概念。棒球場是個訓練這些概念的好地方，特別是跟好朋友一起玩棒球的時候。

「噢，好。規則就是你應該做的事，對嗎？」提姆問道。

艾迪回答：「對，你一定要做，不然就會出局。」

「嗯，你也有可能因為其他事情出局，像『封殺』或『觸殺』。」我說。

提姆問：「什麼是封殺？」

「下星期回到辦公室的時候，我們再來討論這個規則，好不好？」我說。

「好。」艾迪和提姆異口同聲地說。

「棒球的規則之一，是不可以兩個人同時站在一個壘包上。記住這個規則，然後我們再來討論封殺和觸殺。」我說。

我又拿出平面圖來解釋，跑者會因為有別人在壘上，所以被判封殺或觸殺。我花了好幾週在模擬比賽中教這些概念，等到比賽裡終於發生了封殺或觸殺，兩個孩子也就學會了這兩個規則。

艾迪說：「我出局了！我只能跑，沒有別的選擇！我出局了！」

艾迪不再像以前一樣，因為出局而倒在地上哭整個小時。他走向休息區長凳，說：「下次我要打全壘打！」[8]

艾迪漸漸有能力接受改變，讓別人贏得比賽並改變比賽，而且在遊戲需要談判的時候也有能力使用語言表達，不再咆哮哭鬧或中途退場，這些都顯示他在發展上逐漸進入第四階段。父母說他在學校的成績進步了，也願意在下課時間跟同學出去探險。他對課表更滿意，也更能適應課程的變動。他了解事情會改變，不可能預測得到生命裡的每一秒。

有天早上艾迪的媽媽送他到學校，離開前他開了個玩笑：「好，我今天會回家（coming home），我是說，我會跑第四壘！下課見！」（譯註：英語的本壘 home 和家同字）。

自閉症孩子與治療師建立信任關係後，就會學得幽默感，可以接受自己的錯誤。

┃策略 51┃ 在互動中為自閉兒示範音調與詞彙意思之間的關係，好讓他能經驗到他的音調如何影響語言的意思；首先，在一個安靜的室內環境利用玩偶進行，接著在戶外或遊戲場與一位同儕進行角色扮演

　　接受兩年的密集治療後，那個曾經假裝自己是太空船繞著遊樂器材跑的小男孩雅各，漸漸學會了和同學建立關係。現在他又回來訓練溝通中更隱微的語言暗示。媽媽說當他跟同學、大人說話的時候，不會注意音量和語調，他需要練習語言中的精細暗示：語調、音效及身體語言。

　　與在戶外運動場學習的艾迪不同，雅各必須在教室裡學些特定的語言概念，這個場合比較單純。他母親抱怨說，他在只離她幾吋遠的地方對她大吼，而在另一個房間的時候卻輕聲細語。我發現他聽同儕說話後，會用粗啞的聲音吼回去，感覺就像他對同學很生氣，又像是同學距離他好幾條街遠。他的同學都安安靜靜地玩；他則和同儕在小小的角落裡玩農場玩具。雅各要說話的時候，同儕就塞住耳朵。我在雅各身旁蹲下，跟他的眼睛同高，把他的身體轉向面對同儕。我示範了雅各和同儕的距離下，應該使用的正常音調和音量。

　　我說：「你想跟馬玩嗎？」

　　他立刻大吼，回答：「你想跟馬玩嗎？」

　　我把他拉離朋友，說：「雅各你看，距離太近了不可以大吼。

用小一點的正常聲音，友善的聲音。」

我讓他看一些圖片，上頭畫的是代表各種情緒的臉譜。他看看我的臉，再看看圖片。我指著其中一張「有點開心」的臉譜。

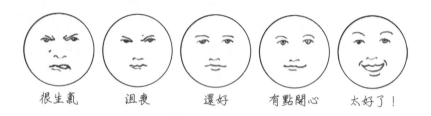

| 很生氣 | 沮喪 | 還好 | 有點開心 | 太好了！ |

他笑了：「好，用開心友善的聲音。」

我對他大叫：「嗨，雅各！」他取笑我。

「這是友善的聲音嗎？」我問。

他搗住耳朵說：「不是！」

我用很輕的聲音說：「嗨，雅各！」他又笑。

「這是友善的聲音嗎？」我問。

他說：「對。」

我問他：「我的聲音夠不夠大聲？」

他說：「不夠。」

我用了中等音量，友善地說：「嗨，雅各！」他咯咯笑。「距離像我們兩個這樣近的時候，就要用這種友善的聲音說話。」

▍策略 52 ▍ 為患童示範音量大小與說話者距離之間的關係，好讓患童能經驗在不同情況下聲音強度如何影響聽者所聽到的內容

下次治療單元中，雅各在我的辦公室玩一組附有玩偶家庭的

樹屋玩具。我拿了兩個玩偶，給他一個。

「我們來假裝一下。你把你的娃娃放在這裡。我的在這裡。」我一邊說，一邊比著每個玩偶要放哪裡，距離多遠。兩個玩偶靠得很近。

「現在，我們用輕鬆、友善的聲音聊天。」我說。

「嗨，要不要來玩？」我用平靜的聲音說。

「嗨，好，我想玩。」雅各也用差不多平靜的聲音說。

「很棒！現在聽聽看，如果我的娃娃靠近你的娃娃，聲音會變多大，好不好？」

「好。」

「要不要來玩？」我用著大到像尖叫的聲音說。

「耳朵會痛！」

「嗯，我的聲音太大了，對不對？」

「現在聽聽看，我把娃娃拿到房間那頭。」

我用一樣的音量重複：「要不要來玩？」

雅各回答：「要！」

然後，我用輕柔的聲音問他，他叫：「大聲一點！」

雅各已經知道怎麼調整近距離內的音量和語調，但距離拉遠對他來說就比較困難。我們在每週的治療單元中重複練習。我試過用分貝計來測量音量，他朝著它大吼。我告訴他機器上的紅色指針表示太大聲，可是他仍然不能理解聲量漸強的概念。音量分級對他來說太抽象，言語解釋也沒辦法讓雅各理解分貝的意思。他認為這個機器就像辦公室裡那台連到收音機喇叭的麥克風。

很多亞斯伯格症孩子不知道就算是認知功能和年齡相當的人，當彼此間距離改變時，說話的音量也要微調。另外，我們也要訓練這些孩子，對話中應該用什麼聲調才能符合每個字詞的意義。

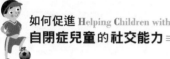
　　有一次在學校進行的治療單元中，我教雅各怎麼用臉部表情、音量和語調來配合要說的話。我邀請他的同學幫我教他這些會談中的細微線索。

　　「麥可，你可以幫我告訴雅各怎麼發出很凶的聲音嗎？」我問。麥可說：「好。你走著瞧！」他大吼。

　　「很好。這次用很凶的聲音可是要很開心的臉。可以嗎？」我問。麥可看起來有點迷惑。雅各笑了。兩個孩子都不懂。

　　「看，我對鏡子表演一次給你們看。」我說。

　　我走向教室的鏡子，後頭跟著幾個小朋友。我傾身到鏡子前，擺出快樂的臉，用生氣的語氣和單調的聲音說：「我不喜歡你！」雅各、麥可和同學們都笑了。雅各也試著把臉湊向鏡子。

　　他滿臉快樂說：「我不喜歡你！」然後笑得往後摔到地毯上。六個小朋友都試著模仿同樣的聲音，都嘻嘻哈哈笑得倒在地毯上。訓練音調模式的過程是個挑戰，卻也很有趣。

　　幾個星期後，雅各在鏡前練習各種音調模式和面部表情。他的朋友麥可在旁邊模仿他的聲音。

　　他說：「看我的臉！我很失望。」

　　麥可說：「你看起來很快樂！」

　　雅各說：「才不是！我很失望。你看！」

　　麥可說：「好，好一點了。你看我！」

　　雅各看了，咯咯笑出來。

　　我笑著走向他們，他們倆都扮出一副「失望」的臉說：「我們要自己來！」

　　我用快樂的臉說：「好！很棒！」

　　雅各笑著說：「你看我！我要先難過、然後快樂、然後用『興奮』的臉邀你一起玩！」他圓睜著眼，伸出手，表情配合著手勢。

麥可說：「好，先到溜滑梯的人就贏了！來啊！」

雅各回答：「那是興奮的臉！」**9**

經過兩年半的治療，雅各可以繼續利用語言的細微線索來理解同儕。他進入了治療的第四階段，準備好學習如何跟人協商，理解計畫的抽象概念，以及和朋友聊天的方法。

▌策略 53 ▌將玩具組的物件數量減至最少，並與二位同儕一起規劃高度有趣、主題簡單、有具體行動的遊戲活動

自閉症孩子必須學習如何和兩個以上的同儕遊戲。首先，孩子需要具體、有趣的結構性活動。障礙賽是個很好的方法，可以維持玩具的組織性、劃定遊戲空間，並保持活動中的具體性。這樣的遊戲也可以用來訓練如何評論或稱讚別人。

治療一年後，今年六歲的山迪就讀普通幼稚園，有一位小老師幫著他和另外兩個同學正常上學。山迪已經學會如何與人分享恐龍之類的具體物件，也可以控制把所有東西排成一直線的衝動。恐龍掉下來的時候他不再大哭，在安靜的環境下也可以用語言對單一同儕表達他的情緒感受。

我每星期到山迪的幼稚園去一趟，協助他在自由活動時間和同學建立關係。在教室狹小的遊戲區裡安排玩具的方法之一，是創造孩子喜歡的一個遊戲活動，並引入簡單的故事主題。某天早上我向山迪和兩個同學提議，在遊戲區的角落蓋個簡單的障礙賽場地。三個孩子歡呼起來：「耶！」我拿了三個團體時間給孩子坐的軟椅墊，擺在遊戲區，而孩子們（山迪和兩位同學道格和湯姆）坐了上去，看著我。我把一個小型的塑膠桶放在幾個小沙包

旁。

「這關要做什麼？」我問。

「噢，我們單腳站，然後說自己上個週末做什麼事好了！」山迪說。

「哇！很難喔！那第三關要做什麼？」

「我要投籃！」山迪說。

「山迪，說不定你的同學有其他想法喔。」

「我也想要投籃！」山迪的朋友湯姆回答。

我在這一關放了個小塑膠籃框和小橡膠籃球。籃框掛在椅背上。

「好，現在我們來幫這個遊戲取名字。這是障礙賽，山迪，告訴我們每一關要做什麼。」我說。

「嗯，好，首先要把沙包丟進桶子，然後要去那裡（用手指）單腳站，說上週末在做什麼。然後要去那裡（用手指）投籃。耶！」

「耶！」湯姆和道格都大叫。

三個孩子歡呼著陸續完成障礙賽。沒在闖關的孩子要負責給正在闖關的孩子建議和鼓勵。山迪正在闖關。

湯姆說：「好球！山迪！太棒了！」

道格說：「對啊，你投得很準喔！」

山迪說：「單腳站著說話太難了，我不會！」

湯姆說：「可以啦！你是很厲害的運動員喔！」

山迪終於抵達障礙賽終點，說：「我很厲害！」

┃策略 54 ┃ 利用如拋接軟橡皮球這類的具體活動來教導語言的相互性以及確認患童的身體活動需求

　　還有一個能讓孩子注意同儕，並鼓勵他使用相互性語言的方法，就是用「軟橡皮球」來玩丟球遊戲。我讓三個孩子圍成圈，把球拋給其中一個孩子。剛開始，我先列出幾類不同的名詞，然後要求孩子們選一類。傳來傳去的球會讓他們專注在彼此身上，而把球丟出前先捏一捏，也可以在必要時滿足他們的感官需求。要丟準球，孩子必須抬起頭，跟同儕有眼神接觸。有時候也可以用中型的治療球進行類似的活動，不過這時不要用丟的，而要用滾的或彈的方法傳球。練習了幾個星期後，我會邊丟球邊問孩子問題，像是：「你早餐吃了什麼？」「你最喜歡哪一部電影？」或「你最喜歡的書是哪一本？」丟球活動也可以用來協助孩子拿捏他和聽者之間的距離，練習如何根據距離來調整相對的說話音量。

　　約翰與吉姆這對雙胞胎透過戶外活動學習，他們都很喜歡用球來對話。兩人目前都處於治療的第三階段，正在練習如何和彼此、和同儕溝通。他們的父母每天花二十分鐘利用這個技巧陪他們練習對話。雙胞胎不太懂句型，用正確文法說出完整句子對他們來說有困難。有次治療單元中，他們學習造句，還有協議有關太空船這個物件的事。

　　「嘿，吉姆，我的太空？」

　　「吉姆，你是說你要跟約翰拿太空船嗎？」

　　「對。太空船？」

「吉姆，問你哥哥：『我可以玩太空船嗎？』」

「好，約翰，我可以玩太空船嗎？」

「不可以，吉姆！不要！」

吉姆又問了一次。

「約翰，太空船？」

「吉姆，再試一次，說：『我可以玩太空船嗎？』」我用平靜的聲音提示他。

「約翰，我可以玩太空船嗎？」

「不可以，吉姆，忙。」

「約翰，用完整的句子跟弟弟說：『我正忙著玩太空船。』」

「我正忙著玩太空船。」

治療師用正確的文法，為兩兄弟示範如何把單詞「太空船」改變措詞，依照字義變成完整的句子。治療師必須緩慢地重複這個動作好幾次，以協助孩子用完整的句子回答問題。這些孩子常常過度專注於腦中的其他想法，以至於他們不能花時間對當下發生的事件建構出完整、有意義的語句。

▍策略 55 ▍ 協助患童與一位同儕在遊戲和分享玩具組中對有形的一些物件進行協商

除了教雙胞胎文法，治療師也可以在遊戲中藉著幫助孩子分享物件，來訓練他們協商的技巧。這對雙胞胎在提示下可以分享，卻不會用語言來限制彼此在遊戲中的行為。他們都要學習如何告訴別人，自己想玩某個東西玩久一點，或是跟對方說大人也會讓自己玩久一點。等待想要的玩具很困難，但是如果一旁有人鼓勵，孩子就會知道下次他也可以玩很久，於是就願意等待了。治療師

也可以提供孩子視覺腳本，幫助他們溝通、促進遊戲中的協商，而不必讓孩子搶玩具或彼此推擠。比如下列的範例腳本：

「等一下你就可以玩了。」

「我不喜歡你靠這麼近。我要多一點空間。」

「好，再一下下你就可以玩了。」

「你玩完以後可以換我嗎？」

「我在忙。很快就換你了。」

「我們可以一起玩嗎？」

「你要現在玩還是等一下？」

「我們來找跟這個一樣的玩具。」

「停。現在換我玩了。」

雙胞胎每天都在家跟父母親練習這些腳本，也就自然而然地把這些運用在互動式遊戲中了。

▌策略 56▐ 與患童及一位同儕一起創造並練習一種稱為「選項」的社交腳本，此腳本以語言為基礎，內容為針對發生在患童家中或學校裡的社交難題之解決方案

自閉症孩子需要時間來練習與思考他們在操場、在各種同儕遊戲中所遇到的社交問題。鼓勵孩子練習的方法之一，是把這些社交情境用電腦打字出來，並盡可能附上圖片。治療師會和孩子與同儕討論碰到麻煩的情境時各種解決的方案。Carol Gray 的兩本著作《原創社交故事書》（*The Original Social Story Book*, 1994a）以及《新編社交故事書》（*The New Social Story Book*, 1994b），提及了「社交故事」的類似方法，對於自閉症孩子的效

果極好。Carol Gray 的著作訓練老師與專家，如何使用社交故事解決孩子在學校碰到的問題，對於這些孩子的社會化貢獻卓著。過去三十年來，我蒐集了很多自閉症孩子會遇到的社交問題，孩子們也想出了許多關於這些問題的應對選項。他們最喜歡創造一些「荒謬」的選項，因為這些選項跟最適當有用的選項恰好相反。自閉症孩子如果先知道或想到相反的選項，接下來就會知道該如何正確解決問題。這是 Gray 的社交故事和敘事遊戲的「選項」（Options）技術之間的一個相異點，但這兩個治療技術基本上是相同的，只不過「選項」技術中會先要求孩子想一個「很笨」的解決方法。或許是因為我治療的是年紀很小的孩子，所以會先用「很笨」的選項。對年紀大一點的孩子來說，「很笨」的選項顯得「太笨」了，所以社交故事的技術比較適合。Carol Gray 的社交故事遍及全球，對有社交困擾的孩子來說都幫了大忙。

有次和克莉絲汀與奧莉薇亞的雙人治療單元中，我們在辦公室裡練習「選項」技術，以減輕她們最近對學校的社交困擾產生的焦慮。

問題一：我朋友約我去她家玩，這時候旁邊還有另一個朋友。妳要怎麼說？

選項：

A.說：「好啊，我叫我爸爸載我去妳家。」

B.不理朋友，假裝她沒有問妳。

C.小聲跟朋友說現在妳不方便說話，並且指指站在旁邊的另一個朋友。

問題二：有一個男生取笑我，說我是笨蛋。

A.跑走，不要再接近這個人。

B.說：「我要告訴老師！」

C.說：「我生氣了。你說這種話讓我很難過！」

問題三：我朋友玩撲克牌的時候作弊。我要說什麼？

A.跑去找老師，什麼都不要說。

B.作弊回去，說：「我要報仇！」

C.告訴他：「嘿，不公平。我們重玩。」

問題四：我朋友要偷架子上的玩具，我要說什麼？

A.說：「不准！這樣很壞！」

B.說：「拿不屬於我的東西我覺得不好。」

C.只答應她偷一個玩具。

　　一年來，克莉絲汀和奧莉薇亞想出了超過五十個社交問題，以及各種利用語言或行為的回應選項。很多社交問題看起來易如反掌，但她們都說要想出一個清楚、溫和、有組織、又讓自己放心的回答有多困難。克莉絲汀說：「我沒辦法想那麼快。大家說話都好快！我就是不行。」

　　奧莉薇亞說：「噢，我就直接回答，才不管它溫不溫和。我想到什麼就說什麼！可是，接下來我就有麻煩，朋友都跑掉了！」

　　每星期在安靜的辦公室和學校各一個小時，總共兩年的練習之後，她們都認為自己終於知道在困難的社交情境下，要怎麼想出對同儕最合適的回應。然而，她們也知道這些社交腳本通常只適用於練習，在實際的對話中未必都很恰當。現在她們對社交情境已經建立起發自內心的反應了。

最後一次治療單元中，克莉絲汀說：「跟朋友說話的時候，我會想想該說什麼。有時候我會說錯話，不過沒關係，現在我有很多不同的方法可以回答了。」

　　有次在麻州某間公立學校的諮詢課程中，我向整個班級介紹「選項」治療，以幫助一名自閉症孩子和他的同學。老師和我一起幫助這些孩子想想，對於教室裡的社交問題有哪些解決方案。在四十分鐘的課程結束前，那名自閉症孩子也加入大家。不是所有自閉症孩子都能夠在類似這種二十人的普通班學習，但目前處在第二階段的派翠克卻做到了。老師先告訴大家「選項」的概念，以及如何定義問題、先找到「很笨」的解決方法，再找可能有用的方法，最後找出「最佳」方案。以下的對話是錄自我替導師和二十名學生在小學教室中拍攝的影片。我和這位導師一起上這門課。很多像派翠克這樣有障礙的孩子，在普通班可以透過同儕模仿來學習（Garfinkle and Schwartz, 2002）（紀錄來自影片 1:15:07 的片段）。

　　（A ＝我；T ＝老師；C ＝全班；S ＝個別學生）

　　A：你在忙的時候別人卻很吵……大家有沒有碰過這個問題呢？

　　C：有。

　　A：所以問題是，別人太吵了，我沒辦法專心做自己的事。

　　C：對。

　　A：好。我想你們一定能想出一些很笨的解決方法。找個還沒說過話的同學好了。瑞秋？

　　S：對他們大叫。

A：比他們叫得更大聲。

C：（大家都大笑，也轉頭跟同學竊笑。）

A：有同學舉手。你（指一位學生）。

S：你可以說「安靜」或「閉嘴！」

A：好，還有哪些是可以試試看，又不是最好的方法呢？

S：你可以這樣（把手指豎在嘴唇中央）說「噓……」。

A：這方法不錯……不過，也有可能反而讓那些人更吵。

S：你可以在黑板上用海報字體寫「安靜」。

A：嗯，這個方法好。你可以在黑板上寫「安靜」。如果是一群小朋友，你可以轉過去跟他們說：「請你們不要說話，我在努力專心。」你們老師好像也想到方法了。

T：我們今年好幾次討論過一個想法，如果你也是講話的人，如果你不說話讓別人做他們的事，你做自己的事……就是說如果我們都管好自己……我們都知道自己盡了力，那你就能讓別人知道應該不要再講話了。

S：嗯，如果是朋友，可以跟他們說不要講話。

T：還有什麼辦法可以把這個訊息傳達給別人？

S：嗯，你可以不要理他們，他們就知道要安靜了。

T：吉米，關於這個不要講話的問題，你有沒有想跟大家說的？

S：瞪他們一眼。

T：對，臉部表情。

A：肢體語言非常重要（學生利用角色扮演，練習各種表達「我不喜歡你做的事」的肢體語言及手勢）。

手勢可以幫助你告訴別人不要說話。還有誰能想到
什麼時候你會使用手勢……？

S：我朋友……他話很多，一直說，所以我就這樣（把
他的手拉起來）。

A：所以他一直講一直講的時候，你就這樣（把手拉起
來），這是個好方法。（我靠近自閉症孩子）派翠
克，你有沒有試過叫人家不要說話？

S：有。

A：你怎麼做？

S：打斷他。

C：（笑。）

S：沒，我沒有。我只是舉手[10]。

　　派翠克觀察、聆聽同學的討論，也看同學的角色扮演，學會
了如何利用手勢和臉部表情來處理課堂上提出的特定社交問題。
課堂中也談論了如何使用聲調和肢體語言來傳遞訊息給別的同學。
「選項」技術引領同學討論，細微的線索（臉部表情、音調、肢
體語言、手勢）如何加強要表達的涵義。在大多數的課堂討論中，
學生會發展自己的構想，並且提出日常生活裡真實的難題。「選
項」的策略僅只是學生進入這類型討論的一種引導及方法。當我
運用類似的方法：Carol Gray 的社交故事時，也會看到同樣的現
象。學生會依照自己的需要調整方法，最後總會開啟與某種社交
語言技巧相關的討論。自閉症孩子會得益於觀察別人練習思考社
交困境，也會從參與有關細微語言線索（肢體語言、手勢、面部
表情）的討論中有所學習。

　　幫助孩子思考各種應對社交問題的方法，是第三階段的語言

活動中很重要的一環。這個練習讓孩子相信，當自己感到焦慮、一時沒辦法組織思考的時候，還是有些話可以說。克莉絲汀接受了四年治療，其中一年是第一階段的一對一治療，一年是第二階段的雙人同儕治療，還有兩年是跟一或二名同儕在幼稚園教室接受治療。現在她正邁向治療的第四階段，也就是社交參與，以及小學低年級學生更有挑戰性的社交建構。

在此治療的第三階段，有些孩子似乎有循著一般發展途徑成長的跡象；實際上，除非遇上很混亂的環境，疾病並不會影響他們的溝通能力。

第三階段的策略摘要

之前舉了許多例子，可以看到第三階段的孩子逐漸能與同儕在許多情境中發展出更有相互性的語言，不管是在幼稚園玩「蟲蟲盒子」，或觀賞雕刻家艾瑞克製作北極熊冰雕。這個階段的孩子都將進入更困難的治療階段，必須說更多話、表達更多自發的評論，還必須在遊戲互動中實際與人對話。

其中一個孩子，艾兒喜，受學習障礙和自殺想法所苦。她利用視覺化方法來學習，也度過了寵物狗海蒂的死亡所帶來的悲傷與失落。她使用語言來表達情緒、整理感受，並處理對同學的憤怒。艾兒喜可以藉由語言和遊戲，表達自己的想法與強烈感受，也因此朝著治療的第四階段前進。儘管有很複雜的問題和自閉症，艾兒喜的進步已經超過治療師的期待了。

迪傑，這個喜歡蟲子的幼稚園小朋友，也開始使用語言來表達情緒。而且，迪傑發現當自己參加遊戲互動時，必須了解整個事件才能加入同儕。他不可以把別人撞開來只為了看某一隻蟲子，

而是要在大家分享蟲蟲箱的時候跟同學用說的。當他把蟲子掰成兩段的時候，他對治療師使用了隱喻：友情就是作伴，兩個朋友之間雖然很「親密」，卻也是獨立個體。自閉症孩子可以學會如何獨立，卻又同時和同儕建立關係。

雙胞胎約翰與吉姆還在第三階段，尚未進入第四階段。兩個孩子都使用語言，不過仍然依賴之前在治療情境中記下來的提示和腳本。他們在家的行為讓父母很頭痛，所以父母正在考慮週間把他們送到住宿機構，讓他們在結構性環境中接受持續的一對一指導。

艾迪，這個從運動中學習的孩子，透過了棒球比賽，開始抓到象徵性語言和一字多義的概念。他利用視覺影像來學習，並努力理解遊戲的抽象規則。而雅各則是用玩偶以及操場上的角色扮演，來練習如何調整聲調。他也發現他跟別人之間的距離和他所使用的音量，究竟有什麼關聯。

克莉絲汀本來不會說話，她第一階段在玩雪的時候學會了講話，第二階段學會跟同儕奧莉薇亞協商沙堡的問題；到了第三階段，她學會寫下學校裡可能的社交問題，並且和同儕一起找到解決方法。她和奧莉薇亞一同蓋沙堡蓋了好幾年，建立了一輩子的友誼。

很多從第三階段邁入第四階段的孩子，在互動中有了更強的相互性。無論是看冰雕、看盒子裡的蟲，或是加入第四壘叫本壘的棒球遊戲，許多自閉症孩子都進入了第四階段，更能參與社交活動。有些自閉症孩子仍然待在第三階段，但是他們繼續加入遊戲，並與單一同儕互動，因為他們可能無法很自在地和許多同儕一塊在操場上玩耍。

第四階段：
社交參與

語言、遊戲和敘事

　　如同一般的孩子，第四階段的孩子在遊戲及說話方面呈現一種動作上的韻律感，這使得遊戲場上形成一種特別的聲響：充斥著笑聲、演戲與吵鬧。第四階段的孩子開始對社交感興趣，並且很興奮能在遊戲中使用語言來表達他的意見與感受。他們經常以面部表情及眼神轉換來溝通，而這兩者是他們遊戲中的整合部分。當他在遊戲中敘說行動時，遊戲成為他與別人溝通的媒介。第四階段的孩子和一般的孩子在遊戲中都會持續游移在幾位同儕中，與不同的人交談，並且主張自己的遊戲主題。當他們計畫好了故事主題的步驟後，他們會漫遊在遊戲場中，藉著手勢、臉部表情及語言來增強語彙的意義。與第三階段的孩子相較，他們能更快使用相互性的語言。語言表達、情緒與說故事三者成為遊戲中來來回回交流的整合部分。

　　遊戲治療最後的第四階段主要目標是，教導自閉症患童

看懂其他孩子在遊戲及語言中令人感興趣的部分；第二目標是教導孩子去找到兩人共同感興趣的部分；第三目標是治療者要教導孩子辨認臉部及身體語言的線索，並且在自然情境中加入故事主題時看到其他同儕的觀點。

與一般孩子不同的是，第四階段的孩子仍在學習辨別語言的微妙線索，例如：姿態、表情、音調與身體語言，所有的這些能幫助他掌握快節奏的社會情境。在同時與幾位同儕互動時，第四階段的孩子偶爾會需要治療師的協助，以便快速解讀這些線索並做出正確回應。

治療師的工作是促進互動脈絡中的語言運用，同時支持孩子的能力，在適當時機做出合適的回應、能更精確分析聽覺訊息、限制自言自語式的長篇大論、協商抽象概念，以及去看到可以帶來長久社交關係的共同興趣。

另外，一旦發現自閉症患童在遊戲中缺乏對同儕觀點的理解能力，治療師會在大部分的互動中介入。治療師將教導設身處地視為治療過程的一部分，這個技巧對於孩子在遊戲中接納別人的想法及方向這件事至為重要。

第四階段孩子的治療策略，是透過治療師與前面所提到第一至第三階段孩子之間的關係來舉例說明。另外，治療策略也藉由治療師與幾位新提到、且進入第四階段的孩子之間的關係來說明，其中包括一位國際兒童。

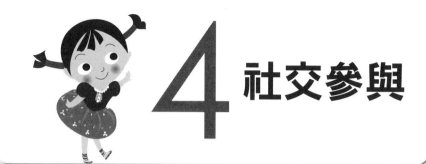

4 社交參與

協助患童適應

本章的策略

策略 57：當患童因別人的不當評論或被同儕孤立而感到失望時，藉由專心聆聽來證實並確認患童的感受。

策略 58：加入患童回憶其一開始的治療單元以了解她所達到的進展。

策略 59：肯定患童意識到自己無法融入一個同儕團體；單獨與患童討論一些她能用來使治療師注意到她需要協助的新對談策略和細緻手勢。

策略 60：了解伴隨著自閉症出現並妨礙患童社交互動、書寫、知覺運動技巧的一些困難與語言障礙特徵。

| 策略 57 | 當患童因別人的不當評論或被同儕孤立而感到失望時，藉由專心聆聽來證實並確認患童的感受

即使處在第三階段的七歲艾兒喜開始學習更一致地表達她的想法，她仍需要治療師協助來面對自己的情緒，以及理解她的情緒爆發如何影響她跟同儕的社交互動。兩年治療結束前，艾兒喜快滿九歲，會使用語言來表達情緒。進入第四階段時，她可以立即說出她的情緒，而且願意被安撫。有一堂藝術課程裡，在受到了挫折之後，她將畫作揉成一團。

她的老師冷靜地問：「艾兒喜，妳想要另一張紙，還是要把剛剛那張攤平並修復它？」給艾兒喜選擇權似乎有用。她小心攤平畫作，她的畫作是一顆大太陽所映射出的紅橘色線條。

我輕聲地問：「艾兒喜，太陽在哪兒？」

「哦，在我的腦中。」她說。

「那真棒，藝術家的腦中總是充滿著點子。」她繼續畫作，我協助她展現她的繪畫才能並認可她具備藝術家所需的天賦：在腦海中填滿意象的視覺能力。

在隔天的另一堂藝術課，艾兒喜創作一個小雕塑，但她卻將作品打碎並捏成一顆黏土球。我看著她的老師，老師出現被嚇到的表情。我對老師微笑做出手勢，表示我會處理這狀況。

我說：「艾兒喜，妳是不是對妳的作品感到失望？」

「不！我只是討厭自己！我總是做錯事！我是笨蛋！我想去死！」她邊尖叫邊跑出教室。我跟著她到草地上的樹下，她在啜泣，我與她一起坐在小木椅上，一句話都沒說。

她開始跟我說起今早上學前，她與妹妹打架那件事。

艾兒喜哭著說：「她說我又笨又傻，永遠都要待在特殊學校。」

我只是傾聽，並沒有建議她要對妹妹說些什麼話。

她繼續哭：「我真的被她的話傷到了！我對她很生氣！我回家後要馬上告訴她！她沒有權利這麼說！她不懂我和別人說話有多難，她不懂！我好生氣、生氣、生氣！」

我回答：「我知道妳生氣，生氣是可以的。」我們看著一隻大蜜蜂停在白籬笆上蔓藤裡的白色牽牛花上。我們就這樣安靜地坐在一起十分鐘。

她說：「牠一定是在找花蜜，牠應該要飛過去花比較多的那頭才對。」

「是啊，那妳現在好了嗎？」我問。

「是的，我好了。妳並沒有離開我。」她說。

「我就在這兒，我哪兒也不去。」我說。

治療師的平靜陪伴可以使孩子比較不會感到孤單，尤其是在她生氣的時候。亞斯伯格症患童經常認為生氣是個不好的情緒，而當他們感受到治療師尊重並接納他們的生氣時，他們會感到安心，而神奇的轉變就會在這種情況下產生：想要存在於此刻的渴望就會取代孤單的感受。這種神奇的轉變為何會發生並不清楚，但治療師沉默的時機對孩子的自在感很重要。治療師需要很注意孩子透過面部表情、肢體語言及語調所表達的不舒服。可惜的是，處在第三階段的亞斯伯格症患童並不會展現這些與情緒有關的微妙語言；治療師必須靠直覺與經驗來判斷何時該給予鼓勵及忠告，如同我對艾兒喜弄碎她的黏土鼠藝術作品所做的處理（見策略58）。第三階段的孩子比較不喜歡表達情緒，也比較不能接受治

療師的建議，但第四階段的孩子就比較會尋求意見及安慰。孩子
要能夠感受到自己的價值，並且體會到了解並表達生氣很重要，
但自閉症的孩子需要治療師陪伴來走過這個歷程。

▎策略 58 ▎加入患童回憶其一開始的治療單元以了解她所達到的進展

在第四階段，艾兒喜願意談論她過去及現在的感受，並且回
想她如何轉變成一個更滿意的年輕人；她的情緒及語言已經成為
她與別人溝通過程中的整合部分。她不再因為生氣而自我責備。
她的生氣變成一種她可以控制的情緒，並且可以用語言表達出來。

治療開始幾個月後，某天早上在個別課程中，艾兒喜安靜地
坐下並望向我們一起活動的辦公室窗戶。

「艾兒喜，妳在想什麼？」我問。

「哦，我在回想我在藝術課時那麼地生氣。」她說。

「艾兒喜，妳為什麼要打碎妳的作品？」

「因為我覺得自己很壞。」

「很壞？為什麼？」

「因為我覺得我朋友都討厭我、嘲笑我。我覺得我的作品蠢
斃了。」

「妳是如何改變的？妳現在可是很以作品為榮。」

「因為我相信妳是真的喜歡我的作品。」

「妳怎麼知道我真的喜歡？」

「因為當我在弄作品時，妳會認真花時間看。妳看見了我觀
察到的細微處。妳看到了我創作時的感受，我知道這些。這能幫
助我專心在作品上。」

「真的？」

「是的。還記得妳喜歡我做的黏土鼠鼻子嗎？」

「對。」

「妳說這老鼠的臉做得真像，讓妳很想跑去躲起來！」

「是啊！」

「我取笑妳。這感覺很好。妳是真的喜歡我的老鼠，妳覺得它是真的，這讓我覺得我是藝術家。然後，我就不會感到孤單了，我不想死了。」

「妳的確是個藝術家。」

「我知道。但當時我覺得我什麼都不是。我討厭自己與自己的黏土作品，我打碎所有的作品，撕碎畫作，甚至對每個人尖叫。」

她靠近我說：「還記得我捏碎的黏土花嗎？」

「嗯！」

「我為妳做了另一朵。這是花，妳可以留下它。」

艾兒喜遞給我一朵黏土花，並用手指假裝是蜜蜂在找花蜜。

▌策略 59 ▌ 肯定患童意識到自己無法融入一個同儕團體；單獨與患童討論一些她能用來使治療師注意到她需要協助的新對談策略和細緻手勢

第四階段的孩子展現交談、協商的活力，但很焦慮在會話中犯錯。治療師的任何評論都可能被認為是批評。避免冒犯或讓孩子感到困窘的方法，就是輕輕地提出建議，然後在離開團體之後私下與孩子討論社交問題。在困難的社交情境結束之後，孩子與

治療師單獨碰面，並且討論再次進入班級時的策略。這樣的活動可以協助孩子整理她的思緒，並讓她有練習使用語言的空間，幫助她更能融入班級中。

九歲的安娜是紐約一間私立學校的三年級學生。我以顧問的身分前去訪視。她在教室書桌前閱讀，戴了綠框眼鏡，她把剪短後的金髮往後推並塞在耳後。

她說：「妳知道的，沒有人喜歡我。有時候我很想去死，但我沒真的去死。自己一個人玩也還好啦。我喜歡自己一個人玩。」

安娜突然踮起腳尖在教室內旋轉。她停下來並對著我說：「轉動鑰匙，看著我跳舞，阿比想看我跳舞。」阿比是另一位學生，坐在她的書桌看書，不理會安娜。我用手輕輕一轉，猜想她會如何，安娜開始像個機器人轉了起來。她的同學邊笑邊看著我。

阿比說：「哦，博恩斯女士不讓我們在教室跳舞。」安娜繼續旋轉。

我看著安娜的臉，她正注視著透過窗戶從磚塊陽台而來的光線。在她旋轉時，光線反射在玻璃窗上，並在教室牆上映出彩虹。我明白安娜陷在視覺影像裡，無法轉換她的焦點。她創造出一個完整的故事。

「阿比，轉一下我背後的那個假裝鑰匙，這樣我才可以跳舞！」她說。她的同學繼續讀書不理她。我向她示意到教室外的走廊，這樣我們才能私下談談。

我說：「安娜，在妳跳舞時，妳的朋友是不跟妳說話的，我們去喝個水聊聊。」

我們走到走廊，我說：「妳的朋友都還在吃午餐，如果妳在此時閱讀，妳就無法與朋友聊天。」安娜用閱讀來躲避同儕。

安娜說：「我知道，反正他們也不想跟我說話。」

　　安娜走回書桌坐下並拿出一本書。阿比轉過來跟安娜旁邊的兩位同學說話，但不理安娜。安娜開始閱讀，我觀察了一陣子之後，坐在她旁邊，她抬頭看阿比，我沒說啥。

　　我說：「我們去走廊聊聊。」

　　我們回到飲水機旁。

　　「我要如何讓阿比注意到我？」她問。

　　「我們一起來想辦法。妳覺得妳可以怎麼做？」

　　「嗯，我可以說：『我在這兒！』」

　　「好，還有嗎？」

　　「嗯，我可以問她正在讀什麼？」

　　「對，這是個開始。去試試，我喜歡這個點子。」

　　「好。」她有點猶豫。安娜走進教室，拍拍阿比的肩並問她：「妳在讀什麼書？哦，這是本好書！」

　　安娜轉過來對我笑。

　　阿比對安娜微笑並說：「咦，妳有讀過這本？這是本好書，妳最喜歡哪個部分？」

　　安娜馬上回應：「我喜歡國王對一位公主宣布婚訊的那部分。」

　　她們大概談論了這本書五分鐘。

　　自閉症患童需要不斷的支持，來維持互動並且練習開啟許多對話，直到他們可以自在地與某位同儕發展出親密關係。在運用語言與同儕連結的這個階段，治療師必須聆聽孩子的對話，並在需要時給予支持。第四階段的孩子也可以在自己有需要幫助的時候暗示治療師。她可以看著治療師、或微笑、或直接走過去。在孩子進入互動之前，就必須先討論過這些暗示方法。在孩子經歷新的對話時，對治療師使用手勢尋求幫助的這些策略，也可以讓

孩子感到安心。

| 策略 60 | 了解伴隨著自閉症出現並妨礙患童社交互動、書寫、知覺運動技巧的一些困難與語言障礙特徵

　　安娜的班級都是七至九歲的孩子，他們總是使用複雜的字彙快速交談著，安娜通常跟不上這樣的談話內容與速度。她喜歡待在自己的閱讀世界，以及對著教室牆上反射的彩虹跳舞。安娜的診斷是非口語學習障礙（Non-Verbal Learning Disability, NVLD），這是某些神經心理學家用來稱呼自閉類疾患的語言障礙，但有些人並不用這個診斷 [1]。此類障礙的孩子有的不能分辨社會線索、手勢或面部表情；他們也無法領略語言的幽默。此外，同儕彼此你來我往的交流及快速回應都會讓他們困惑。

　　亞斯伯格症患童通常書寫流暢，運動技能不錯，體育項目也都表現很好，但 NVLD 孩子正好相反，他們在粗動作及精細動作方面都有問題，因而影響其書寫。NVLD 孩子也常出現空間問題與視知覺困難。非口語（nonverbal）這個字包含了支持表達性語言的一些溝通，例如：手勢、面部表情與身體姿態，也包含了能判斷說者與聽者之間最適合的距離。被診斷成亞斯伯格症候群或 NVLD 的孩子可能都會有些獨特的特徵，讓他們好像跟這些標籤或障礙類別有所區別。也因此，治療的介入方式必須為個別孩子特別量身設定。治療師必須花時間與孩子建立信任關係，然後再發展介入計畫。

　　以安娜為例，要弄清楚語意、象徵語言、抽象語言，對亞斯伯格症患童都不是件容易的事。將她診斷為 NVLD 而非亞斯伯格

是依據一個很微妙的界線：安娜一直在講話，而且她的表達性語言夠複雜，她有精細動作的問題，所以她的書寫及畫畫都有發展遲緩情形。她也有平衡及粗動作方面的問題。她無法辨認出她應該熟悉的臉孔，也不喜歡任何新奇或有變化的事物。無法和同儕跑得一樣快，運筆不如同儕，也聽不懂三年級同儕的笑話，這些加起來讓她在學校陷入社交問題的危機當中。大部分的老師，甚至家長，都無法察覺這種特別的社交困難。他們只是看到一個NVLD 或亞斯伯格症孩子按照字面意義在解讀文字。

即使有這個診斷，安娜還是很聰明，閱讀能力有五年級的水準，比同年級同儕更會記住細節，也喜歡唱歌、跳舞並參加戲劇演出。她是個有天賦但融不進社交情境的年輕女孩。安娜也會做出不適當的社交評論而讓家人感到困窘。有時她無法在活動之間轉換，因為她有視覺空間障礙，無法預估方向的順序。

限制患童的自說自話並鼓勵聆聽

本章的額外策略

策略 61：在午餐或休息時間加入患童，並透過引進簡單、具體的對話主題來協助她練習與同儕之間的社交技巧。

策略 62：在遊戲場上待在患童身邊；當她與同學互動時，充當雙方的「同儕」和對話「教練」，然後退出待在一旁觀察。

策略 63：透過在戶外加入患童、發表意見並使用必要的手勢來為專家和老師示範語言的促進。

策略 64：與自閉兒及一位同儕練習使用「ＡＢＣ對話」的技

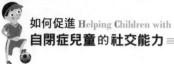

巧，以限制患童的自說自話並協助她用相關的對話回應。

策略 61 在午餐或休息時間加入患童，並透過引進簡單、具體的對話主題來協助她練習與同儕之間的社交技巧

午餐時間我與安娜在一起，目標是促進她與同儕的對話，而且希望這對話不僅僅是簡單的要求，而是有兩三次來回的互動。每個同學都是坐在自己的位置午餐。每四張桌子擺成一組，所以四個面對面的小孩可以互相談話。在傾聽孩子的交談後，我建議大家談論一個話題，那是安娜可以容易掌握及交談的話題。雖然我知道安娜可以處理複雜的資訊，但我想先從簡單的社交對話開始。

我說：「安娜，安迪兒的三明治上面有花生醬、葡萄乾和芹菜呢！」

安迪兒對我微笑。

我說：「今天回家之後，我也要來做一個。」其他三個孩子對我笑著。

安娜終於說：「我喜歡P&J，我的三明治有果醬和花生醬。」她舉起三明治。安娜的話語與同學開始產生連結。這是簡單的對話，具體且直接。安娜運用眼神接觸、輪流發言並享受她那小小的交流，這是一個開始。

│策略 62│ 在遊戲場上待在患童身邊；當她與同學互動時，充當雙方的「同儕」和對話「教練」，然後退出待在一旁觀察

　　下課時間，孩子們跑來跑去，爬上爬下，在沙堆裡玩或是吊單槓或是玩跳躍遊戲。安娜慢慢走到梯子旁，爬上去坐在最高處。她的同學都在她的下方移動，他們在梯子橫槓中移動，並沒注意到安娜在上頭。她笑著看他們玩。

　　阿比過來我身旁問：「想玩捉迷藏嗎？我很快喔！」

　　我也笑著對她說：「好啊！我們一起來問安娜。」

　　安娜說：「不要，我跑不快，我不想當鬼。」我把手伸向安娜，而阿比在一旁看著。

　　「安娜，何不讓我倆成一組，一起來捉阿比，我們可以一起跑。」安娜笑著答應了。

　　阿比突然拍了我肩膀並大喊：「妳是鬼！」

　　我牽起安娜的手一起跑。她從微笑轉成大笑，因為她發現我們很有利，可以同時從兩邊去捉阿比。她想到一個方法，跟阿比一樣快的跑過樹叢，沿著滑梯溜下，再沿著沙坑跑，然後捉住她。我慢慢退出，讓安娜獨自和同儕一起玩。

　　她轉過頭來問：「妳看到了沒？」

　　「有，妳跑好快，妳很快！」我說。

　　「對，我想要的時候就可以跑很快。」安娜對著我笑。

　　當我要離開時，安娜跑過來拉著我的手臂，拉我到滑梯旁。

　　她撿起球並說：「拜託，再和我玩一次丟球的遊戲，拜託啦！」我接過球並輕拋給她。

阿比對著我跑過來說：「安，再來和我們一起玩！」

我說：「好啊！」

當我在寫關於遊戲場的工作紀錄時，我想起安娜的笑容、笑聲，想起她在下課時間成為遊戲世界中一部分的需要。安娜想要成為她同儕團體當中的一分子，所以她立即接受我的建議並試著運用在同儕身上，她願意冒失敗的風險，也願意對她的社交互動提出問題。

▎策略 63 ▎ 透過在戶外加入患童、發表意見並使用必要的手勢來爲專家和老師示範語言的促進

在下一年，我每週去安娜的學校一次。我跑過遊戲場，鼓勵安娜與同儕接觸。我用字條讓她知道可以和同伴說些什麼，也跟她說一些社交故事，並討論她從故事中學到什麼。她學習看著同伴做回應，也會加入同儕間的短暫對話，但最重要的任務是讓她交到好朋友，經歷同伴關係：有人可以陪伴她、看著她，以及在團體中想要和她在一起。這任務最困難的部分，在於如何讓安娜明白其他孩子真正的感受。她的老師每週都問我：「安，妳是如何讓安娜理解她的朋友？她似乎抓不到要領，老是在狀況外。」

我回答：「妳可以觀察我在遊戲場上的作為並跟著一起做，我直接示範給妳看。」

這老師跟著我跑過去。我跟著安娜穿過遊戲場到手推車處。一個同伴出現在安娜面前並握住推車的把手。她繞到另一邊。我以手勢及微笑向安娜示意另一個孩子的存在。她理解了，並對著同伴喊：「喂，等我啊！」

我幫她握住推車的把手後，她就開始玩了。她的同伴，蘇珊，

飛快跑到高處，爬到沙坑上方。安娜回頭看我，我點頭示意安娜可以追隨蘇珊。她再次喊出：「喂，等我啊！」蘇珊轉過來並對安娜說：「上來啊！安娜！」

安娜笑了並爬上去。我跟隨她們並與她們一起坐在高桿上。老師站在下方。我等著。安娜看著我。

她開始起了話題：「嗨，我們來假裝我們是在魔法學校，就像霍格華茲，我們將要騎掃帚起飛了！」

「好啊，這是個好點子！」她的同學回應。蘇珊要安娜跟著她做。安娜看見手勢並且聽到了回應。她倆就從高桿處跑下，我也跟著下去。接著她們不玩梯子了，改朝遊戲場的木頭滑梯跑去。她們跳上滑梯並坐在最頂端。安娜先溜下旋轉滑梯，並在經過我旁邊的時候對我眨眼。我知道她的物理治療很有效果，她在身體的力氣及靈活度都有進步，所以她可以握住桿子並來回擺動。滑梯的金屬邊反射出早晨的陽光。我注意到安娜在看滑梯上的反射陽光，但她仍繼續溜滑梯。她知道現在和朋友在一起的必要性，這比起停下來看反射光來得重要。我以手勢示意她過來。她模仿我，也對她的朋友做了手勢，她的朋友跟了過來。她們跑過遊戲場，安娜轉過來對我笑著。

老師轉身對我說：「我觀察到妳在跑步中朝她做手勢及給建議。這實在太妙了，妳是怎麼做的？妳不累嗎？」

我對老師說：「我只是一直邊跑邊說話。對安娜而言，這是協助她跟同儕保持關係的好方式。再過一陣子，她就可以自己做得很自然，這只需要再過幾個月。」

「好，我會試試看。邊跑、邊說、觀察她，在談話時給予手勢及建議，一直這樣待在她身邊，直到她可以自己做到，對吧？」

「是，而且不要放棄，要持續幫她。她可能看起來好像懂了，

但妳要仔細觀察確認她是真的有接收到且有運用合適的建議,進而得到成功經驗。她的笑聲會告訴妳她的狀況。看她的臉部表情。她的肢體語言會讓妳明白她的狀況以及妳的指導成效。如果她獨坐在高桿上太久,妳就會知道這是指標。加入她,模仿她的每個動作:握桿、搖盪及爬高。記得要傾聽她與同儕的對話,看著她並給予回應。就這樣。」

安娜的老師笑著說:「我想最好從我自己先練習起,妳可以幫我爬到桿子上嗎?」我們一起大笑。

在第四階段,安娜把治療師當作是「一位可以支持她的教練」,當她遇到人際互動上的困難時,可以求救。

▌策略 64 ▌ 與自閉兒及一位同儕練習使用「ＡＢＣ對話」的技巧,以限制患童的自說自話並協助她用相關的對話回應

當自閉症兒童使用複雜的語言溝通時,成人會認為這些孩子自動知道何時該對問話做簡單、簡短的回應,或是做更有細節的描述或是長篇大論。這個想法其實不盡然正確。自閉症孩子,特別是亞斯伯格症孩子,喜歡在對話中加入大量的描述,但一旦他們把這個方式運用在長篇大論的獨白,他們會忽略與他人意念的快速來回交流。這樣的對話無法有助於彼此對某一主題的理解,只是亞斯伯格症孩子單方面像「專家」一樣談論細節,而同儕就只能聽,沒什麼機會做評論。

納謝尼爾與伊山都是十歲的亞斯伯格症患者,他倆每週一次在我的辦公室裡一起練習社交語言。在大部分的談話脈絡中,他們並不會出現困難:他們使用複雜的語言、使用複合句、使用基

本的輪流實用技巧、分享想法、與同儕一同計畫並和他人一起敘
說。然而，一旦同儕說話很快或是使用比喻或說笑話，他們就會
感到困惑。此時，他們就會利用離開或自言自語來取代彼此的語
言及社會互動。

　　我花了一年時間，在這種兩人社交關係中，與這兩位男孩複
習語言實用技巧。每週各花一小時來練習輪流說話、傾聽、回應
的時機、互相打招呼、如何退出談話、用眼神回應同儕等等，經
過一年之後，他們開始可以運用ABC對話練習，這可以協助他們
知道何時該運用：(A)簡短的對話；(B)對問題做簡單回應；或(C)
更詳細的說明。他倆在理智上都知道要限制對自己喜好的主題出
現過長及複雜的解釋，不然這會很容易淪為自言自語。我做了視
覺提示卡，上頭簡短註記了在特殊情況下的三種合宜回應方式。
我以角色扮演的方式來解說，男孩們則傾聽著。

　　「有時我想談論我喜歡的主題，例如：如何製作楓糖漿，但
我知道我同伴對這不感興趣。我對他講了太多細節，他看著我，
我知道他希望我不要再講了。如果我的同伴問我楓糖漿的事情時，
我可以跟他講一長串的獨白，而這就是『C對話』：某一方做出
很長的回應。但若同伴只是經過我旁邊而順便問我：『你好嗎？』
我知道他要跟我進行『A對話』：簡短對話，例如：『我很好。』
當時他並不想知道我的整個健康史。有時他可能會要我告訴他該
去哪一家店買紙飛機。我可以告訴他，是因為我家就住在那家店
附近，我可以給他『B對話』：對話長度足夠解釋要如何到那家
店去，但不是用很長的時間一直描述騎腳踏車去店家時在路上會
發生的所有小細節。我把這三張A、B、C對話的小卡放在口袋隨
身帶著，當朋友問我問題時，就可以派上用場了。」

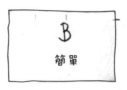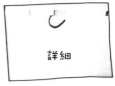

經過與納謝尼爾及伊山的練習階段之後，我與他們複習了「ABC 對話技巧」，他們也製作了三張小卡。

我說：「納謝尼爾，給我一個情境，關於你被別人問問題，而且你知道對方想要你告訴他很詳細的內容。」

「好啊，假如我爸想知道我所知道關於宇宙及太空人的知識，我可以詳盡地告訴他。但是我會記得先問他，就像你在練習的時候教我們的一樣。」

「好，伊山，你在什麼狀況下會給對方一個簡短答案？」

「嗯，例如飯店門房問我：『你好嗎？』」

「答對了！」

「納謝尼爾，你可否給我一個情境？」

「可以，例如我朋友問我過得怎麼樣？」

「沒錯，此時你會回答：『我很好，謝謝。』」

「是的，可是我好想跟他們分享 NASCAR 賽車的一切！」

「你不可以這樣做，對嗎？當你很想談這主題時，你要如何控制自己？」

「嗯，我還記得我們的練習，我心中也會出現一個大『A』提醒我要簡短回答。」

「伊山，這樣對你會有幫助嗎？」

「不能。我會忘記，還是一直說，但我可以覺察到對方的厭煩，那我就會停止。」

「有沒有什麼方式可以讓你記得更快？」

「有，多練習。」

納謝尼爾與伊山練習了許多在學校會出現的社交對話。他們寫下五十個社交情境，練習控制想法以及設想對方想要哪種回應。他們有著很棒的記憶力可以記得如何回應；他們也在口袋或背包中隨身帶著ABC卡片，來提醒自己何時要限制談話，何時可以詳盡說明。

既然納謝尼爾與伊山已經十歲，所以我透過視覺與練習來直接教導策略。五歲的亞斯伯格症兒童路卡就只會自言自語，缺乏

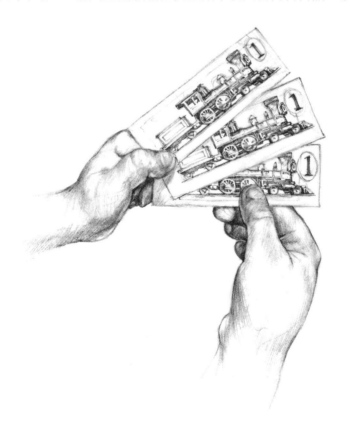

互動式語言。他需要更直接的增強策略來訓練。他的老師每天給他五張寫著「車票」的火車圖案小卡。他可以使用一張車票來談論火車。當他把車票給老師、特教老師或同儕時，他就可以談論他喜歡的主題。一旦他用完五張車票，他接下來一整天就都不可以再談論他喜歡的火車了。

創造視覺效果以重新導正重複的想法

本章的額外策略

策略 65：透過角色扮演和視覺效果，與患童及一位同儕一起練習聆聽「關鍵字」。

策略 66：製作有照片及／或患童畫作的小書；加上口述的文字（由患童告訴治療師她要在照片／畫作下面寫什麼），以協助患童重新導向及消除與主題無關之多餘想法。

策略 67：發展一些視覺素材來預先教導患童一個事件或戶外郊遊的順序；事後使用這些素材去發展關於此次郊遊的敘事。

策略 68：藉由在遊戲場上指出同儕間的互動來協助患童觀察他人的互動；事後與患童一起製作圖畫並討論如何看出如臉部表情、手勢、身體語言等細微語言線索。

策略 69：藉由製作同儕的感覺及患童的感覺的一張視覺清單，教導患童在一個生氣的互動情境中認識同儕的觀點。

策略 70：藉由比較患童在類似事件中的痛苦和敏感情況，教導自閉症患童詮釋同儕的不適和痛苦。

▍策略 65 ▍ 透過角色扮演和視覺效果，與患童及一位 同儕一起練習聆聽「關鍵字」

　　尼克是個十一歲的自閉兒，他與同學喬德參加兩人一組語言單元，一起練習社交技巧。喬德是一位喜歡說話的一般十歲小朋友，沒有任何語言或學習的問題。他喜歡與尼克在學校和在家裡玩耍，他的父母也同意他可以每週一次陪尼克進行社交語言單元。

　　兩個男孩都穿著冬天靴子、連帽夾克、雪褲及滑雪帽。他倆把帽子丟在地板上，坐下來脫靴子，他們一邊奮力脫著大靴子，一邊相視大笑。他們練習最簡單的招呼語：「你好嗎？」另一位孩子回答，並再回問對方。他倆朝著桌子走去，我們在那邊討論這週各自做了什麼事。

　　尼克問：「喬德，你這週做了什麼事？」

　　喬德回答：「我和爸爸去了佛蒙特州」

　　我利用這個機會讓尼克練習「關鍵字」策略，我拿出練習卡。

　　我說：「我們今天來練習關鍵字！尼克，剛剛喬德說了什麼關鍵字？」

　　尼克說：「嗯，佛蒙特州以及他去了那兒。」

　　我說：「沒錯，關鍵字是『我去』及『佛蒙特州』，爸爸也可能是關鍵字。」

　　「對。」

　　「所以，你可以問喬德有關這趟旅行的什麼部分？」

　　尼克看著喬德並問：「你在那兒做些什麼？」

　　喬德回應：「我去滑雪。」

　　我問：「尼克，關鍵字是？」

尼克說：「佛蒙特州、爸爸和滑雪。」

我說：「尼克，畫下一些圖形來幫助自己記下這三個字。」

尼克說好並畫了佛蒙特州的山脈、一對滑雪板以及一個爸爸。

佛蒙特州

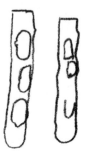

滑雪

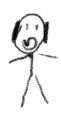

爸爸

我說：「現在你知道他和爸爸去佛蒙特州滑雪。你有很多方式可以來回應他。我想到三種方式：問問題，或稱讚喬德，或是發表對佛蒙特州或滑雪的評論，你覺得呢？」

尼克說：「嗯，我懂了。」

我說：「現在記得先停下自己的想法，當你開口說話之前，先想一下要如何回應。」

尼克說：「我打賭你滑雪一定很厲害。」

喬德笑了並說：「沒錯，要不要我告訴你滑雪道上的大陡坡？」

我提醒尼克「關鍵字」，要他想一想。

尼克看著我說「大」與「陡坡」。

我說：「答對了。」

尼克對喬德說：「哇！我猜你跳過去了！是這樣嗎？」

關於滑雪的對話，他倆持續了超過五分鐘。尼克看起來很開

心，對著我豎起大拇指，彷彿告訴我：「我做到了！」

　　很多自閉症孩子要先與一位同儕練習對話之後，然後再進入一個低結構的情境中，與一群同儕互動。這樣不只可以學習到另一位孩子的觀點，也可以學到談話裡的關鍵字，這會協助他們用合適的說法或問題來做出回應。透過這些練習，他們可以成為團體的一分子，並維持彼此之間的對話。

▌策略 66 ▌ 製作有照片及／或患童畫作的小書；加上口述的文字（由患童告訴治療師她要在照片／畫作下面寫什麼），以協助患童重新導向及消除與主題無關之多餘想法

　　八歲的艾比有亞斯伯格症，喜愛談論任何物體的細節與數字。她著迷於宇宙、太空梭，希望長大之後可以當太空人。我每週與她見面一小時，來解決她的社交問題，並協助她處理那些干擾的想法，這些想法會阻礙她與同儕的互動能力。她喜歡朋友，但她常無法專注在與同儕的互動中，常在想自己腦中冒出的不相干主題，因而將自己搞得很煩亂。她還有第二個診斷：強迫症（Obsessive Compulsive Disoder, OCD），也有服藥控制。雖然有服藥，艾比還是很容易被這些想法影響，她想要冷靜下來並且將這些想法趕出腦袋。例如：在她的同儕討論誰是班上最可愛的男孩時，她的腦袋已經想到太空梭以及近十年來美國太空人已經出了幾趟飛行任務。她跳脫了對話，這有害於她與同儕的連結。在冷靜、有支持性的環境中練習，可以幫助她重新導正想法的這些技巧，可以幫助她覺得有信心可以控制自己的想法。

　　「艾比，這週有發生什麼事嗎？」我問。

「我想在下課時加入足球隊，但我朋友不理我，我不知道為什麼？」她哭著說。

「我們一起來看看對話中發生了什麼？」

「好。我跟比瑟尼在說話，她講得很快。她想當足球隊的隊長，並且指揮大家該做些什麼。我不要聽她的或照她講的話做，所以我為自己辯護。」

「那妳說了什麼？」

「不管我說什麼，她都不聽。她忽略我的時候，我就開始想太空還有別的事，害我不能繼續辯論下去。」

「這真困難。」

「是，太可怕了。」

「所以，我們來拍一張妳和比瑟尼談話時的照片。然後我們在辦公室裡練習角色扮演的談話，妳可以練習不同的方式來控制自己的想法。首先我們來討論這些想法，然後將這些想法寫在紙上。」

艾比談起她的想法：「嗯，我想想。我可以看見最新的太空升降機，可以在地球大氣層外 300 哩的地方運轉，它的外表布滿了彎曲的奈米碳纖維，比羽毛還輕但比鐵還堅固。我真的可以看見喔。用想像的！就像一條長 66,000 哩的纜索把人們帶到數百英里外的宇宙。我一直在想這個，無法從腦中除去。」

艾比寫下她的想法：

彎曲的奈米碳纖維

滑進太空

離地球 300 哩遠

新的太空升降機

艾比畫下了這個有奈米碳纖維的太空升降機，她將圖畫摺成

一團，放進我在辦公室專為艾比準備的盒子裡。艾比知道將這些想法寫下來可以讓它們變得不那麼強烈。她讓這些想法成為存在於她身外的一個物件，這樣她就比較能控制它們而非被其控制。

我給艾比一台拍立得相機，讓她帶去學校。她要在下課時間拍下同學的照片，並請其他同學幫忙拍下她與比瑟尼的合照。她的老師也拍下了艾比和朋友踢足球的照片。在下次的語言單元中，艾比帶了照片來並小心地擺在我前方的桌上。

「比瑟尼看起來和妳好像哦！」我說。

「對，我倆長得很像，但是她沒有我這些奇怪的想法！」

「我知道。這不是她的問題，但她也許會有其他煩惱。」

「沒錯。」

「好，現在將妳和比瑟尼的合照放進可擺進妳口袋裡的小相簿裡面。如果我們有更多與其他朋友的互動，再來增加這小相簿的內容。」

「可是我要做什麼呢？」

「當妳發現這些想法又跑到妳的腦袋了，便拿出相簿，然後看著妳與比瑟尼的合照。看看這樣有沒有效。」

在將這些太空相關想法寫下，並且用相簿在辦公室及下課時間練習四週之後，艾比的社交情況獲得控制。她將小相簿留在教室桌上，不再需要帶著它到處跑。她的同伴們喜歡看這些照片。經過一年的治療，艾比現在只偶爾才會被這些天馬行空的想法干擾。

瑪姬是一年級的自閉症孩童，也有強迫意念的困擾，但她只有六歲，無法用長的句子將她的想法寫下來。我們將 8×10 吋的紙分成四等份，請她在每一塊空白中，畫下她需要融入哪些社交情境才能與同儕有所連結。我們一起把這四頁變成一本小書。她

口述，由我幫她寫下來。如同許多自閉兒，瑪姬也很會畫畫，她在每個區塊都畫出某些概念。這樣做的目的，是要協助瑪姬清楚地看見她在真實生活的社交活動中做些什麼。我們又畫了另外一本四頁小書，是關於她腦中老是會跑出來干擾她的一些想法。瑪姬邊畫邊跟我敘述一些真實的情境以及一些不真實的想法。我們討論了兩者之間的不同以及要想那些真實的情境究竟有多困難。

有時候，自閉兒會在腦中浮現出某些老舊影帶內容，並且持續數天、數週，甚至數個月。沙基是個六歲的高功能自閉症患者。下課時間，他想走出教室，但是老師說天氣太冷，下課時間不能去戶外。

他馬上回應：「如果妳不讓我出去，我就要攻擊妳。」他對著老師揮舞拳頭。

老師聽到他的話，為了處罰他，老師說：「沙基，你要去見校長。」

沙基感到困惑，哭著走出教室，在助教陪同下去見校長。

在社交技巧團體中，沙基跟我提起了這件事。我每週去他的學校一次，在午餐時間用小團體的方式做語言促進的工作。

我問他：「沙基，當你今天對老師生氣時，腦中是不是在想著一段影片？」

他吃吃地笑並握起拳頭說：「如果妳握住我的手，我會攻擊妳！」

我問：「沙基，你是誰？」

他再度吃吃地笑並說：「我是查理‧布朗裡面的莎莉。」

「沙基，莎莉在查理‧布朗裡面做了什麼？」我問。

「她在和利寧斯說話。」他答道。

「利寧斯在做什麼？」我問。

「他在生氣。」他說。

「為什麼？」我問。

「因為他想握住莎莉的手，而她說如果他敢握，她會打他。」他說。

「莎莉說了什麼？」我再問一次，以便確認他真的理解莎莉的話語。

「如果你抓住我的手，我就會攻擊你。」沙基吃吃地笑，又握起了拳頭。

「沙基，當老師說你下課不能出去時，你是不是也是這麼想？」我問。

「對，我生氣。我像莎莉一樣生氣。」沙基看起來很認真。

「沙基，有沒有更好的方式來跟老師說？她又不是利寧斯，她不是影帶裡的人。那時你是處在你的內在想法裡面嗎？」我問。

「對，我忘了叫那些內在想法走開，我就是做不到啊！」

「好，下回要記得。當你生氣時，要告訴自己並沒有處在自己的內在想法裡面。」

「好。」沙基微笑著。他明白了腦中假想故事的角色與真實生活的回應之間其實是有所不同。

我發展出一種視覺技巧來協助有強迫想法的自閉症兒童，稱為「內在想法／外在想法」。這是一個很簡單的視覺技巧：使用3×5吋的小卡片寫著「內在想法」，另一面寫上「外在想法」。

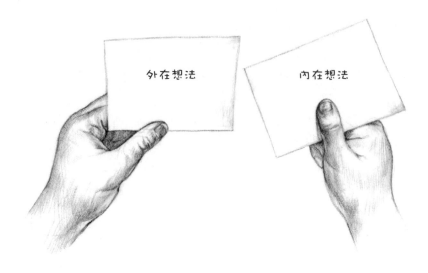

　　將小卡片放在桌子中間或是比較靠近孩子的地上，解釋每個人都會有兩種想法。有些孩子可以理解「內在」就像是「白日夢」的意思。請他們舉例。自閉症兒童會將內在想法解釋成「電影中流動的片段」或是迪士尼人物在跳舞，或是在軌道上行進的火車、獨立戰爭中的人物、解救他人的大英雄，或是假想的故事。一旦孩子將這些視為他腦中的「東西」，他就可以談論這些東西，然後練習運用策略來將這些轉換成外在想法。我將「外在想法」定義成思考一些當下發生的事情：一個人正在說些什麼？一個人正在做些什麼？當下發生了什麼事？孩子需要舉例來協助他界定真實環境中的地方及人物行動。治療師可協助孩子列出內在想法與外在想法的清單。一旦孩子觀察到別人的行動並談論這些行動，他就可以理解「內在想法」與「外在想法」之間的差別。

　　此外，治療師必須詢問孩子，何時是傾聽並觀照自己內在想法的「適當時機」或「不適當時機」。一個孩子說：「哦，當老師要我們圍成一個圓圈教學時，我就不能有內在想法，因為這樣

會讓我分心，聽不見老師在說啥。」他透過問自己：「老師正在說什麼？」來讓自己從內在想法轉換到外在想法。這個思考過程的簡單改變讓他更專心，並且學會控制自己的想法。年幼的孩子可以自問：「我的老師正在做什麼？」透過傾聽老師的講述或是留意老師的行動，孩子可以投入在外在想法中，投入當下正在發生的事，同時抑制那些強迫出現的內在想法。這個辦法對某些孩子很有幫助。

▎策略 67 ▎ 發展一些視覺素材來預先教導患童一個事件或戶外郊遊的順序；事後使用這些素材去發展關於此次郊遊的敘事

某天早上，瑪姬在上課時間一直重複說著關於氣球以及氣球的所有顏色方面的事。她無法專心於老師正在說明的郊遊時程安排。我把她帶到學校裡另一間小演講廳，然後我們一起畫氣球——她的強迫思想。她談論這些氣球，然後將這些畫送給我。她看著我將這些畫收進公事包。然後我們製作第二本小書：班上要去蘋果農場郊遊。瑪姬把這次郊遊畫在一張對摺兩次的白紙上，有四個 8×10 吋大小的小方格。我們將關於郊遊的每一張畫排序，讓順序更為明顯。

我們在郊遊之前及之後都閱讀及觀看了這本書。瑪姬指著第

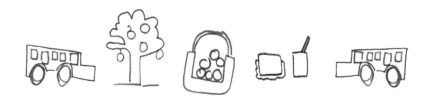

一張畫：「首先，我們將會搭巴士到農場。接著，第二張，我們下車排隊，老師會發給我們裝蘋果的袋子，然後我們走進蘋果園並欣賞那些樹。接著，我們採下靠近自己的蘋果。然後，第三張，把蘋果放進袋子；第四張，在果園吃完午餐後，我們回到巴士，巴士會載我們回學校。」在她敘述時，我幫她註解在每張圖的下方。

「我完成了一整個故事！看，就像是一本真正的書！」瑪姬開心地笑著。

「沒錯，我們可以用圓環把圖畫裝訂好，妳就可以帶回家了。」

「我喜歡！我寫了一個故事！」

這些利用有視覺效果的書本以及個別照片的技巧，對自閉兒很有幫助。另外，這些技巧也協助孩子將她的想法重新導向到當下正在發生的事。瑪姬把故事書放在床邊的盒子裡，總共收藏了關於她的四十個故事。這些故事源自我們對於她在學校生活、家庭、遊戲或特別事件當中所作所為的對話。瑪姬的手足很喜愛這些書，因為他們可以運用這些故事來幫助她，並且分享她的生活。

這些小書也提供了畫出並討論抽象概念的機會。對喜歡向別人展示作品的孩子而言，這也是一種動力。

▌策略 68 ▌藉由在遊戲場上指出同儕間的互動來協助患童觀察他人的互動；事後與患童一起製作圖畫並討論如何看出如臉部表情、手勢、身體語言等細微語言線索

克莉絲汀四歲時還不會說話，當時和我的第一次接觸是在第

一階段時，她想把我從雪堆中拉出來。現在她已經八歲了。她會與同儕討論她的想法，而且在協助之下，可以重新敘述之前發生的事件。她現在正在練習談論更抽象的概念，這些概念初次出現在對話中時，她很難一開始就聽懂。目前處於第四階段的她，還是很難從人們在談話中運用的細微手勢做出一些推論。

　　學校下課時間，我指導她如何留意棒球場上兩個正在練習打擊的男生。瑞克和丹尼為了誰先打擊而打起架來，於是教練出現在球場並把球棒拿走。為了協助克莉絲汀的推論能力，我拿出紙筆，和她一起坐在球場旁的長椅上聊天。我畫了兩位男孩，兩人中間有一支球棒。克莉絲汀開始咯咯笑。

　　我問她：「妳認為瑞克與丹尼感覺如何？」

　　「我不知道。」

　　「妳有沒有觀察到他們的肢體語言？」

　　「有，瑞克用手打自己的腿，丹尼繃著臉，我有時候也會這樣。」

　　「這告訴了妳什麼？」

　　「他倆看起來都很不高興。」

　　「對。」我畫了一張傷心的臉。

　　「妳為什麼覺得他們不高興？」

　　「因為他倆剛剛對老師生氣！」

　　「為什麼？」

　　「因為她是一個不說話的老師。」

　　「為什麼？」

　　「嗯，因為她什麼都沒說就拿走球棒了。」

　　「嗯，那妳為什麼認為男生不高興？」

　　「因為他們想要球棒。」

「對。但他們為什麼想要球棒？」我畫了一支球棒以及兩位男孩站在棒球場內。

「哦，他們要有球棒才能玩球！」

「對，所以他們覺得傷心、失望和生氣。」

「對。他們都低頭看地上，而且有時候會互相咆哮。」

克莉絲汀發覺了對應男孩們感覺的手勢及身體語言，同時發現了兩者之間的關聯：他們傷心又生氣，是因為他們想繼續玩球，而不是因為老師不說話。孩子需要視覺效果及時間來處理訊息，如此才能從社會互動中做出推論，特別是當互動情境並非像上述那麼清楚的時候。

▍策略 69 ▍ 藉由製作同儕的感覺及患童的感覺的一張視覺清單，教導患童在一個生氣的互動情境中認識同儕的觀點

在另一情境中，克莉絲汀在畫畫時，不想讓奧莉薇亞的三歲弟弟傑瑞米拿著綠色麥克筆在她的畫作上亂畫。

她吼著：「走開！」但隨後對自己發脾氣感到難過。傑瑞米哭著跑到他姐姐奧莉薇亞那裡去。克莉絲汀知道自己有理由生氣，因為傑瑞米想在她的畫作上亂畫，但她不懂的是，他並不知道這畫作屬於「她」，而不是屬於「他」。她不懂為何他要哭著去找奧莉薇亞。克莉絲汀覺得她才是當下最應該哭的人。

我們畫了一本小書，有傑瑞米、麥克筆和她的紙。然後我們討論了她的感覺以及傑瑞米為何如此傷心。第一張圖是流著大滴眼淚的傑瑞米；第二張是傑瑞米用手摀住臉；第三張是克莉絲汀在哭，眼淚都掉到膝蓋上了。我明白了她的感覺以及她體會到傑

瑞米的感受。

「克莉絲汀，生氣是可以的。」

「我知道，可是我覺得糟透了。」

「生氣是可以的。妳有看到當妳對傑瑞米生氣時，他是如何用手搗住臉的嗎？」

「有，但他為何如此傷心，這是我的畫紙耶！」

「妳認為他對自己所做的事情會有什麼感覺呢？」

「我不管。這是我的畫紙，我覺得傷心。」

「妳覺不覺得傑瑞米有可能也會傷心，因為他以為他在幫妳，但妳卻這麼生氣？」

「哦，我不這麼想。」

「那我們去問他。」我們在遊戲區和奧莉薇亞及傑瑞米碰面。

當克莉絲汀靠近傑瑞米時，他又哭了起來。他抬頭看著她，眼淚一直流。

「克莉絲汀，他還是對剛剛那幅恐龍畫感到難過。」

「傑瑞米，你為什麼這樣難過？」

傑瑞米說：「因為我想幫妳畫一隻恐龍。我很會畫恐龍。我在妳的圖裡看見一座山，我的恐龍可以畫在山腳下。」

克莉絲汀蹲在傑瑞米旁邊並輕聲說：「我不知道你原來是想這樣做，我以為你是要來破壞我的畫作。」

「不是，我想畫一隻恐龍給妳，我很棒的。」

克莉絲汀幫他擦掉眼淚。

她問：「你還需要面紙嗎？」他點頭。

「我有好多圖畫紙，我們一起來畫恐龍好嗎？」

「好！」

傑瑞米笑著牽著克莉絲汀的手，另一手還拿著綠色麥克筆。

在下一個單元中，克莉絲汀和我討論要如何限制傑瑞米。她學著說：「哦，傑瑞米，這很特別！你要小心畫！」或「傑瑞米，你可以畫在這張紙上，這是你的紙，另一張是我的紙。」更重要的是，克莉絲汀學到從社交互動中找到新的推論，並且學會看到別人的觀點。她正在學習當小孩說話或行動時，腦中其實會有好幾個想法。克莉絲汀正在學習更有彈性，學習在她本身的想法當中尋求更多的選項，同時學習思考同儕們正在想些什麼。她也正在學習她可以同時擁有一種以上的情緒。對於傑瑞米干擾她的作品，她感到失望和生氣，但她同時也體諒他，因為知道他其實只是想幫忙而已。

▍策略 70 ▍ 藉由比較患童在類似事件中的痛苦和敏感情況，教導自閉症患童詮釋同儕的不適和痛苦

不像傑瑞米，四歲的自閉兒麥可在遊戲場上或非結構的活動中持續需要協助，因為他很容易弄混了其他孩子的觀點。過去兩年中，我每週有兩小時單獨與麥可碰面。去年我每週多花兩小時在他學校，與同學們在一起。

麥可在基本溝通的社交語言技巧方面有顯著進步，現在他可以輪流、分享玩具，並且可以一邊玩玩具一邊創造故事。儘管他基本上已經掌握住實用語言技巧，他仍然很難理解為何同儕的觀點和他不同。縱然他很喜歡和他們一起玩，但與同儕的對話常讓他感到挫敗。有時他會錯意而想要帶著所有玩具離開，這樣他就不必再跟他們互動。有時他會看著大人，希望大人能幫他判讀同儕的訊息而能繼續互動。

　　有次在戶外下課時間，我與麥可及安琪兒一起活動，麥可很喜歡跟著安琪兒在遊戲場玩。他們上課時坐在隔壁，並且會在活動中交談。他倆坐在遊戲場鞦韆架旁楓樹下的小丘上，撿拾落葉與樹枝假裝是營火，我在一旁假裝是露營者。

　　我問：「我們可以烤棉花糖嗎？」

　　麥可說：「好！我們找些棍子。」

　　安琪兒說：「好啊！我們去那邊撿樹枝！」她指向鞦韆旁的樹枝。她要麥可跟著她。他跳起來跟她去撿樹枝。他們找到一些松果，並用樹枝串回來。他們在營火前坐下，並開始烤棉花糖。我手持樹枝、松果加入他們。麥可的松果脫落，掉進火堆裡，他就笑了出來，隨後我們三人都笑了。

　　我問：「安琪兒，妳上個週末假期做了些什麼呢？」麥可將掉落的松果拾起並重新串回樹枝後，注意力又回到營火上面。在安琪兒說話時，他抬頭看看安琪兒，然後又低頭看火堆及棉花糖。

　　安琪兒說：「我去迪士尼世界玩，搭雲霄飛車，結果吐了。」

　　「妳在雲霄飛車上嘔吐嗎？」我問。

　　「對，就是在雲霄飛車上面！」安琪兒用一隻手掩住嘴巴，並且看著麥可等著他回應。他只是專注地看著樹枝及棉花糖，彷彿安琪兒什麼都沒說。他的棉花糖掉進火堆裡。安琪兒推了一下指出棉花糖的位置。他撿起來並再度串回樹枝上。

　　安琪兒說：「燙不燙？你的手指會燙傷喔！」

　　麥可看著她，但仍持續握著棉花糖在火堆上烤。

　　我問：「麥可，安琪兒人真好，肯幫你。她不希望你的手指被火燙傷。」

　　麥可說：「喔，安琪兒，謝謝。」

　　我問：「麥可，安琪兒在迪士尼的雲霄飛車上吐了。你覺得

她的感覺如何？」

麥可看著安琪兒。他的棉花糖又掉進火堆去。這回他沒有再去撿，任由它掉落。

我問：「麥可，你有沒有吐過？」

「有，在我感冒的時候。」他說著，但仍盯著棉花糖。

「你覺得如何？」

「嗯，並不好受。」

「那時你有要媽媽幫你嗎？」

「對，她幫了。她給我薑茶。」

「你有沒有聽到安琪兒說她在雲霄飛車上吐了？」

「有。」

「你有沒有聽到她是真的生病了？」

「嗯，沒有。」

安琪兒看起來有點悲傷並說：「我覺得很糟，麥可。我真的生病了。」

我問：「麥可，你有聽到安琪兒說什麼嗎？」

「有。」

「安琪兒生病了，你覺得如何？」

「跟我一樣生病嗎？」

「對，就像你感冒那樣。」

「哦，安琪兒，那真糟。我很抱歉。」

「安琪兒，妳覺得很糟嗎？」

「對，麥可，謝謝你。」

「妳還好嗎？」

「是，我好了。」

我問：「你還想要棉花糖嗎？」

安琪兒將自己手中的棉花糖棒遞給他並說：「這根比較好，棉花糖會被它串住，你的手才不會燙傷。」他慢慢接過棒子並對著她微笑。

「我們再多撿一些木頭。」

「好，我看見溜滑梯旁邊有木頭！」

麥可站起來並朝著安琪兒揮著「快來」的動作，表示出他要她跟著他。雖然他現在知道要如何運用手勢來得到他人的注意，但他還在學習判別他人的細微肢體語言和面部表情。此外，一旦他理解肢體語言的意思，他也必須連結到同儕的話語，然後再以相關聯的語言／手勢回應同儕。若同儕再次用點頭或微笑來做回應，治療師就明白麥可可以理解同儕的觀點了。

麥可起初並不了解安琪兒在雲霄飛車上的感覺，但最後他知道自己的經驗很類似於她的經驗。雖然他會因為其他孩子哭而跟著哭，而且對其他孩子的感覺很敏銳，但他仍無法解讀她的故事——即使語氣、臉部表情及肢體語言都已表達出她在雲霄飛車上嘔吐的不愉快經驗。透過麥可類似的不舒服經驗，我協助他認知及看出她的感受。麥可需要很多類似的情境來幫助他理解，自己必須從別人的臉部表情、肢體語言和語調上面判讀及推論別人的感受和想法，因為這些都是別人看待自身經驗的重要線索。

發展協商與推理的策略

策略 71：利用教室的專題活動及與孩子課程相關的概念，協助自閉症孩子解讀並規劃能夠幫助他從抽象文章與模稜兩可的詞彙中，得出邏輯推論的步驟。

> 策略 72：在衝突或協商情況中，教導自閉症孩子藉由協商的
> 　　　　六個階段去發現與他人的共同利益所在，方式是在
> 　　　　互動的遊戲情境中透過示範並詢問其他兩位孩童。
> 策略 73：在與患童和家人及朋友的自然經驗有關的戶外情境
> 　　　　中，引進具創意與高度有趣的活動。

▌策略 71 ▌利用教室的專題活動及與孩子課程相關的概念，協助自閉症孩子解讀並規劃能夠幫助他從抽象文章與模稜兩可的詞彙中，得出邏輯推論的步驟

　　讓畫圖與寫作對自閉兒有用的另一種方式是，製作用來說明推理步驟的一些視覺效果，這樣他就可以組織他的想法，並且從抽象訊息中導出合乎邏輯的結論。

　　派翠克在還是一個不說話的兩歲學步兒時，就老愛面對牆角並且拿火車撞牆壁，而今他十歲了。他在公立小學三年級適應得不錯。我定期提供老師諮詢，以協助老師為派翠克做課程上的調整，好讓課文中的語言對派翠克更加清楚及具體。他表現得很好，與同儕的互動已不需要協助。他接受神經心理學家的再評估，認為他已不再適用自閉症的診斷了。派翠克目前處於第四階段：學習和他人協商，以及學習從他與同儕的對話或是他與同儕正在閱讀的課文討論中，導出正確的結論。

　　在上某一節地理課時，派翠克感到困惑，並想離開教室。他請老師給他差事跑跑腿。這是他在對老師發出的信號，他可能需要獨處或是他現在正處於困惑的狀態。老師看出他需要休息以及

他的苦惱。她當下沒有時間為他解釋課文，但她知道那天我會在教室中觀察並協助派翠克。在我抵達時，派翠克拿書給我並說：「我不懂這個！我好困惑！」

「沒錯，派翠克，這很難一下子就搞懂。我們先把概念畫下來。」

「好。」

我們拿出一大張白紙及數支麥克筆，有他最喜歡的綠色與藍色。當我們坐下來要工作時，他笑了。我們一起思考問題。在社會科的學習上，同樣一個問題會有很多選擇：「下列地區都是美國的領地，哪些不靠海？」

我說：「派翠克，我們來畫一個「有靠海」的土地，那應該長怎樣？」

派翠克畫了一塊長條形土地，旁邊有海洋。我點頭並說：「對，就是這樣。」

派翠克要學習反向思考，所以我說：「現在畫下沒有海岸的土地。」

派翠克畫了科羅拉多州。他開心地說：「我有在科羅拉多州滑過雪！」

我點頭並說：「是的，沒錯！」

「現在，如果有的土地看起來像這樣（我手指著沿海陸地），有些像這樣（指科州），那你要如何看待這些土地（我指著課文中的那些問題，問題包含有其他七塊土地）？」

派翠克看起來很困惑，於是我拿出美國地圖並指著沿海地區給他看。我們讀了一本關於沿海地區的小手冊，並了解其分布。在討論沿海地區的特徵之後，我們回到課本的問題上面。

派翠克完全答對七個問題。

自閉症兒童時常很難理解抽象名詞的各種不同涵義，但這些在協助他們合理推論某些字彙的正確意義方面卻很重要。本策略的第一步，是先定義抽象名詞，在這例子中是「海岸」，然後再想出海岸這個詞的相反詞。有了對照，孩子就比較容易懂這個概念。

　　接下來這一個月，我和派翠克努力了解「民主」的定義，及了解有些國家有著「獨裁」或「階層制度」等相反的政府制度。一旦他理解了這些相反概念，他就會開始形成民主的概念。對民主概念的討論讓我們對「自由」的抽象概念也有更多的討論。在討論時，我們也畫圖並寫下這些抽象字彙，例如：「民主」、「自由」以及「人權」。關於課堂上討論抽象概念時所寫下、畫下的東西，派翠克把它們收藏在一本特別的筆記本裡面。

▍策略 72 ▍在衝突或協商情況中，教導自閉症孩子藉由協商的六個階段去發現與他人的共同利益所在，方式是在互動的遊戲情境中透過示範並詢問其他兩位孩童

　　自閉兒需要學習的不只是對具體事物的協商，也需要學習對抽象概念的協商，例如：誰能決定遊戲的主題。在第四階段中教導孩子協商的策略對所有年齡層的孩子並無不同，但我們發現孩子的口語能力愈好，他就愈能運用這個策略，最後與同儕達成共識。

　　教導協商的第一個原則是：教導孩子在互動的遊戲情境中，找尋同伴感興趣的東西。

　　四歲的自閉兒康瑞常會因遊戲不順心而暴怒。我每週花兩小

時到幼稚園去，協助他在遊戲中融入同儕。他的口語表達能力很好，而且喜歡創造恐龍與怪獸的故事。他用樹枝和泥巴建造堡壘，用水管當泥巴河，有幾次教室拉門沒關好，水流到整個教室。他熱衷建築、造河流，然後帶領恐龍與同儕到河川下游找食物。他想控制恐龍群吃冰淇淋和披薩的時機及步調。同儕不願挑戰他，因為他會尖叫並攻擊他們的恐龍，直到所有人都聽他的話。

　　卡若琳是個有壞脾氣的四歲小孩，她也想控制河流，也想當領導者。她要她的恐龍吃雙層起司披薩和巧克力冰淇淋，但河的盡頭只有一片塑膠披薩和冰淇淋。卡若琳與另外兩位四歲同學一起加入了康瑞這一組。

　　某天早晨我進到教室，右手握著恐龍，左手拿著水管。教導這四個小孩（其中一位還是自閉兒）學習協商的第一個步驟，是先引入一個故事主題，這主題鼓勵每個孩子進入對方的遊戲區域，然後創造一個「分享空間」，這空間比整個遊戲區小，在這空間裡雙方可以聆聽對方的談話，而且可以看見對方的遊戲。

　　「有誰想澆水？」我問。

　　康瑞大喊：「我！我！」

　　「但是，康瑞，由你的朋友其中一位來做如何？」

　　「不，我要做。」

　　「除了康瑞外，還有誰想澆水？」

　　河水一片寂靜，孩子們也一片沉默，只有水管滴水的聲音。我等著並傾聽著。

　　「好，我來！」卡若琳說道。

　　「好，康瑞，你覺得為什麼卡若琳想澆水？」我問。

　　「哦，因為她喜歡水！她想當第一個灑水的人。」

　　「所以她喜歡水，對嗎？」我問。

「但是我就是想澆水！」康瑞抱怨著。

「那卡若琳怎麼辦？既然她喜歡水，何不讓她當第一個灑水的人？」我問。

「不！我要。」康瑞大喊。

「卡若琳，妳覺得康瑞在遊戲區喜歡玩什麼？」我問卡若琳。

「哦，他喜歡跟他的恐龍在所有的恐龍抵達之前，把食物吃光。」她說。

「康瑞，你要做那個嗎？」

「對，我要得到所有食物並吃光所有的披薩和冰淇淋！」他大喊。

「好，所以，假如卡若琳想玩水，而你想吃披薩，那我們怎樣解決我們的問題呢？請記住，我們要努力去傾聽每個人想要做什麼。」

「對，可是我才不管！」康瑞回應。

「康瑞，如果你想要吃光所有食物，而每個人也都同意，你會是第一個吃到東西的人，這樣你會開心嗎？」我問。

「對，我會開心。」他笑著說。

「卡若琳，如果讓妳在剩下的時間裡都一直玩水，這樣妳會開心嗎？就算妳都沒吃到披薩？」我問。

「應該會。」卡若琳小聲地說。

「請問大家都同意康瑞先吃而卡若琳先玩水嗎？」我問。

團體中的這三個男孩與一個女孩一致稱是。

康瑞說：「哦，我想她可以吃一片披薩。」

「康瑞，那你的另外兩位恐龍玩伴呢？」我問。

「你們想要什麼？」他問，顯然他還記得上週練習協商的課程，記得問對方喜歡什麼。

這兩位齊聲：「我想排第一個。」

「康瑞，他倆都想排第一，那該怎麼辦？」我問。

「好，當我們在玩時，你最喜歡什麼？」康瑞問。

「嗯，我喜歡最大隻的綠色恐龍。我想要那一隻，可以嗎？」一位孩子問。

我點頭示意康瑞給他那隻恐龍。他很快地遞給他說：「這給你。」

「所以我們解決問題了嗎？」我問。

「對。我吃所有的食物，但會留一塊給卡若琳。她可以控制水管玩水。」他指著一位同儕說要讓他排第一位，而另一個同儕可以得到綠色恐龍。「我們可以玩了！」康瑞邊說邊笑著將一片塑膠披薩放進恐龍的嘴裡。

四個孩子都投入了「分享經驗」，而且談論著相同的遊戲主題。讓四位孩子在分享空間內感到舒服並且開始玩，這是教導協商的第二個原則。每個孩子都想要在別的孩子的故事中湊上一腳。他們在遊戲中共享經驗。

教導協商的第三步驟：協助他們找出「共同利益」（shared interests）。Fisher 及 Ury（1981）提出：孩子就如大人一樣會認為，如果有對立的意見，彼此就不會有共同利益。但是「利益卻可成為人類的動機」（Fisher and Ury, 1981, 41），所以找出「共同利益」通常可達到某些共識 [2]。

自閉症兒童常會認為如果有人與他對立，他就必須要先攻擊制勝，不論是運用肢體搶奪或是吼叫恐嚇說：「我要那個！不！你不能拿這個！」此時，治療師開始教導找出共同利益，此為第三原則，方式是與團體同步，並且在衝突中創造出某種平和氣氛。一旦搶奪或吼叫獲得控制，孩子就可以跟對手對談並且分享感受。

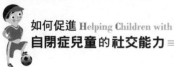

然後，孩子與同儕便可以開始討論他們的共同處。

　　某天早晨在學校的遊戲區，康瑞與卡若琳在為卡若琳的娃娃們建造城堡，康瑞扮演爸爸，卡若琳則是媽媽。他們兩人創造了一則故事：趁著父母親外出看電影時，兩個孩子把房子弄得一團亂。父母回家之後，對孩子很生氣。此時，故事要如何繼續，產生了歧見，治療師利用此情況引入協商，教導孩子如何看見雙方的共同利益。

　　歧見出現於卡若琳說：「可是，我不想要父母生氣，我想要他們笑。」

　　康瑞說：「看見你把房子弄得一團亂，父母不會開心的！」

　　卡若琳說：「這對父母親可以！」

　　我問：「你們希望在故事中出現的最重要事情是什麼？」

　　康瑞說：「嗯，我要房子一片混亂。」

　　卡若琳說：「我想要房子看起來很漂亮，因為孩子們會整理，所以父母會很開心。」

　　我問：「我們要如何讓房子混亂又變乾淨？」沉默出現。

　　我再問：「康瑞，既然你想看房子毀壞，何不讓我們一起毀壞房子，而卡若琳，我們再一起整理乾淨，讓孩子再重新修理好？這樣可以嗎？」

　　兩個孩子同時說：「不！」

　　「你們可以在同一個房子裡玩嗎？」我問。

　　「不行，但我們『想要』一起在房子裡玩。」卡若琳答。

　　「好，你們有共同利益：你們想在同一個地方一起玩，對嗎？」

　　「對。」

　　「好，那讓孩子們毀了他們自己的房間，而不是整棟房子。」

康瑞說。

「好，然後我們可以要孩子們把房子整理乾淨，對嗎？」卡若琳說。

「但康瑞想要讓父母親生氣這部分怎麼辦？」我問。

「我不知道。」康瑞答。

「我知道了，可以讓父母一回到家時很生氣，然後孩子把房子整理乾淨。如果我們沒有破壞得太嚴重，就可以讓房子看起來很棒。」卡若琳說。

「哦，不！我要整棟房子都垮掉。」

「那如果房子都整理好了，結果出現龍捲風毀了整棟房子呢？」我問。

「對！這樣可以耶，卡若琳妳覺得呢？」康瑞問。

「不，我不要龍捲風，來個大洪水好了，這樣我也可以用水管！」卡若琳咧嘴笑著說。

「好，妳喜歡水，行！」康瑞答。

他倆一起玩了超過四十五分鐘，依循著他們的故事主軸，並兼顧彼此的需求。故事結束在卡若琳用水管製造出大洪水。幸好，教室的拉門有關起來。

協商的最基本原則也適用於一般的小學生，不同的是，自閉症孩子需要事先在安靜的地方運用角色扮演一步一步練習，之後才進入真實的社會互動或加入遊戲區。我通常在互動中教導孩子，但前提是孩子能夠不以肢體搶奪，且能彼此對話。

十歲的派翠克仍然很努力學習從課文文字或口語訊息中做推論。同時，他也開始學習跟同儕做協商的基本原則。第一個原則是教導派翠克，讓他知道他是在「共享的空間」中與同儕一起玩，而且他也喜歡和別人在一起。第二個原則是發展出一種「共享的

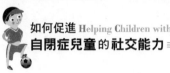

經驗」，讓派翠克在其中能與遊戲主題產生正向連結。在這種遊戲經驗中，他們分享理念，而且所談的不僅僅是他們正在做些什麼，也談論到對遊戲主題的想法。一旦這兩個原則都已經建立，治療師便可以教導所有孩子如何找到「共同利益」。另外，派翠克也要學習理解到別人的利益可能與他不同，而不同並不一定是壞事。一旦他理解到這一點，派翠克就可以與人交易或分享。在探索同儕利益的過程中，他可能會發現彼此真的會有共同的利益。

我將「兒童的協商練習」前幾個步驟寫在紙上，給派翠克還有他的同儕參考：

1. 留意階段

a. 留意同伴的遊戲區域，並確認他離你不遠。

b. 與同伴交談，並問他的想法或點子。

c. 記住「不批評」、「不威脅」與「不說難聽的話」三個規則。

d. 記住：一旦問題出現，解決需要時間。

2. 發問階段

a. 傾聽你的同伴在說什麼，然後問他一些問題。

b. 表達你自己的點子和意見。

3. 尋求解決的階段

a. 腦力激盪出一些解決方法，先不管有無共識。

4. 記錄階段

a. 花一些時間來思考選項並寫下來。

b. 當你聽到同伴感興趣之處，想一想其中是否與你的有共同點。

5. 確認共同利益的階段

a. 如果你可以看見某些共同的利益，你就可以看見某些協議

產生的可能性。

b. 記住，沒有唯一答案。

c. 要記得，有時同伴要的只是一種很基本的感覺，例如，「感受到他是你的朋友，而且他可以信任你」。

6. 協議階段

a. 尋求兼顧雙方利益的協議。

b. 對協議內容取得共識，並討論為什麼會達成這樣的協議。

在過去這三十年與孩子工作的經驗裡，我發現一旦孩子感受到同伴真的理解他的以及自己的利益，他也會比較願意與對方達成協議。自閉症孩子和一般孩子都必須學習協商，以及學習看到其他孩子的觀點。

我引導派翠克及同儕練習「假裝協商」。派翠克假想自己是蜘蛛人，喜歡從失火的建築裡救出人們，一開始他問艾瑞克喜歡做什麼？艾瑞克假扮 GI Joe（一種軍人娃娃），是一個律師，喜歡在法庭上為弱勢者贏得官司。他倆不斷爭論誰是今天的英雄，以及誰應該最先執行救援任務。他倆彼此嘶吼，堅持自己才是最佳英雄並且應該最先執行救援任務。

我們寫下雙方英雄的利益清單，然後發現彼此真有共同點，最重要的一點是他倆想當好朋友。艾瑞克與派翠克邊笑邊承認這一點。

與這兩位小男孩進行兩次一小時的單元來處理相同的衝突點之後，他倆決定出一個更詳細的共同利益：他們想要被對方充分信任，然後成為「最要好的朋友」。一旦他倆理解到儘管他們爭論著誰要「先」救援，他們都仍有著想要有好朋友這個人性需求，協商就開始出現轉機。有了這樣的新體認，他們創造了兩位英雄同時執行救援任務的故事。故事最後結束在兩位英雄一起在森林

中設立一個「救援」營隊。

經過那次單元之後，派翠克與艾瑞克建立了穩固的友誼至今。他們後來就讀不同的學校，但雙方父母每週會安排一次遊戲聚會。在我們最後一次的協商課程中，兩人因努力而獲得獎品。之前數週，我曾問他倆想要什麼獎品，一點都不意外，艾瑞克想要 GI Joe 超級英雄，而派翠克想要蜘蛛人。

我給他倆獎品時，派翠克對艾瑞克說：「我們是一輩子的朋友。」

艾瑞克拿著獎品對派翠克笑著大聲說：「對，一輩子的朋友。」他們互相雙手擊掌，邊聊邊走出我的辦公室。

對這兩組孩子——康瑞與卡若琳以及派翠克與艾瑞克——我先教導雙方看到同伴的利益與彼此的共同利益，而不要先聚焦在爭論的物件或故事主軸上。然後，我鼓勵雙方問對方的利益之處，並且表達自己已經理解了。

一旦雙方都明白且記住對同儕有利之處而且更在乎彼此，他們就會更有彈性，也更願意來解決問題。例如：一旦康瑞理解到卡若琳真的很喜歡水，所以她想要使用水管，他就會降低協商的抗拒，也不再堅持他要拿水管。他看見她的利益處，所以他的思考變得有彈性。另外，康瑞也學到，在協商的過程中他若堅持最想要的利益（吃披薩與冰淇淋），他可能要放棄某些東西。他學到給予不但有利於對方，同時自己也受益。在派翠克和艾瑞克這組，派翠克學會得到一個好朋友比什麼都重要，而最終他也願意讓艾瑞克和他的蜘蛛人一起執行救援任務。艾瑞克在協商的過程中學到：擁有一位可信任的好朋友比起只為了搶第一而失去友誼來得重要太多了。

有時候，自閉症患童無法達到這個協商階段，但能夠達到彼

此分享空間並且理解其他同伴的某些利益所在。

▎策略 73 ▎在與患童和家人及朋友的自然經驗有關的戶外情境中，引進具創意與高度有趣的活動

派翠克和三個朋友一起參加一個運動語言（sports language）的療程，他們會在麥當勞吃午餐，然後一起去打保齡球。對這群男孩來說，這是他們特別喜愛的活動，所以他們從未錯過能在麥當勞碰面的機會。當我們到達麥當勞要吃午餐時，派翠克和他的三個朋友正在排隊。那裡是嘈雜的，這樣的環境讓他感到焦慮。派翠克轉過來對我說：「我自己來。」他掏出錢，我點點頭，然後從隊伍中後退。

櫃台人員問派翠克：「你想要什麼？」

他很快地回答：「紅襪！」

櫃台人員微笑著說：「我的意思是你想吃什麼？」

派翠克說：「熱狗和啤酒。」

櫃台人員笑著說：「我們這裡沒有那些東西，有其他想吃的嗎？」

派翠克看了看說：「喔！剛剛那一瞬間我忘了我在哪，我剛想著我老爸和我在玩遊戲。請給我麥克雞塊和牛奶。」

雖然派翠克有很敏銳的聯想力，但他忘了整個情況的來龍去脈。他自己在沒有任何協助的情況下修正了，在那一瞬間，他對於看到當下自己認知思考中正在發生什麼事情的能力感到自豪。

稍後在保齡球道中，派翠克丟出了全倒的成績。當球啪的一聲擊中球瓶時，他的同伴們歡呼且高興得跳上跳下。

其中一個人大叫：「丟得好啊！派翠克！」

派翠克是如此興奮，以至於他丟下一個球時，是將它往後丟而非往前丟。球打中了地板且滾過了保齡球座位區。他的一個同伴說：「喔！派翠克，我知道。你是一個很棒的運動員，別擔心。」

派翠克坐在位子上說：「喔！我是笨蛋！」

他的同伴說：「不，你才不是笨蛋呢！你是一本活動的百科全書！你對課堂上的內容記得一清二楚，但我卻一點也記不得。」

派翠克微笑，然後拿起下一顆球繼續丟，他丟出另一個全倒，他的同伴都過來輕拍他的背。當他們給他看他的分數卡時，他笑了。

一旦孩子的同儕幫忙，治療師就變成一個觀察者。在這個最簡單的活動裡，像是在麥當勞吃午餐和打保齡球時，自閉症孩子會學到他是被其他人所看重的。透過同儕的支持以及在自然環境中持續的社交互動，他能改善他的語言缺陷，那時常是自閉症不可或缺的一部分。

為開始及結束擬定策略

策略 74：為患童與同儕製造遊戲約會／自由時間的自然情境，並提供可預測的「整體」結構。

策略 75：在自然情境中盡可能支持手足。

策略 76：與孩童們一起製造結束治療的自然情境，並協助他們期待新關係的產生。

▍策略 74 ▍ 為患童與同儕製造遊戲約會／自由時間的自然情境，並提供可預測的「整體」結構

　　幫助自閉症孩子增進社交能力的最重要介入策略之一，是用「遊戲約會」（play-date）來協助他們，方式是在他們休息時的自由時間，在鄰近的公園裡，或甚至在夏令營中，安排他和一個同儕一起玩。目標是在自然的情況下促進這孩子和幾個同儕之間的關係。首先，治療師要與這個孩子和一個正常發展的同儕一起活動。這個同儕或許有些語言障礙，但是他應該至少處在敘事遊戲治療中的第二或第三階段。這個同儕應該是在自閉症孩子的教室或鄰近區域找到的，才能讓這個學習可以立刻轉化。自閉症孩子要把和同儕在一起的正向經驗做連結，並將這個社交技巧轉化到另一個場景，特別是如果他遇到了曾在遊戲治療中一起練習的同一個孩子。

　　在遊戲約會開始之前，家長和治療師會訂定一個計畫，以討論遊戲架構和安排的目標。這個孩子或許是在治療的第三階段，即將進入到社交參與這第四階段；因此，他需要有大人的更多支持，才能在互動中有更多的相互性。他或許能夠輪流，但無法維持和一個朋友互動，且保持在話題中。遊戲約會應該要限制在一或一個半小時之內，而且剛開始要在一個熟悉的場景中。假如這個孩子和他的兄弟姐妹玩得很愉快，而且不會造成同儕分心的話，他的手足或許可以被納進來一起玩。在一些家庭裡，手足的加入是有幫助的；但在其他家庭裡，手足或許想要與自閉症孩子競爭同儕的注意力，那這個自閉症孩子就可能會被忽略。如果發生了

這樣的狀況，對這個家庭最好的方式是，在一開始的幾次單元中帶另一個孩子來跟這個手足玩。一旦自閉症孩子能和他的同儕一起進行社交方面的連結，他們就能夠一起玩了（見附錄一，第233頁）。

在敘事遊戲治療的第四階段「社交參與」中，治療師會很緊密地和自閉症孩子及正常的同儕一起活動。在敘事遊戲治療中運用同儕作為語言示範的方式，與「整合性遊戲團體」（Integrated Play Groups）（Wolfberg and Schuler, 1993）[3] 頗為相似。這兩種模式為這個孩子提供支持，用搭鷹架的策略來達到他最大的潛力（亦即用一個較有經驗的孩子來協助一個較缺乏技能的孩子，以達到他最大的潛力）。這個較有技巧的同儕必須變成社交典範（Wolfberg, 1999）。在整合性遊戲團體中的促進者角色是去帶領和協調正常及「見習」孩童，而且還要設計遊戲情節的場景。在敘事遊戲治療中，通常是由孩子帶領故事的主題，而不是由治療師帶領。然而，這兩種模式皆鼓勵在遊戲中出現可以促進社交及遊戲技巧的自發性互動。在目前的研究中，同儕遊戲對自閉症孩子的重要性尚未受到重視（Preissler, 2006）[4]。一旦自閉症孩子投入有同儕示範的遊戲，他們就可以投入到更為複雜的遊戲形式（Greenspan and Weider, 1997; Lord and Hopkins, 1986; Wolfberg and Schuler, 1993）[5]。

在敘事遊戲的第三和第四階段中，自閉症孩子與他或她的家人及同儕可能會在農場、遊戲區或滑雪場碰面。去的時間最好挑選這個地方較無干擾和嘈雜聲，而且比較少孩子在的時候。舉例來說，我時常帶孩子和他的同儕去位於麻薩諸塞州林肯市的冰丘農莊，我會選在春天動物們生小寶寶，而且一大早農場很安靜的時候去，我會避免在人多的週末帶孩子們去那裡。假如我帶他們

去公園，我會在公園找個安靜的陰涼角落，在那裡設置一個小小的棒球場給他們玩。我帶著一張厚重的地墊，如此一來，我們就能一起坐在外面，努力地進行單元並且談論目標。即使在冬天，第一次的碰面應該總是開始於一個安靜的環境，而且所有規則都應該要解釋給每個孩子聽。

我多半會跟兩個家庭碰面；每一個家庭都有一個自閉症孩子，而且會帶來一個跟他處於相同發展年齡且有相同興趣的同儕。這四個孩子具有口語能力，且能使用相互性語言。有個九歲的孩子叫做露西，三歲時被診斷為自閉症；另一個也是九歲的孩子茱莉，在七歲的時候被診斷為亞斯伯格症。這兩個孩子都就讀於公立學校，且獲得學校團隊良好的支持。她們跟正常的同儕一起參加一週一次的社交技巧團體。學校心理師帶領團體，孩子會在團體中學習講話的語用學（輪流、眼神接觸、開啟對話、退出對話、維持互動、使用語言來表達意思等）。這兩個孩子都去上一週一次的個別語言治療，以學習接收性語言和認知技巧，並且增進她們表達句型的能力。這兩個女孩都有個職能治療師在一週兩次的課程中和她們碰面，教導她們感覺統合，並且為她們的學校提供持續的諮詢。

每個星期六早上，我會將兩個孩子從教室中拉出來，與她們的父母和同儕進行一小時到一個半小時的遊戲治療。

一個下過小雪的早上，露西和茱莉抵達滑雪場，準備在她們倆都喜愛的活動——滑雪——中練習語言技巧。她們當時都是七歲。露西帶著她的紅色滑雪圈（tube sled，譯註：輪胎形狀的雪橇，形似甜甜圈），朝著茱莉的方向跑下布滿雪的坡道。茱莉帶了一個同學前來，那是想跟她一起滑雪的正常同儕。露西也帶了一個發展正常的同儕一起參與星期六的遊戲團體。同儕們正跟著

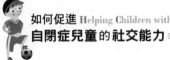
跑下坡道來跟露西打招呼。茱莉的爸爸和露西的爸爸則站在坡頂，邊聊天邊喝掉手邊的星巴克咖啡。

露西大叫：「嘿！茱莉！我有一個新的滑雪圈！」

茱莉回吼：「露西，我也有！看！」她舉起一個藍色的滑雪圈。

我說：「哇！太棒了！妳們都會滑得很快！」

茱莉說：「嗯，我有點害怕。」

我說：「茱莉，去問問露西覺得怎樣。」

露西說：「哦，我有點害怕，但不完全是啦！」

我說：「好吧，咱們一起去上面，然後坐在那些圓形的木頭上。我們需要找出今天的目標。」這兩個同儕安娜和瑪莉也是七歲大，她們是茱莉和露西的同班同學。家長和同儕走過來加入，和我們一起待在圓木上，我們面對面地坐下來。

我問：「茱莉，妳能介紹我們給妳的朋友認識嗎？」

茱莉說：「哦，我忘記怎麼做了，我沒有辦法介紹。」

露西說：「我可以。這是我的朋友安娜，然後這是茱莉的朋友瑪莉！」

我回道：「太棒了！露西！現在妳需要把妳介紹的每一位指給她們看，然後和那個人做眼神接觸，再將眼光轉回妳的朋友身上。這有點困難，試試看吧！」

茱莉說：「哦，這真令人混亂！」

露西說：「好，我會試試看。」她繼續道：「好，安娜和瑪莉，這是丹斯摩爾博士，這是我的爸媽凱利夫婦。」

茱莉說：「好吧，我也試試看。」她繼續道：「好，安娜和瑪莉，這是丹斯摩爾博士，這是我的爸媽歐布萊恩夫婦。」

我為她們做示範。「當我看著瑪莉和安娜時，看我做的動作，

還有我的眼睛，然後看回到你們的父母，最後回到安娜和瑪莉身上。這很難。」

我示範了很多次。她們看著，然後正確地用眼神凝視的轉移來模仿介紹方式。

我們吃了點餅乾、喝了點水，並且在這個過程中討論接下來的目標。這四個孩子都需要了解治療單元的目標，並且幫忙安排整體的活動行程。根據研究指出，同儕引導的互動能有效地增加自閉症患童在自然環境中的參與（Kamps et al., 2002）[6]。那天露西的目標是，跑步的時候要回頭看她的朋友，而且使用較適當的手勢。當她說「來吧！」時，她需要揮舞手臂來示意朋友跟上。當她在滑雪的過程中起身且對她的同儕微笑時，她需要轉身看對方。她的目標是讓她的同儕知道，她喜歡和她們在一起，而且讓她們知道她在玩的時候有留意她們。她回頭輕輕一瞥，會給她的朋友安娜確切的訊息。露西的爸媽知道她今天的語言目標，他們會在陪她一起滑雪及看她遊戲時督促她。

茱莉的目標是更懂得拿捏在遊戲中說話者和傾聽者的距離，而且監控她的音量大小。當她站在朋友身旁時，有時候她會說得太大聲；有時候則是說得太輕柔，導致朋友聽不到她的聲音。她知道她必須去注意她的朋友瑪莉，也知道她在滑雪時的互動過程中，她會講得多大聲。

對這兩個女孩而言，之前單元的整體目標仍是努力的方向，亦即要使用語言來表達她們的情緒，而非發牢騷和比手畫腳——說出她感覺到什麼，然後用字彙解釋她覺得如何。

每個孩子的父母都知道這個目標，而且同意在單元中協助她們練習細節。我的皮夾裡放著一張 3×5 的小卡，用來記下她們在滑雪的九十分鐘裡，分別對今天的目標練習了多少次。我對每個

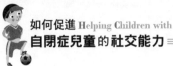
家庭說明，主要的目標是獲得一些樂趣，別太嚴苛地看待她們練習次數的多寡。在互動的遊戲過程中，一旦機會來臨，父母和孩子都應該記得聚焦於具體的目標。

在女孩們排隊準備滑下坡道時，太陽正好在雪上映照出圖案。這個坡道頗為平坦，所以我們同意讓所有人一起滑。我有一個滑雪圈，我的位置在兩個女孩中間，同儕則挨在她們身旁。家長是我們的「啟動裝置」，負責將我們一起推下去。我們都看著彼此，然後有一個人負責喊開始的指令。

露西說：「準備好了嗎？走吧！」

我們五個滑雪圈伴隨著四處飛濺的雪花滑下小山丘。女孩們抓著她們的滑雪圈把手，試著保持連在一起的狀態，她們滑到山腳後笑了出來。

露西是第一個抵達山腳的人，她回頭看了一下後大叫著：「滑得好啊！太棒了！安娜！」

我在心裡默默記下對她的讚美，因為她能記住要練習的目標。茱莉站起來並緊抓著她的滑雪圈，用溫和的聲音說：「在爬上去的這一段路，我會追回來。」因為沒有人聽見她的聲音，所以沒有任何一個人移動。她用較大的音量重複說了一次，她們都笑了且開始往山上狂奔。

當我們開始第二趟的時候，茱莉負責喊開始的指令，她說：「露西，妳有回頭看安娜，那很棒！我有看到！」

一旦同儕在我的提示下強化另一個孩子的表現，我看見了進展。露西露出微笑回答：「謝謝！」

滑了幾趟之後，我們在圓木處集合，進行第二次的談話和點心時間。露西和茱莉已經完成她們今天的目標。她們在這次的單元中都練習了不只二十次，但需要我提醒和父母親提示的地方並

不多。家長詢問若孩子忘記要練習的話，該如何選擇恰當的提示時機。露西的同儕安娜說：「有一陣風欸！好好玩喔！我們可以再玩一次嗎？」

我們滑完這個上午的最後一趟，在山腳的一根大柱子前結束練習。笑聲迴盪在整個樹林間。

露西和茱莉在這個團體裡一起學習了一年，她們和彼此的同儕都變成朋友。她們仍然玩在一起，現在要分辨誰是自閉症、誰是正常的孩子已經是不可能的事情了。這個敘事遊戲治療的運動和語言單元，是開啟邁向社會化小步驟的一種方法，而這種社會化可以在其他自然環境中對自閉症孩子有所幫助。

若是自閉症患童較為年幼，或者不是這麼高功能，除了少數模仿的腳本之外，沒有什麼自發的語言，那運動和語言單元可能要更結構化，以完成較小、更具體的目標。有時候，目標只是說一個字，就像為第一章曾提過的那個很喜歡雪的小孩克莉絲汀所設計的目標。一旦茱莉和露西有所進展，她們的目標將包括：在遊戲互動中進行社交腳本的模仿，以及和同儕一起遊戲時創作一則故事；在遊戲中看著同儕的動作，且注意彼此；以及容忍在遊戲區域中有超過一個人的存在，即使那個人是因為不小心而跑進她們的滑雪區。

我和第一章所提過的那個小男孩克里斯多福一起工作超過兩年的時間。最早他處在第一階段，在他和父母開車經過城鎮的草坪時，他首次對他的父母做出口語表達。聖誕節的燈照在草坪上，克里斯多福說：「看，那是一棵聖誕樹！」而在第三章中所提處在第三階段的派翠克，他不會分享卡車和火車，而且一旦有任何人靠近他，他就會尖叫不已。派翠克透過敘事遊戲治療而有所進展，他在幼稚園時進到第三階段，而且學會與大人及一些較熟的

同儕有所連結，也開始能和新的同儕一起互動。我後來變成他學校方面的諮詢者，並且在小學裡跟他一起活動。他五歲時就讀於公立學校的附設幼稚園，我被授權在沒上課時，可以帶派翠克和他的同儕安妮一起外出到小遊戲區練習語言。整體的目標是幫助他們發展友誼，那或許可以讓他們晉升到在固定休假時一起玩，或是在家發展出自然的遊戲聚會（見附錄四，第241頁）。

當時是六月，上午九點的遊戲區空蕩蕩。在一起出發到遊戲區之前，我們透過閱讀鑰匙圈腳本的方式練習了一些語言，像是「嘿，看我！」、「看這個！」、「等我一下！」或「不要靠太近！」等。

在學校的門廳練習了大概十分鐘後，我們外出到遊戲區去。派翠克想要學習如何在雙槓做懸垂動作的擺盪，而安妮會這個技巧。她也是五歲大，跟派翠克同班。我們靠近雙槓，安妮立刻抓住雙槓，大力向上擺動雙腳，並將腿懸掛在木槓上。我扶著派翠克，他試著要往上擺動他的腳到雙槓上，同時讓兩隻手也抓上去。

派翠克在我的幫忙下掛在雙槓上，他的同伴安妮跳開雙槓，然後說：「訣竅就是要相信你自己。」

為了確認派翠克有聽到安妮的說明，我說：「安妮，這個技巧是要怎樣？妳剛剛說什麼？」

安妮說：「這個技巧就是要相信你自己。我甚至連練習都沒有！」

她同時直舉手臂和雙腳，讓自己在雙槓上保持平衡，我輕拍她的手臂，將她移近派翠克一點。

我說：「妳能更靠近派翠克一些，然後告訴他那句話嗎？」

安妮看著正蹲在地上用手搆著雙槓的派翠克說：「派翠克，重點是你要相信你自己，我甚至沒有練習怎麼做。」

　　派翠克帶著失望的表情轉過頭來。我把我的手放在他正擺在雙槓上休息的手臂上。安妮和我看著他。

　　我問：「你有聽到嗎？」

　　派翠克囁嚅著：「有。」然後繼續把眼光從我們身上移走。

　　我問：「什麼是相信你自己？那是什麼意思？」

　　派翠克轉回來看我。

　　我說：「它的意思是『我做得到！』」

　　派翠克立刻回應說：「我做得到！」

　　他跟著安妮走到遊戲區裡適合他年紀的較低平衡木旁。他看著安妮走向木槓。他站在平衡木槓上，在我的幫忙下走完了一半的木槓。

　　我提示安妮：「安妮，妳說什麼？」

　　安妮接收到我的提示，立刻展現給派翠克看要如何保持平衡。他邊舉起手臂像飛機的機翼一樣，邊走在木槓上，此時安妮藉著走近他來示範：「你必須讓你的手像這樣張開！」我幫忙派翠克再次站在木槓的前方，並且說：「讓你的手臂保持往外開。」

　　派翠克說：「妳跑得很慢。跑太快是不好的！」派翠克在木槓上走完全程。

　　安妮說：「如果你覺得不穩了，就跳下去。」安妮正在教派翠克失去平衡時放棄繼續走木槓的一個方法。

　　接著我要求派翠克觀看安妮的動作。自閉症孩子時常很難注意他人的動作。在一個安靜的遊戲區裡，透過同儕的幫忙，我可以促進這個技巧的學習。

　　我跪在派翠克旁邊，保持跟他一樣的高度，然後指著安妮說：「好，你要看著安妮，而且在她做動作的時候，你要說些話。」安妮走到木槓上，然後跨出一隻腳，她的手臂延展得像一架飛機。

我說：「好，安妮，我們正在看。」

我靠在派翠克的旁邊，用一隻手臂靠著他的肩膀、撐著他，並且確保他對他同學正在做的事情保持專注。治療師需要待在離這個有語言學習需求的孩子近一點的地方，特別是在他應該回應另一個孩子的動作時。若是治療師靠兩個孩子都很近，自閉症孩子與他的同儕之間會發生兩件事。假如這個孩子被環境中的其他刺激分散了注意力，治療師能藉著指出或引導他面對必須注視的孩子來重新定向，而且一旦這個孩子在該互動狀況下需要語言示範的話，這樣的安排可以讓他聽到治療師的聲音。

安妮走向橫槓、轉身，對著派翠克微笑。我指向安妮以協助派翠克聚焦在她身上，我說：「你說什麼？」

派翠克說：「好棒！」

我用手勢提示派翠克，然後指向安妮。他再次回應：「好棒喔！安妮！」

在沒有提示的狀況下，派翠克踏上橫槓的尾端，那是他剛開始時的另一端，他直直地向前指，且自發地說：「我們走這邊！」（這個遊戲區單元的對話內容是從影片中摘錄的）[7]。

在安妮尾隨在後的情況下，他走完一整個橫槓。

安妮與派翠克兩人就這樣一星期一次、一次大約三十分鐘的活動，在歷時四個月後，沒有任何成人建議她應該成為他的朋友，但每次派翠克下課出去玩的時候，安妮都成為他的夥伴。他們在一整年的幼稚園生活中都玩在一起。我會一星期一次利用休息時間到學校探視，並且在派翠克需要幫忙時協助他運用語言。在第二年的秋天，派翠克上了小一，他已經不太需要語言協助。他後來能自發地和幾個同學一起玩，包括安妮。我在他的同儕中所扮演的提示角色逐漸淡出，且變得幾乎無形。

　　我會跟自閉症的孩子在下課之後的剛開始十分鐘一起活動，並且容許他在後半段的時間自己玩。我相信這些需要在課堂上被提醒、在學校要努力保持專心的自閉症孩子，在下課時需要一些自由時間。過去，派翠克試著要跟其他人玩，卻感到困惑且不高興，他需要時間靜一靜。在那些日子裡，他會坐在鞦韆上對自己唱歌，有時候抬頭看著他的同儕。

　　另一個被診斷為自閉症的孩子，四歲時被帶來找我。他會大發脾氣，語言表達也不清楚，而且非常缺乏溝通能力，他的名字是卻斯。我們以個別治療的方式進行了大約六個月，卻斯開始能用清楚的方式說話。當他進入敘事遊戲治療的第三階段，他跟另一個自閉症孩子愛思麗一起參與配對的社交治療團體。卻斯和愛思麗在四歲之前就出現較複雜的語言。然而，他們彼此都用獨白式的方式交談，而且只想要講而不聽對方說話。他們都正在學習遊戲以及限制重複的行為。卻斯固著於火車的車輪，而愛思麗則是對「當一個醫生」念念不忘。卻斯和愛思麗組成一對，一起在敘事遊戲治療的第三階段為了同一個目標活動——和同儕有相互性（來來回回地交換想法）。

　　我花了一年多的時間，每週固定對卻斯和愛思麗的職能治療師進行諮詢。在某個特別的日子裡，有個導演正好在職能治療遊戲室裡拍一部片子，教導小兒科醫師如何在他們的小兒科病童中辨識出自閉症的特徵。卻斯和愛思麗是高功能自閉症患童，而我是臨床工作者。這部影片中的對話提供了兩個處於第三階段的四歲自閉症孩子之間語言促進的一個例子。我是治療師，由於我們是在拍片，所以我努力讓這個單元很「完美」。

　　這個房間有許多玩具，容易令人分心。我安排一個遊戲用的墊子，並且放了一組小火車在墊子中間，以協助卻斯跟他的同伴

愛思麗待在一個區塊玩。在有攝影機、燈光器材、還有許多人觀看的狀況下，我不確定他們是否能夠玩，或是否會待在彼此身邊。卻斯移到火車軌道旁，我靠著火車軌道坐下，他開始轉輪子。愛思麗發現了一套醫生的工具組，便開始戴上聽診器。她跟我們一起坐在墊子上，旁邊是隻很大的狗布偶。她將玩具器材移到狗布偶旁，然後說：「我要幫它打針！」

我重複：「妳正要幫它打針！」

「是的。」

我問：「狗狗還好嗎？」

「是的。」

在我對愛思麗說話時，我注意到卻斯沿著軌道滾動火車，好讓他能躺在墊子上看輪子移動。他的身體正沿著火車軌道伸展出去，他的頭正靠在引擎的輪子旁邊。我伸出手試著把火車停下來。

我輕拍卻斯的手說：「卻斯，坐起來一下。」

卻斯繼續著迷地盯著火車看，然後很快地說「他不」。

我問：「他不好嗎？」我盡量把他控制在小狗和獸醫主題的對話裡，但他仍然對火車念念不忘。

我再次輕拍他的手，然後建議他：「卻斯，問愛思麗，『妳現在想要做什麼？』」

自從我們開始玩，卻斯第一次抬頭看了看，然後問：「妳現在想要做什麼？」

愛思麗回答：「我是醫生。」

我說：「喔，她想要當醫生。」卻斯停下在軌道上滾動火車的動作，且坐起身，我對此感到驚訝。愛思麗開始移到卻斯身邊，這樣一來，他就在她伸手可及的範圍內。

卻斯忽略了她是如此靠近他的這件事實，開口說：「嗯，當

我長大之後，我想要成為一個足球選手！」

愛思麗直接盯著卻斯看，然後再次嘗試要用耳鏡看他的耳朵。他低下頭躲開，然後說：「嗯，當我長大之後，我想要成為一個足球選手！」

我輕輕地把我的手放在愛思麗的手上，然後建議她：「愛思麗，妳需要問問卻斯，看妳是不是能看看他的耳朵？」

愛思麗正握著一套塑膠製的醫生器具，有一個物件在她手中，她想要用來看他的耳朵。

我說：「卻斯，假如我想要看看你的耳朵，可以嗎？」

愛思麗問卻斯這個問題時，他再次說：「嗯，如果我長大了，我想要成為一個足球選手！」這兩個孩子正在同一個時間點說話。

我把我的手放在他們兩人之間，輕輕地拍著卻斯的膝蓋。

我說：「好，卻斯，聽愛思麗說。她正準備問你一個問題。」

她說：「我能看你的耳朵嗎？」

卻斯把他的頭轉到側邊，允許愛思麗把耳鏡放進他的耳朵裡。

我說：「好，卻斯，說『可以』。」

愛思麗看著他的耳朵，沉默不語。

我提醒道：「都還好嗎？」

愛思麗回答：「是的。」

卻斯仍然對他的狀況有所固著，他再次地說：「不好意思！當我長大之後，我想要成為一個足球選手！當妳長大之後，妳想要當什麼呢？」

愛思麗繼續玩著那套醫生器具，然後說：「嗯，我要去喝酒。」（2001 年電影片段之文字紀錄）[8]。

在片中進行治療的那一瞬間，我笑了，而且笑到接不下話。在同儕治療裡，有時候是一個自閉症患童搭配一個正常的同儕，

有時候兩個孩子都是自閉症，在單元中經常會出現脫稿演出的自發語言，那是跟兩個孩子一起遊戲工作最美好的部分。

我在暑假期間陪孩子去他們的夏令營，並且在他們自由活動時利用遊戲加入他們的同儕。這種同儕治療形式是幫助孩子社交參與以及進入第四階段的最佳方式之一。孩子可以在環境中自由試驗，也能在不干擾課堂結構的狀況下，被教導同時對多位同儕做語言互動。這個孩子也會在這幾週裡，每天都跟這些同儕在一起進行密集的遊戲互動。對孩子而言，這是每天都能跟同儕一起有語言互動及說故事的機會。甚至正常的孩子也能在自由遊戲中透過說故事的方式獲得學習（Paley, 1992）。

在這個階段的治療師會在戶外採自由遊戲的方式工作，他要能跑、改變方向、爬梯子、用滑雪圈滑雪，或走過會搖晃的「崎嶇不平的繩橋」；同時，為了在他們需要時提供語言的提醒或建議，他還要專心於兩個同儕間的對話。同儕們會把治療師視為另一個「同儕」。在這樣的角色裡，治療師能協助他們說出在互動遊戲中發展出來的故事。這些故事或許是關於追逐怪獸過橋、假裝是個超級英雄，或把孩子們從燃燒的建築物中救出來的假想敘說。故事也可能是一種重新演出——用來修通真實生活經驗的假扮性演出，而這些生活經驗是同儕們在家或在學校中真正經歷過的情況。

我在豔陽高照的 8 月 1 日開始和強納生工作。強納生是個開朗的六歲小朋友，當時他在麻薩諸塞州參加日間夏令營。在三歲時，強納生時常發脾氣，語言很有限，而且從未與任何人建立起社交關係。三年多以來，他曾與多位治療師進行過密集的治療，一週好幾天，最後他進步到敘事遊戲治療的第四階段。在那三年裡，我在我的辦公室裡見他，一週兩次個別治療，每一次單元五

十分鐘，另外我也一週兩次到他的幼稚園，一次兩小時。他的弟弟傑克也去同一個營隊參加四歲的幼稚園組。他被診斷為兒童期語言失用症（childhood apraxia of speech），也還在觀察是否有自閉症。有時，他會出現自閉症的某些徵候，像是重複的遊戲，以及圍繞某些特定主題的遊戲。他的專科醫師無法確認他的行為是因為他依循著哥哥早期對輪子所施予的重複行為（stimming）和對火車的固著，或者是因為他的確出現一些自閉症的症狀。

去年夏天參訪他的營隊時，我安排了一小時的參訪時間，以配合他在遊戲區休息時的自由時間。他的十六位營隊同學也在遊戲區，包括一小群正常的同儕，這些人在整整四十五分鐘的遊戲時間裡都一起玩。在我進到這個遊戲區時，我變成另一個「同儕」，孩子們跑向我，說：「安，妳想玩嗎？」他們對我比手勢，要我跟上他們。那天是營隊的「海盜日」，所有的活動都圍繞著海盜主題來設計。

以下會說明敘事遊戲治療如何開展，以及我如何介入支持這些同儕以便發展敘事。

傑克剛完成一頂紙海盜帽的製作，而他的朋友安德魯正戴著他的這頂帽子。安德魯開始在遊戲區跳躍著，用一種「結實、像海盜」的聲音說：「我是一個海盜！」

傑克看著他。我移到安德魯眼睛看得到的高度，然後彎著腰靠近他面前，以方便他能聽到我的提示。

我說：「你是個海盜？」

安德魯回答：「是！我是個海盜！」

他用他的手來假裝抓我且大聲咆哮著。

我對海盜反擊，我說：「哦！你好可怕！」

傑克走向他的輔導員，說：「我是個海盜！走到木板上去！」

輔導員說：「我不懂為什麼我必須走到木板上。我偷了寶藏嗎？」

傑克說「對」且點頭代表「是的」。

傑克的助手莫利補充說明這個故事：「喔，不，她是個壞海盜嗎？嗯，壞海盜必須走到木板上去？」

傑克再次說：「對！」然後轉頭去看著他的助手莫利。

他與他的同儕和輔導員都投入在敘事過程，同時運用了眼神交流、表現情緒的肢體語言，以及適當的臉部表情和手勢。

莫利說：「你想要走到木板上嗎？它像是一個跳水板嗎？」

傑克微笑且再次點頭。

我鼓勵另一個同儕移到傑克身邊，然後把他擺在看向傑克的地方。我提醒萊恩：「問傑克，『你想要走到木板上嗎？』」

我說：「好，握著他的手。告訴他你怎麼在木板上行走！」

萊恩大喊：「你要怎麼走在木板上？」然後看著傑克。

當傑克用平穩的步伐走向木板的末端時，他回頭看且算著：「1、2、3跳！」他的同儕跟在他後頭。

我問：「你想要再做一次嗎？」

傑克點頭稱是。

我們邀請第二個同儕杰瑞來和傑克與萊恩一起走。這三個男孩舉起手、排隊走木板。

我提醒傑克：「問一下杰瑞他是否想走木板。」

傑克問道：「杰瑞，你想要走木板嗎？」

他們走到底然後一躍而下，彷彿他們正跳進水裡。

傑克很興奮地說，「那裡有魚！」（這個「海盜日」的對話摘自在營隊中所拍攝的影片片段之文字紀錄，2006 年 8 月 8 日）[9]。

在這個營隊自由活動時間運用敘事遊戲的簡單例子中，語言

遲緩的孩子完全跟他的同儕一起投入海盜的故事主題中。他不會
被其他物件給吸引住，或忙著玩重複的遊戲，或盯著走道的線條
看。對他來說，有許多機會可以在支持下使用語言，以及在自然
的情境中練習如何和同儕說話。他的語言表達需要提醒，但是他
的手勢會搭配他的用字。他會使用語言、敘事和遊戲來和不只一
個同儕互動。

　　那個下午，我和傑克的弟弟強納生在營隊的自由時間一起在
遊戲區活動。強納生六歲大，也在同一個營隊。他曾被診斷有自
閉症；然而，透過敘事遊戲治療的四個階段，他已經有所進步，
現在處於第四階段。在治療師的支持下，他能夠與一個以上的同
儕有社交性的互動。這個營隊單元的目標是維持強納生和同儕在
一起，並且幫助他在遊戲中使用語言來維持敘事的進行。

　　一般的五、六歲孩子說話快、跑得快，而且總是很快就能決
定好要去遊戲區的哪裡玩。他們會爬來爬去，跳上跳下，會在遊
戲器材裡跑進跑出，彷彿他們在飛一樣。他們有時候會停止說話，
然後使用手勢，但是當他們停下來，他們會再次談論他們的計畫，
他們會把其他人算進去，還會做些協商。在這樣的場景中，自閉
症孩子需要學習如何盤算，並且變成這個社交情境的一部分。對
這個孩子或治療師來說，這並不是一件容易的事情（以下的例子
是摘自於 2006 年 8 月 8 日影片片段之文字紀錄，敘述在遊戲區進
行的敘事遊戲治療）。強納生正在跟一個正常發展的同儕布雷克
玩，他們當時在鞦韆區。遊戲區充滿了各種年齡層的營隊成員，
周遭頗為嘈雜，當時很熱，豔陽高照。

　　這兩個男孩坐在鞦韆上，雙腳放在地上，而我站在他們後面，
離他們很近。我提醒說：「強納生，問布雷克，『你能盪很高
嗎？』」

　　強納生重複我的話：「你能盪很高嗎？」他看著正在看他的布雷克。這兩個男孩有相互注意協調能力的技巧，且已準備好進到第四階段。他們來來回回地談話，邊笑邊說誰盪得比較高。

　　我讓他們慢下來且說：「好，咱們來練習。這裡有我要你們做的事情。」

　　這兩個男孩知道他們當天的目標是要保持一定的身體親近程度、和對方一起在遊戲區、給意見，以及一起使用手勢和語言。

　　我說：「好，布雷克，我要你朝那個方向跑，然後強納生要說：『等我一下！』」

　　布雷克開始跑，強納生立刻說：「等我一下！」我們練習了好幾次，然後倒過來換強納生跑，而布雷克則說，「等我一下！」

　　我說：「好，現在看這裡！」我從他們身邊跑走，然後邊用手勢邊說：「跟著我！」這個模式似乎很清楚，但是強納生從他的同儕身邊跑開，同時說出「跟著我！」這個要求時，他卻很難做出揮舞手臂的動作。有些自閉症孩子在跑步和說話時，必須練習使用語言和手勢來創造出他們遊戲中的意義。強納生練習了好幾次，最後學會了這個技巧。練習了一邊跑步一邊說話的技巧，以及其他的技巧和手勢之後，我們返回到鞦韆旁，讓孩子們可以放鬆而且在鞦韆的擺盪中感受到自由。這個活動通常可以幫助自閉症孩子，讓他們在練習社交技巧的活動中休息一下。

　　我們所練習的下一個技巧自然地發生了。布雷克正跟著強納生溜下溜滑梯，他們都滑到滑道的底端，但差不多快撞在一起。我跪下到他們眼睛的高度，然後要求他們聽我說。

　　我提醒道：「強納生，我要你轉向這個方向（我做出手勢），然後告訴布雷克說：『布雷克，你靠太近了！』」

　　強納生重複我的話：「布雷克，你靠太近了！」

我再次提醒：「請退後！」

強納生回應：「請退後！」自閉症孩子很難提醒同儕說他們需要更多的空間或距離。他們通常有感覺統合的需求，而且對這些孩子來說，被另一個孩子推擠會是一種困擾（Ayers, 1994; Kranowitz, 2003）[10]。若是他們可以在遊戲區域裡運用語言來限制同儕，並且知道他們不會因為限制朋友而失去友誼，他們就會覺得在遊戲中有較多的控制感。有感覺統合方面議題的孩子會想要與人互動和遊戲，但他需要很有自信地覺得他能夠限制另一個人的動作，同時保護好自己的空間。

我提醒道：「好，跟著我！我要跑到那裡！」

強納生帶著一抹微笑提醒說：「好，跟著我！我要跑到這裡！」（他跑向手推車，然後布雷克在後面跟著。）

我提醒他的同儕布雷克說：「我來了！」

關注同儕就像留意自閉症孩子一樣重要。一旦同儕知道要做什麼，這個孩子就會模仿他並跟著他。

這兩個孩子在手推車旁跟推車排排站，他們每個人旁邊都有一台推車。我問：「你們想要一起去嗎？」

我提醒道：「問布雷克，看他是否要跟你一起開始。」

強納生轉過去看著布雷克，將他的手放在推車上，然後說：「你想要跟我一起開始嗎？」

這是一個進階的社交技巧，能聊天且同時跟同儕建構一個動作，並運用適當的眼神接觸來吸引對方。

在遊戲單元進入尾聲時，這兩個孩子一起道別，約好隔天營隊裡再見面。

這兩個男孩彼此面對面，大概間隔一步左右的距離，我蹲在強納生旁邊，提醒他說：「我玩得很開心！」

強納生咯咯笑且跳上跳下地說：「我玩得很開心！」

布雷克說：「我玩得很開心！」

我問：「最棒的部分是什麼？」

強納生主動說：「鞦韆！」

我問布雷克：「你最喜歡什麼？」

強納生說：「你最喜歡什麼？」

布雷克說：「從鞦韆跳開！」

我輕拍布雷克的肩膀並說：「問強納生他最喜歡什麼。」

布雷克問強納生說：「你最喜歡什麼？」

強納生回答道：「在鞦韆上盪來盪去、跳下來，接著再把身體趴到地上去！」強納生跑開。

我說：「強納生，我們需要擊掌歡呼一下！」（前面這段對話是自 2006 年的營隊影片片段所摘錄的文字紀錄）[11]。

這兩個男孩一起擊掌，跑回營隊教室，結束他們這一天的活動。

接下來的一星期，我回去觀察強納生和布雷克在遊戲區的狀況，發現他們已經有所連結。他們會適當地使用手勢、語言來回應，而且建立起真實的營隊友誼。處於敘事遊戲治療第四階段末期的強納生已能跟循同儕的示範，並且在互動中運用語言表達想法和情緒。他需要增加遊戲區語言和手勢的豐富性。他跟他的助手每天都在自由時間練習，那個助手在治療單元中都跟我們在一起。兩週之後，我已經很難看出他有什麼異常，因為他在遊戲區裡看起來就像營隊中的一般孩子。他不再執迷於推車的輪子或事物的小細節，也不再從地板上撿拾木頭的小碎屑。他能與人有社交互動，而且可以體驗到遊戲的興奮感。

一個自閉症孩子需要獲得幫助來學習遊戲的社交技巧，也需

要學習如何和同儕互動。假如不管他,這個孩子或許看起來像是「在跟同儕玩」;然而,他或許只是投入一些平行遊戲,他會跟著同儕在遊戲區行動,模仿他們的動作,但是不會有對話。根據研究指出,「一個有自閉類疾患(ASD, autism spectrum disorder)的孩子或許對其他孩子感興趣,但缺乏自發性的社交互動能力,因此他們會在別人旁邊玩耍,但不會有溝通或互動。」(Preissler, 2006, 237)

最近一個令人鼓舞的研究結果指出,「在提供支持、促進社交互動,以及協助開啟社交行為等方面,同儕可能是無價之寶。」(Preissler, 2006, 245)[12] 治療師必須為正常的同儕做好準備,然後提供他們協助自閉症孩子的技巧。透過遊戲,自閉症孩子能夠學習區辨什麼是遊戲裡的想像、什麼是真實。一個自閉症孩子必須學習的最重要技巧之一,是辨識什麼是在他們心裡出現的侵入式想法,什麼是生活中的真實事件。「遊戲會縮短變動世界中所發生的真實事件與一個人腦袋裡的想像之間的差距」(Preissler, 2006, 233)。自閉症孩子能發展出象徵性的思考,並且練習社交互動的動力。他們能學著去說故事,假裝或真實的都可以,並且參與一些可以建立自信的事情。跟同儕一起玩是一個自我控制的經驗,在那樣的過程中,孩子可以學習管理自己對別人的情緒,也可以看到其他孩子的觀點(見附錄二,第 237 頁)。

策略 75 | 在自然情境中盡可能支持手足

我跟羅伯特家的兩兄弟一起工作了好幾年,他們家是一個有著兩個男孩、很棒的家庭。十歲的卻斯有自閉症,五歲的吉米正在上幼稚園,發展得相當正常。當卻斯八歲時,吉米只有三歲大,

我跟他們的工作一週一次、為期一年，每次單元持續一個半小時，有時會安排在遊戲區進行。卻斯在學校有一個治療團隊，包括了一位語言治療師、一位職能治療師和一位每週都會跟他碰面的閱讀家教。此外，他到我的辦公室來做一週兩次的私人語言治療，一週一次去私人的職能治療辦公室接受治療。當卻斯要上私人語言或職能治療單元時，吉米得學著讓自己在等候室中有事做。吉米在幼稚園裡表現得很好，且能適應自己有一個患有自閉症的哥哥。有時，吉米會向爸爸抱怨搭了太久的車。在最近的親職諮詢時間，羅伯特先生提及他的兒子吉米正在戴「神奇眼鏡」。我問道：「什麼是神奇眼鏡？」

他微笑著說：「我帶吉米去看眼科醫師，因為他曾經抱怨視力問題。他告訴我和我太太，他無法好好看著字母，也會倒著看一些字母。我立刻想到他可能跟他哥哥一樣，在生理上有閱讀障礙的體質。」（2007 年 1 月 8 日父親的訪談）[13]。

在眼科醫師處，吉米表現得確實像個有視知覺障礙（visual perceptual disorder）的孩子，或許是識字困難的問題。吉米走到字母圖表前說：「字母長得很好笑而且模糊！」

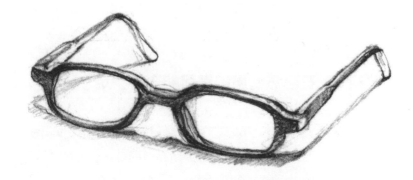

　　眼科醫師說：「嗯，我們可能必須把你轉介給一位專科醫師。但是，或許我會先試試看一個東西——神奇眼鏡。」他把神奇眼鏡交給吉米。吉米微笑且小心地用雙手把它掛到鼻梁上，然後用絕佳的視力完美地閱讀每個字母。有趣的是，這副眼鏡的鏡片其實是純玻璃做的，並沒有矯正的功能。吉米每天上學都戴著這副眼鏡讀他的幼稚園課本。他很快樂。他就像他哥哥一樣，獲得他想要的關注。

　　或許這是吉米所能看到唯一一個獲得注意力的方式，他發現被關注的「最佳」方法，是發展出像哥哥卻斯一樣的視覺障礙。吉米的爸爸覺得在某些方面的確是這樣，吉米相信他有這樣的障礙。目前針對自閉症孩子的手足在社交和情緒調適的相關研究發現，結果是出乎意料地正向，而且即使必須面對一些社交壓力，他們卻仍調適得很好（Pilowsky et al., 2004）[14]。然而，其他研究將這些孩子與其他失能孩子的手足所做的控制組做比較時，發現負面結果的風險增加，也就是他們比較可能出現憂鬱（Bagenholm and Gillberg, 1991; Fisman et al., 2000）[15]。當兄弟姐妹不會回應他們的動作、不會有互動，或不會在遊戲中注意他們時，有些手足會因為覺得「失去」一個玩伴而感到痛苦，他們或許會在整個兒童時期嘗到失落和悲傷之苦。有些會尋求正向的方式，來補償他們沒有正常的兄弟姐妹可以一起玩耍的悲傷和失落。一般而言，目前的研究證實，自閉症孩子的手足會設法保持一種正向的自我概念，而且也能夠擁有跟其他同儕（沒有失能或其他障礙的手足）相同的社交能力。在我的經驗裡，能適應失能兄弟姐妹的那些手足，會在社交互動中具有良好的語言促進能力。

　　透過示範和訓練，一個有自閉症手足的孩子能學習如何開始對話，如何支持一個互動、讓它繼續下去，以及如何等待他或她

的兄弟姐妹有所回應。敘事遊戲治療的第二階段是相互注意協調能力，這提供了跟手足一起活動的一個機會。在這個階段，自閉症孩子需要同時跟治療師和手足接觸。這個接觸會創造一個配對，手足在那裡會被鼓勵在遊戲中彼此留意並且分享。一旦手足更懂得如何在辦公室情境的配對中彼此互動，治療師會幫他們轉移到較少結構、較自然的環境中，像是有一些孩子的小型遊戲區或是一座安靜的公園或農場。在這種環境中，這兩個孩子可以自由地奔跑、發表意見以及在遊戲中跟著彼此。在手足治療的第一年期間，治療師應該避開可能塞滿了許多孩子和讓人分心物品的大型遊戲區。在移到戶外環境前，這些正常的孩子需要接受關於如何支持他們手足的直接訓練。自閉症孩子需要獲得協助來參與手足的語言示範，也需要獲得協助來分享遊戲中的玩具和事件。這兩個孩子上的頭幾次單元必須比較有結構性，而且是在一個安靜的辦公室或小而安靜的遊戲區來實施，同時對每一個孩子訂定更精確的目標。有些研究發現，自閉症孩子或許在計畫和環境的轉換上會有執行功能障礙（固著）（Szatmari et al., 1990; Liss et al., 2001）；但其他研究發現，自閉症個案除了有表達文法、象徵性語言、計畫和空間工作記憶的困難外，在執行功能障礙與社交能力之間並沒有相關性（Landa and Goldberg, 2005）[16]。在我的經驗裡，自閉症孩子需要有一些結構來創造可預測性，而且他們的遊戲單元也要事先有所計畫。若是他們需要規劃出一個計畫或是對主題的方向做改變，特別是在戶外的環境，他們會有轉換上的困難。他們通常需要運用社交腳本（口語或視覺的），以便練習孩子們會在對話裡使用的更多抽象用詞。

自閉症孩子需要視覺腳本，以提醒他們要說什麼、如何保持相互注意協調能力。我創造了適用於每一個孩子的腳本。如果孩

子是處在對話的「請求」（要求東西）層次，我設計了一些腳本文字，可以放在鑰匙圈上。如果自閉症孩子需要協助來表達對另一個人行動的回應，我會寫一些話，例如：「看卻斯正在做什麼！看那裡！」如果自閉症孩子有感覺統合的議題，且需要在他的空間裡限制他的手足，我會寫一些讓他能在空間裡限制手足的句子，例如：「我需要更多的空間，拜託，更多空間，可以嗎？」然後，我會把這份腳本交給這個孩子的手足、老師、助手和父母。給正常孩子的腳本可能是教他們用語言來提醒有自閉症的兄弟姐妹，例如：「吉米，看我！看看我正在做什麼！」或者是「看這個！」我時常先跟正常的手足一起練習，接著讓他知道如何移到他兄弟姐妹的眼睛高度，然後提醒他腳本的內容，可能利用視覺或口語的方式做提醒或是兩者都用（見附錄四，第 241 頁）。

這兩個孩子需要**每天**進行語言練習，練習他們在自然情境下進行社交互動時彼此可能會使用到的語言。通常，手足會使用這些腳本練習一個月左右；他們在遊戲時不需要用腳本。社交腳本是在他們一起玩之前作為提示之用，或是在他們需要提醒物時拿出來用。如果可以的話，在社交情況裡應該愈來愈少運用社交腳本。

在我跟手足待在安靜的環境一起工作之後，我會在一天中較少干擾的某個時候，和他們一起去遊戲區或是孩子住處附近的一座熟悉的公園。為了教父母或教學助理如何協助語言的進展，我會鼓勵他們加入。在大約一年之後，手足通常已經準備好一起在學校、且有大人支持的情況下，在嘈雜的遊戲區中活動（假如他們在同一個學校的話）。有時候，我會在學校的課後安親課程時間或是在幼稚園的選修時間，見見自閉症孩子。如果自閉症孩子有念同校的手足，我會在學校裡和這兩個孩子一起活動。在我的

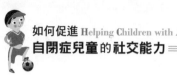
經驗裡，手足治療要出現效果，從在安靜的環境中的第一次療程開始，到有成人支持下在嘈雜的遊戲區活動，平均時間大約是兩年。兩年後，正常的孩子能在沒有成人協助的狀況下幫忙他的手足，而且通常會以他的成就為傲。在一些案例中，手足治療會提高正常孩子的自我概念，而且增進他跟一般同儕相處的社交技巧。

目前針對有自閉症手足的孩童所做的研究顯示，他們的社交能力和那些具有正常手足的孩童旗鼓相當，而且他們也有很好的自我概念。然而，有些較年幼的孩子（像卻斯和吉米）會表現出尋求關注的行為（Pilowsky et al., 2004）[17]。其他研究則把目標鎖定在有自閉症手足的孩童之行為問題、社交能力和自我概念上（Hastings, 2003; Verte, Roeyers, and Buysse, 2003）[18]。根據一項研究指出，「自閉症患者的手足和唐氏症或正常發展孩童的手足，在自我能力或社交能力的測量上，並沒有明顯的不同」（Rodrigue et al., 1993, 671）。

對同儕示範所進行的研究並不多，但結果顯示訓練手足對自閉症孩童是有幫助的（Goldstein and English, 1997; Goldstein et al., 1992; Harrower and Dunlap, 2001; McConnell, 2002; Kamps et al., 2002）[19]。有研究表示，「對所有觀察學習而言，模仿是個不可或缺的技巧」（Jones and Schwarts, 2004, 187）[20]。這個研究對教導失能的孩子很有意義。為了學習，自閉症的孩子需要和其他人有所連結，然後進行語言互動的模仿。此外，正常的手足需要社交互動具體技巧的直接訓練，例如在遊戲時要有眼神注視的轉移、在遊戲中對彼此的動作有回應等。若沒有那樣的訓練，正常手足和他或她的兄弟姐妹就無法出現長期或經常性的互動，而且孩子們之間也較少出現自發性的回應（Jones and Schwartz, 2004, 192）。有趣的是，和成人一起工作所獲得的社交技巧，並無法類

化到他們與同儕的相處（Rogers, 2000）。

　　既然多數的正常手足有勝任的社交能力，而且也能維持良好的自我概念（Verte et al., 2003），他們是自然的語言環境中絕佳的受訓候選人。有些手足或許沒有辦法提供協助，也無法給予回應和支持。假如自閉症孩子會出現情緒爆發或是無法回應的情況，其正常手足的氣質可能會影響自己能忍受的程度。若要協助手足一起加入工作，治療師、老師和家長必須考量這些所有的因素（見附錄三，第239頁）。

　　在我跟一個自閉症孩子活動時，只要那個孩子的課程容許——或者至少一週進行一到一個半小時的單元——我就會邀請正常的手足與他的兄弟姐妹一起進入治療。有時候正常的手足會在最後的十五分鐘參與社交語言的單元。在我的經驗中，對手足們最重要的事情之一是，手足們需要去了解，雖然他們的兄弟無法注意他們，也缺乏跟他們有所聯繫的能力，但這並不是他們的錯。他們需要了解自閉症是什麼，以及它會如何影響一個孩子的社交關係。他們需要跟治療師在一個安全的地方來表達他們的感覺。正常的手足需要我們協助，以便知道該使用什麼語言來解釋給他們的朋友知道，他們的兄弟姐妹怎麼了以及為什麼會這樣。他們也需要得到鼓勵，以便發展自己的生活，並且花時間和兄弟之外的朋友相處。假如正常的手足是較年長的孩子，我會邀請她或他協助做語言促進工作，無論患童是處於治療的哪個階段。假如正常的手足是較年幼的孩子，我會等到他可以有口語及社交上的參與後，才引進一些手足治療的方式。

　　下一個案例，姐姐莎拉的發展正常，而她的弟弟伊凡則是不使用語言。他的語言發聲和手勢相當有限，處於敘事遊戲治療的第一階段。他正在學習注視他的姐姐、和物件一起玩，以及在遊

戲中用一個物件來和她有所連結。雖然這個較年幼的孩子沒有社交語言，但是他的臉部表情和肢體語言會向姐姐傳遞出他在意她而且想要她一起玩的訊息。在我們早期的單元裡，莎拉做了一份清單，列出她對伊凡喜愛之處，以及她對弟弟感到挫敗的部分。她在治療中運用此清單進行了幾個單元，也在家中和擔任臨床社工的媽媽朵樂喜一起努力。莎拉用畫圖來說明她對弟弟的想法和感覺，而這份方案後來變成一本精彩的出版品，叫做《關於我的弟弟》（*All about My Brother*）（Sarah Peralta, 2002）。她創造了一個正向的方式來談論她和她可愛的弟弟伊凡相處時的困難情況，以及比較正向的情況。透過這樣的過程，莎拉發展出身為協助者和姐姐角色的一種堅強意識。她學習去跟著他一起笑，容忍他的情緒擺盪，而且常常幫忙他做溝通。

　　幾乎有兩年的時間，伊凡會進行一週一次的語言治療，而且莎拉會加入我們。選擇加入與否都取決於莎拉的選擇，有時候她會在治療中加入伊凡，但有時候她選擇跟媽媽一起做點不一樣的事情。我花時間單獨和莎拉一起，訓練她如何去增加與弟弟之間的相互注意協調能力。根據最近的一個研究指出，若是手足被訓練去「隨時用身體靠近患童、獲得患童的注意、找到談話主題、創造分享玩具的機會、給予輪流的機會、給點有關遊戲的意見、協商遊戲的玩法、問問題、了解患童需要什麼，並且提供口語的意見，那自閉症患童會在遊戲期間增加和手足之間的相互注意協調能力」（Tsao and Odom, 2006, 109）。

　　莎拉和伊凡的第一次手足治療單元在我的辦公室進行，伊凡喜愛輕敲長棍棒。伊凡在玩的時候，我教導莎拉如何和她弟弟有所連結，以及使用一個客觀、中立和清楚的音調。我示範給她看我「客觀、中立但清楚」的語調聽起來像什麼。我給莎拉一個目

標——當他在玩的時候，協助她弟弟注意她的行動。我建議她首先要注意的是她弟弟正在做什麼——一邊咯咯笑，一邊在地上輕敲他的長棍棒。莎拉練習她的音調，同時看著她弟弟輕敲他的棍棒。她移近他一些，然後試著給他看一台玩具車。伊凡把它推開。

我說：「沒關係！莎拉，繼續試，不要放棄。試著用另一種方法給他看車車，他會注意到妳的。」

莎拉微笑。他坐在一個懶骨頭椅子上，她就去躺在靠近他的地板上，然後莎拉將車子移向他的腳邊。她用玩具車輕輕碰他的腳，他看著她，然後動了動腳趾頭把車子推開。她回頭看我然後點點頭。他們正在連結。我教導莎拉繼續跟隨他，然後移到他的遊戲區域內。她繼續在他的身旁移動這台車子，然後把它拿到一個小型的車軌道去上下移動。他看著車子。

我說：「伊凡！看！莎拉正在移動這台車車！看！」我鼓勵她繼續動，不久後伊凡咯咯笑且看著她將車子朝他移動過來。我讚賞莎拉已經完成了她今天的目標。

莎拉說：「我想他現在認識我了。」

我回應道：「他知道妳是誰。在家繼續這樣做，他將會愈來愈注意到妳。」

十週之後，期間已經有九次手足治療，伊凡和莎拉來到我的辦公室進行第十次單元。伊凡正在輕拍樓梯的扶手。莎拉跟著她弟弟上樓梯到我的小辦公室，我聽見她用輕柔的聲音說話。我看見她幫他脫外套，然後把它掛在外套掛鉤上。我看到她在問「伊凡，你想要玩嗎？」時，會細心地碰觸伊凡的肩膀。她拉出我辦公室裡的火車箱子，然後開始架設軌道。伊凡回應而且用閃爍著亮光的眼睛望著他姐姐，他伸手拿了一台火車。莎拉架好軌道，她沿著軌道移動她的火車，一邊發出火車汽笛的聲響，伊凡則移

動他的火車。

當我在橋的頂端放下我的火車車廂時,我說:「準備好了嗎?」

伊凡接著大聲地回答:「衝啊!」(這是我從 2001 年的影片片段中所記錄的文字內容)[21]。他看著莎拉且咧著嘴大大地笑著,他的棍子在地板上,莎拉微笑著。

伊凡的媽媽在房間裡,拍攝我們治療歷程的影片。她放下了攝影機說:「你有聽到嗎?」

伊凡發出尖銳的笑聲,然後沿著軌道推著他的小火車。有時候沒有口語表達的自閉症孩子會說一兩個字,但是這對某些孩子是比較罕見,而且也通常跟遊戲中的行動沒什麼關聯。伊凡知道「衝啊!」代表著讓火車衝下軌道。對伊凡而言,做出把車子放在車軌道上的連結動作是一種成就,透過看著姐姐而與她連結甚至是一種更大的成就。

莎拉知道等待她弟弟回應會有挫敗感,但是她忍受著且等待再等待。她鼓勵他,模仿他的聲音,而且對他發出不同音調型態的簡短片語。他對她咯咯笑,他叫他姐姐「莎莎(Sa-Sa)」。我們一起活動,用字彙、手勢和視覺協助伊凡。莎拉修正他所發出的每一個聲音,我則引進新的接收性語言(receptive language)概念,以維持他在認知技巧方面的發展。

我說:「伊凡,把火車放在橋下。」

伊凡立刻把他的火車放在橋底下,且對我咯咯笑著。他知道他做對了。當他跟火車一起玩時,他把棍子留在地板上。他停止了輕拍的動作,且試著去玩耍。在將近三年的時間裡,伊凡和莎拉每星期一起進行一週一次、為時五十分鐘的工作(雖然莎拉錯過一些單元)。除了偶爾會有單一字詞的表達之外,伊凡並未發

展出表達性語言，不過手勢和臉部表情表明了他想要和姐姐有所連結的意思。莎拉感到很高興。她已經學會了用某些方法和她弟弟有所連結。伊凡在學校也有一個語言治療師，他每星期都會協助他學習表達性和接受性語言，一週兩次。他有緩慢但平穩的進步。除了例行的學校語言治療之外，他還接受手足治療。在我們最後一次的治療單元，莎拉、她的媽媽朵樂喜、伊凡和我一起到附近餐廳道別。伊凡沒有和他的姐姐說話，但是有和她互動。

伊凡坐在餐廳的座位上，用他的棍子輕拍菜單。

她轉向他，把他的棍子從餐桌上推開，然後說：「喔，伊凡，來點熱狗如何？」

伊凡扔下他的棍子。他發出聲音，對她微笑，然後做出大概的手勢表示要多一些熱狗。我們都咯咯地笑了。即使他無法用說話的方式表達，他仍然為他的溝通方式感到自豪。莎拉學到了如何透過圖畫、簡單的符號語言、帶有手勢的臉部表情，以及最後運用一個已寫好程式的擴充設備，來和她的弟弟溝通。伊凡仍然沒有口語表達，但當他看著他姐姐時，他會微笑且發出咯咯笑的聲音。

身為一個治療師，我花在自閉症孩子的時間跟我花在他們手足的時間差不多。我的注意力會被分掉，但總是要敏感地注意到誰在那個時間點需要我。無論是年紀較大或較小的手足，都會需要治療師專注的關注，需要被訓練去促進語言能力，而且對他們的讚美則是盡可能地愈多愈好。有時候，影像示範的利用能幫助這兩個孩子練習他們所需要的社交技巧。對一個正常的手足來說，教導患有自閉症的兄弟姐妹做溝通，是一個漫長且會有挫敗感的任務。一般來說，研究同意先「教導手足對手足的指示（direct sibling-to-sibling instruction）」及彼此支持，然後在自然的環境下

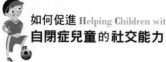
做練習的論點（Taylor et al., 1999）[22]。手足們一定得知道你了解
這個關係所帶來的挑戰。

當手足進入青春期時，要適應他的兄弟有像自閉症這樣嚴重
失能的狀況將會更為困難。他們必須對朋友解釋，他們的兄弟把
玩具排成一排，或是在學校的遊戲區勃然大怒，都是沒有辦法控
制的行為。雖然莎拉學著和她弟弟有連結的確帶來幫助，但是她
在中學時會有新的任務，那就是必須面對她的同學可能會用她弟
弟的狀況來嘲笑她。

有些手足從不對他們的父母或老師表現出任何明顯的沮喪徵
候或是尋求他們的關注。他們變成遵循父母指令的「小騎兵」，
時常努力在學校成為最好的那一個。有時候，他們或許會對一些
關心他們的人表現出需要更多關注的徵候。當一個手足抱怨一些
事情，而這些事似乎與他們和兄弟姐妹（這些人可能無法像他們
所期待的那樣溝通）相處的真實議題無關時，手足或許正在用某
種方法尋求協助，或者只是在尋求成人們的關注。

卻斯的弟弟吉米突然出現「視力問題」，也是在尋求父母的
一些關注。他目前在手足治療團體裡，而且到目前為止，他仍然
需要戴著他的「神奇」眼鏡。

▌策略 76 ▌ 與孩童們一起製造結束治療的自然情境，並協助他們期待新關係的產生

時值 7 月——在新英格蘭地區孩子的夏令營棒球季已進入尾
聲，也是一個年輕男孩的治療將結束的前一個月，我已經治療他
的社交語言障礙超過九年的時間。剛來我們每週六的樂樂棒球隊
玩時，諾亞才三歲大。他打了他的第一球，然後先跑到三壘而非

一壘。他愛棒球且從未停止談論紅襪隊。他最後學得夠好而加入鎮上的隊伍，但那花了非常多的時間練習，而且從他的教練處得到特別的協助。過去那麼多失功能的孩子從未有機會加入一個「真的」鎮上隊伍，並且贏得戰利品。他現在十二歲了，在中學就讀。

諾亞過去是一個高功能的三歲孩子，跑得快、說得快，而且會忽略他的同儕。在這些年裡，他努力克服數年來的社交語言障礙以及沒有朋友的問題。我將他和另一個也有類似社交語言遲緩的男孩配對一起活動。這兩個男孩被診斷為非口語學習障礙，神經心理學家有時會把這個疾患放在自閉類疾患裡，而其他的醫學專家有時則把它放在語言障礙的某一獨立類別中。

諾亞在說話，但是他說的內容並不是百分之百清楚，因為他說得很快，而且眼神接觸很有限，對於同儕正在做的事情不感興趣。他的老師抱怨說他喜歡在遊戲區裡踱步，只有在會被追的時候才參與「捉迷藏」（tag）遊戲。他喜歡被追，因為他是一個天生的跑者，而且能夠跑得比幼稚園裡的任何一個孩子還要快。藉由這樣的方法，他也能避免社交溝通。踱步對諾亞而言是一個因應策略。

諾亞和柯諾一起在我的辦公室裡活動，學習用來處理社交情境的社交策略和語言腳本。在他們四歲大的時候，我帶他們和他們的爸爸們一起到附近的球場，然後教他們玩樂樂棒球。他們學習如何跑壘、彼此讚美，以及在場上保持連結。他們透過棒球遊戲及父親的協助，學著像同儕一樣相處。我們從諾亞三歲的時候開始玩棒球，直到他六歲大。這兩個男孩都是天生的運動員，但他們缺乏在活動中和同儕互動的技巧。

柯諾從兩兩一組的語言課程中畢業，去了一間私立學校。諾亞留下來跟我一起，有三年的時間運用監督的方式（一個月一次）

來進行語言治療，以及在學校內的社交情境支持。我參訪他的學校，並且幫助教職員們跟他一起在遊戲區活動。他學著用玩遊戲來代替玩「捉迷藏」，而且學會了多種運動的抽象規則。日子一天一天過去，諾亞變成他「自己」的教練。他可以監督自己的音量，而且在發現太大聲時，他會降低聲音。當他說出不適當的話時，他會對我微笑，並且立刻自我修正。他時常帶著學校的社交問題來到我們的單元中，也會自己規劃解決問題的選項，甚至會到我的電腦前寫出他的解決方式。在當下我並未給他建議或社交腳本。我變成一個沉默的傾聽者。我能看到他已經準備好從我們的語言／運動團體中畢業的徵兆。他已經理性地把社交技巧記在心上，且感性地把它放在心裡。他能與他的朋友連結。

在相處這麼多年後，道別是需要認真處理的歷程。我在他的最後一次語言治療的六個月前，在某次單元中引進了這樣的想法。我們討論如何做結束，並且告訴他之後靠自己處理一定沒問題。他想要離開，但同時也會害怕。我們決定每隔兩週碰一次面，然後在今年暑假不要見面。第一個這樣的暑假對諾亞來說很難熬，他想念我們的語言單元，並且還從營隊裡寫了明信片給我。

在接下來的幾個月裡，我們討論不再見面會像是怎樣的感覺，以及他可能會覺得如何。我們也對最後一次單元做了最後的計畫。我問諾亞是否想要一個獎賞來鼓勵自己努力參與語言／運動團體？我提議說他可以要一份熱巧克力聖代，或一些餅乾、一份禮物，或甚至是刻上「你在語言方面有傑出表現」的一份獎牌。諾亞往下看，把棒球帽拉低蓋住眼睛上方。

他說：「喔，不！不要那樣的東西！」

他來來回回地沿著房間踱步，他的頭左點右點，然後說：「不，我想要跟妳在真正的場地裡單獨玩兩個小時的棒球。那是

我想要用來跟妳結束社交團體的方法。」

「好，很好。但是記住，你現在是一個優秀的棒球選手，我不知道我是否能抓到你！」我記得諾亞在跑壘時非常迅速，有時快到連爸爸們都抓不到他。

「喔，我會為妳跑慢一點。我會讓妳抓到出局數。」我們在日曆上約好了他最後一次單元的日期。

時間來到他最後一次的單元，這是 7 月 4 日的隔一天。諾亞帶著他的棒球手套、塑膠壘包和棒球帽來到我的辦公室。

我問道：「你在國慶日過得開心嗎？」

「不，國慶日很無聊。我討厭煙火。」他的眼神從我身上移走，這麼回答著。我能感覺到他的難過反應，以及他需要被聽見的需求。我對他微笑，讓他知道我有聽見他的感覺。我把我的手套、要送給他當成過渡時期禮物的一顆新球以及一些球棒收好，把它們塞進提袋裡。我們跟他媽媽愛倫道別後，開車到附近的球場。當我們走出門外，她對我們揮揮手。在前往球場的一路上，諾亞保持沉默。

當我的福斯金龜車轉進球場的車道時，我瞥了一下從三壘到本壘的紅土區，我了解這不是芬威球場（譯註：紅襪隊的主場），但這是一個大球場。我們兩個人一人拉著球袋的一角，然後將袋子拖向球場。

在我們朝著球場走的時候，他說：「好，我跟我妹妹和朋友玩過兩人棒球，所以我可以教妳。」

我說：「好。」

我在球場上放下三壘壘包，諾亞將它對準本壘板線。他把每一個壘包放在正確的位置上。

他說：「好，我先打擊，妳可以投球。」

我問道：「諾亞，我能投下勾球嗎？」

　　他猶豫著：「嗯，好吧，假如妳想要的話。」我擔心如果我用上壓投法投硬球，我可能無法保持球進壘的穩定度。

　　他在打擊區練習揮棒數次。我們忘了戴頭盔，他把棒球帽推了推，讓帽緣轉向後方。諾亞在我投出第一球時揮棒，他擊中了。當球從我的頭旁邊轉出去到球場中央時，這支金屬球棒發出砰的聲響。我跟在球後面跑，呼吸困難。我意識到整座球場會創造出很長的跑步距離，那樣一來，兩小時可能會是一個挑戰。諾亞就這樣跑到三壘。然後他再回到本壘板打擊。兩人棒球比賽的規則是，你要一直打擊到三人出局為止，然後換投手上場打擊。記分的方式是記錄壘打數，最後將它加總。

　　我在跑壘且試著觸殺諾亞之後，精疲力竭地踏上打擊區。我打了諾亞所投出來的第一顆球，他伸出手套接住球，我無法上到一壘。第二次投出的是慢速球，所以我打成二壘方向的滾地球，我上了一壘。我的第三次打擊打到外野，然後我跑上三壘。

　　那是非常熱的夏天，當我們在壘包之間奔跑時，場上塵土飛揚。在進入這兩小時的尾聲時，我滿身大汗且氣喘吁吁。

　　在我們穿過運動場的回程途中，諾亞低聲說：「我狂電妳，我贏了。但是妳在跑步方面也很不錯。」

　　我問道：「所以，這些年你在語言方面學到了什麼？」

　　他說：「喔，眼神接觸、轉移你的肩膀去聆聽、聽你的朋友說話、試著讓他選擇要做什麼，以及在你生氣之前，先聽聽他正在說什麼。」

　　對於他能記得所有教過的技巧，我感動不已。然後他轉向我，舉起他的紅襪棒球帽說：「妳知道我學到最多的是什麼嗎？」

　　我回答：「我很想知道……」

他說：「我學到最多的是……我是一個很好的人。」[23]

當我開車回家，淚水湧出、流下我的臉龐，我了解諾亞已經克服萬難，他會過得很順利。

第四階段的策略摘要

艾兒喜，九歲大，會談論她自己的感覺、會思考她以前覺得如何，且能夠和她目前的同儕有所連結，她不再是自我毀滅的。另一個九歲的孩子安娜，有學習方面的障礙，在社交上和同學處不來。她學習讀懂微妙難捉摸的社交語言，學著覺察臉部線索與肢體語言，以便跟上和同儕對話的快速步調。安娜跟一個同儕學習玩「捉迷藏」遊戲、沿著人來人往的遊戲區遨遊，且創造故事說給別人聽，她變得能跟朋友有所連結。

納謝尼爾是一個患有亞斯伯格症的十歲孩子，跟一位同儕一起學習社交語言，並且練習運用一個特別的視覺技巧來限制他的長篇獨白，以便讓他與同儕有所連結。

視覺素材的運用幫助了好幾個自閉症孩子聚焦在社交技巧上，並且能與他們的同儕有所連結。尼克是個十一歲大的自閉症孩子，也透過視覺素材的運用跟著一個同學練習社交技巧。他學著聽對話中的關鍵字，並且學習與同儕互動。另一個患有亞斯伯格症的八歲孩子艾比，透過照片小書的運用來學習社交技巧。瑪姬是一個有強迫想法的小一學生，也透過繪畫與小書的使用來學習如何控制自己的想法。甚至在需要表達對朋友哥哥的情感時，克莉絲汀也從視覺素材和圖畫的使用中獲益不少。

在這個方法中最困難的一些策略，都牽涉到要教孩子去了解另一個孩子的觀點。麥可是一個四歲的自閉症孩子，在第四階段

時學會了解同儕的觀點，並且開始看到他的同儕安琪兒的不舒服。他很努力地在他和安琪兒共同於遊戲區裡建造的想像營火上面烤棉花糖。正當安琪兒描述她在迪士尼樂園裡玩雲霄飛車的狀況，他的棉花糖從棍子上掉下來好幾次。她在說故事的時候表情相當苦惱，但是麥可起先並未看到或感覺到她坐在移動迅速的雲霄飛車上面的那種苦惱和觀點。我鼓勵安琪兒表達她對他和對他的手的關心；然後我向麥可提出安琪兒搭雲霄飛車可能會因為想吐而感到不舒服。他無法看見她的苦惱，於是我提醒他那就像他感冒時的感覺。他能夠將他的痛苦和她的痛苦有所連結。在單元的最後，當安琪兒把她的棉花糖棍子交給麥可時，他們都注視著彼此，心中充滿溫暖。

派翠克在第一階段時經常在角落裡猛撞他的火車，現在進展到了第四階段。他學著從同儕對話中了解抽象的措辭並找出正確的推論。藉由蜘蛛人的故事，派翠克學習在遊戲中和同儕協商。他也學著在保齡球比賽中和同儕協商，而他的同儕也開始欣賞他的為人。派翠克學到他的保齡球或許不是打得最好，但他有自己的天賦──他記得同儕無法記住的細節，而且會在課堂討論中幫忙他們。他的同儕們愛他。派翠克在打保齡球時擊出全倒，並且贏得他自己努力得來的真誠社交關係。

康瑞是一個四歲的自閉症孩子，在吃披薩時學習控制他對同儕卡若琳的脾氣。他學著看見同儕的興趣所在、讓同儕改變故事的安排，以及在同儕關係裡展現更多的熱情。他學會協商的步驟，以及如何達到協議，這對自閉症孩子而言是最困難的技巧。

一旦自閉症孩子完成真正的協議，同時能看見對方的觀點，那就表示治療師的工作結束了。治療的結束歷程就是協助孩子反思他的表現，以及恭喜他和他的家庭完成了這段漫長且乏味的溝

通之旅。在康瑞從這個遊戲治療語言團體畢業時，他把我之前給他作為傑出表現獎賞的獎品交給了他的同儕卡若琳。我微笑同時也交給卡若琳一份獎品。我說：「喔！同儕工作就像你們所做的那麼困難，卡若琳也應該獲獎。」在他們以遊戲治療的夥伴身分最後一次離開遊戲區時，我笑了。他們後來都上了幼稚園。我看見康瑞指著水管，停下來問卡若琳是否想要再轉它一次，她咯咯笑且搖頭說不。他們離開時握著手，用剩下的那隻手將他們的獎品抱在胸膛上。

即使有嚴重的自閉症限制，所有孩子都需要支持，以便竭盡他們所能來變得更有社交能力。不是所有自閉症的孩子都能達到這樣的潛能。有些孩子學會去看見別人的觀點，有些孩子變得較有覺察力和友愛，有些孩子很掙扎但仍無法學會維持同儕關係，但他們或許學會了注意到別人。有些學著和同儕玩棒球，並且發現第四壘叫做「本壘」。自閉症孩子能學習變得更為社交化，而且與同儕有所連結。有些語言和社交障礙的孩子，像是諾亞，會在遊戲治療的歷程中發現自己是好人。

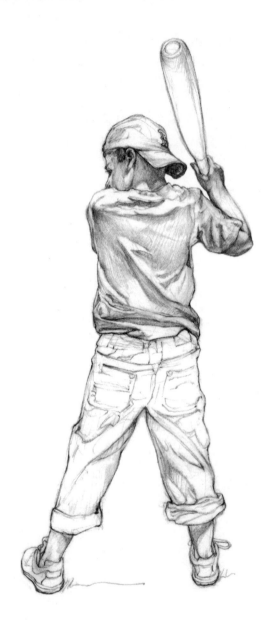

APPENDIX

在遊戲約會中促進年幼孩子的語言：
給父母、專業人員及教師的建議

1. 在遊戲期間的一開始，跟兩個孩子一起用書寫／畫圖的方式做一個計畫。在跟他們討論的時候把每一個活動都畫成圖片；他們也可以幫助你寫下來或畫下來。

2. 解釋「感官活動的休息時間」（sensory breaks），並且將它們寫在計畫中，以便符合你正在治療的某些特別孩子的需求。你可以從孩子的職能治療師那裡尋求一些建議。這些休息時間是用來從事一些感官活動，例如：

   ● 在治療球上面跳躍。

   ● 吹號角。

   ● 前後丟擲軟球。

   ● 壓在懶骨頭布袋下感受被擠壓的感覺。

   ● 盪鞦韆（室內或戶外皆可）。

   ● 使用樂器，例如小鼓或是一些土著用的鼓。

   ● 玩毛茸茸的填充娃娃。

   ● 用耳機聽音樂。

3. 假如整個遊戲約會是一小時，要在三十分鐘的時候安排一個點心休息時間。要留意兩個孩子的飲食需求。

4. 說明遊戲約會的一個目標。要說得具體一點，例如：

   ● 看看你的朋友。

- 留意你的朋友正在做什麼。
- 給你朋友一個問候。
- 說出你正在做什麼。
- 說出你的朋友正在做什麼。
- 運用手勢來幫助自己告訴你朋友下一步要做什麼。
- 留意你自己和你朋友之間的空間。
- 注意到某個「響亮的」聲音會變得太大聲，是因為你很接近那個聲音。
- 注意到某個「輕柔的」聲音會變得太小聲，是因為你離那個聲音很遠。
- 想一下你的朋友現在有什麼感覺。
- 想一下怎麼讓你的朋友有被需要的感覺。
- 讓你的朋友來主導遊戲主題。

5. 把遊戲物件攤開在小地墊或地毯上，以便界定出孩子可以遊戲的地方，並且向他們說明可以在哪裡遊戲。要讓遊戲區有次序；太多的物件可能會讓年幼孩子覺得困惑或失去組織。

6. 在他們玩物件或人偶的時候觀察他們，並且在必要時幫助他們組裝遊戲組。

7. 透過詢問他們想要做什麼而來建議某個故事主題。可以透過說出故事發生的時間、地點和人物來幫故事起個頭。

8. 給他們用一個物件（你有的一個物件）就可以玩的一兩種遊戲活動，並且在必要時示範一下。遊戲活動必須有所變化，以免他們卡在同一個主題上面。

9. 敘述出你的行動以及每個孩子的行動。一開始先說出他們正在做什麼，然後他們應該繼續說出他們自己的行動。

10. 假如接受治療的孩子有說話問題，例如發展性口語失能，就要找到一個特定的說話目標。在你跟兩個孩子一起遊戲時，可以致力於音節順序或是某個特定的聲音組合。

11. 幫助每位孩子在連續的行動中將故事持續下去，並且幫助他們找出故事的結局。

12. 觀察他們並且盡量讓他們玩。

13. 對於有感官需求的孩子，可以運用一些適合的音樂或藝術媒材。

14. 在遊戲約會結束之前五分鐘，給予活動即將終止的預告。

15. 要求他們坐在軟墊上面，並且面對面說再見。要每個孩子告訴對方喜歡遊戲約會中的什麼活動。計畫下一次約會，並且詢問他們下次想做些什麼。

16. 稱讚他們做得好的部分，而且每當他們運用語言來提出要求、表達情緒或僅只是說出遊戲活動的時候，就要對他們提供正增強。

17. 在活動結束之後，要讓他們在計畫表上面蓋章以示完成。

18. 在剛開始幾週，盡量讓遊戲約會的時間保持在一小時或是九十分鐘，之後可以逐漸延長至兩小時。

19. 在帶他們到戶外的時候，要先有個計畫，並且要遵循活動的必要規定。

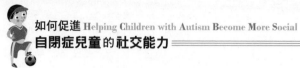

學校下課時間給同儕運用的遊戲場計畫：給教師及專業人員的建議

1. 對於一個有語言困難的孩子，幫他找到一個同儕來協助他。

2. 製作一張圖片，裡面顯示出孩子可以有哪些活動的選擇（在教室內或是在下課時）。

3. 用圖片預先教導相關計畫。舉例來說，對孩子設定的目標是每天要做下列事情：

   ● 記住如何邀請朋友。

   ● 選一位朋友。

   ● 選三件你今天在戶外要做的事情。

   ● 詢問你的朋友今天想要做什麼。

   ● 決定行動計畫。

   透過下列方式來讓遊戲經驗得以成功：

   ● 運用視覺及口語促進和示範來教導孩子和同儕一些相關技巧。

   ● 讓他們在不被催促之下玩在一起。

   ● 幫助他們結束遊戲時間。告訴他們如何向朋友說再見。

   ● 計畫一次遊戲約會，或是下一次下課的遊戲時間。

4. 提供的活動要具體，而且最好是必須要用到依序傳遞使用材料的活動。要有一個帆布袋，裡面可以放一些配備（粉筆、跳繩、軟球、足球及圓錐物、可以靜靜玩的比賽遊戲、用來

說明的白板、一些可以動來動去的玩具、軟的棒球、軟的球棒、手套）。

5. 一旦孩子了解這個比賽遊戲，就可以讓其他同儕加入。

6. 把一般的棒球、足球、踢球或捉迷藏比賽改編成適合讓語言障礙孩子玩的活動（例如，讓壘包和投手之間的距離縮短、棒球變軟、球棒變大）。

7. 要不斷覺察到孩子的感官及粗動作需求。孩子可能會想要推著手推車逛逛、騎在玩具上面或是丟球。給他家庭作業來練習這些技巧。

8. 假如孩子需要額外的支持，可以要求職能治療師或物理治療師協助你擬定一個計畫。

9. 寫一張短信或報告給經常與孩子相處的老師、保母或其他人，這樣孩子才會有機會在上課期間練習這些技巧。

10. 一開始每週與你的團隊碰面一次，討論有關下課時間有何進展以及每個人該如何幫助孩子。

與手足一起努力：
給父母、專業人員及教師的建議

1. 創造一個安全、安靜且玩具排列整齊的遊戲空間。

2. 與手足一起形成一個計畫，而且每單元只有一到兩個目標。

3. 教導手足有關對他們的兄弟／姐妹可能最有效的特別方法。假如手足有需要學習應用行為分析法，可以教導孩子的老師和家庭訓練師經常使用的一些線索。這可以被納入遊戲計畫之中。假如他們需要學習地板時間或敘事遊戲治療，可以用一次個別單元來教導他們，而且一開始可以運用人偶來示範所有的技巧。

4. 即使是透過電子郵件，也應該每週與孩子團隊的所有專業人員聯繫。

5. 為手足示範聲音的抑揚頓挫、速度及音量。

6. 問一些問題，而這些問題可以為手足之間的對話帶來一些想法。

7. 提出與人偶行動同步的一則故事。

8. 將他們保持在遊戲計畫的敘事之中。扮演一個角色，跟他們一起行動。

9. 用手勢或口語促使手足雙方留意到對方並且說出一些想法。

10. 保持口語提示的一致性，並且盡量簡潔。

11. 適時在休息時間加入感官統合及粗動作活動。

12. 對手足雙方保持同等程度的眼神接觸。

13. 若是手足雙方有做出適當的手勢、臉部表情，或是展現的聲音有某種相互性，就必須加以確認及肯定。

14. 要不斷覺察情緒反應並且支持手足雙方。

15. 必須容許提出疑問。保持誠實和透明。

16. 經常保持笑聲並且運用手勢。在所有互動中都要全心投入。

17. 在適當的時候可以放聲大笑。

18. 對於比較有口語表達的那個手足，要教導他等待別人反應。可以教導他呼吸技巧。

19. 在每一刻中都要自在地做自己。

20. 比較有口語表達的那個手足需要知道你懂這一切。

在遊戲場／公園玩的非結構性情境時間中所使用的社交語言劇本：給教師、專業人員及父母的建議

　　以下是社交語言劇本的一些範例，可供有社交語言障礙的國小學生（三到五年級）運用。更多的社交劇本可以從 www.child-talk.com 中下載。老師或助手可以把這些劇本寫在白板上，以便在下課時間提醒學生，或者它們也可以被當作在家中使用的練習劇本，或是在孩子即將進入一個社交情境之前，讓他在一個安靜的空間練習這些劇本。這些劇本也可以寫在一些小紙片中，然後用鑰匙圈串在一起，以便收在孩子的背包裡面。使用這些劇本的最佳方式就是，在孩子進入社交情境之前預先教導孩子這些語言。鼓勵孩子創造他自己的劇本。一旦孩子學會這些劇本，他們通常在遊戲的時候就會自行加以修改並且創造出自己的劇本。在跟某個同儕練習幾次單元之後，孩子也可能不再需要這些劇本了。

下課時間

開始一段對話：

嗨！你昨天晚上做什麼呢？

你在讀些什麼？

這個週末你要做什麼？

你有看錄影帶嗎？哪一片？

上個週末你做了什麼？

你有要去渡假嗎？

足球場上：

我要做什麼事？

你在做什麼？

我可以玩嗎？

踢得好！

我得分。

你得分。

我可以在哪一隊？

捉迷藏：

我們來玩捉迷藏。

誰是鬼？

我可以當鬼嗎？

我出局了，好倒楣！

快一點！

嘿，等一下！

好啦，我當鬼！

好啦，我又出局了。

教室內

發表意見：

嗨！你在做什麼？

好酷！

你怎麼做到的？

那很可怕。

我好愛！

好酷！

鼓勵孩子：

找一個安靜的場所跟一位同儕試演劇本。

每天在家或在一個安靜的場所做練習。

跟一位同儕試演一些劇本（不用視覺提示）。

試演下課情景、比賽或是教室內的狀況。

允許孩子用社交劇本自行做實驗練習。

逐漸減少提示。

容許孩子犯錯。

鼓勵孩子運用話語，而不是用逼近身體或上下跳或咯咯笑的方式
　表達。

Notes
註解

作者序

1. O. Sacks, 1995, *Anthropologist on Mars,* New York: Vintage Books, A Division of Random House, Inc.; T. Grandin, 2005, *Animals in Translation,* New York: Scribner; T. Grandin, 1995, *Thinking in Pictures,* New York: Vintage Books. 天寶以自身患有自閉症從小成長的經驗所寫。她是一位聰明的作家，很能夠了解以心像（picture）來思考是什麼意思。她寫到「我以心像來思考，文字對我而言像是我的第二語言，我會把說的和寫的文字轉譯成配有聲音的全彩電影，然後在我的腦中像是影帶一樣轉播」（Grandin, 1995, 1）。天寶也寫到「對一般人再自然不過的社會互動，卻帶給自閉症患者極大的恐懼不安」（Grandin, 1995, 132）。天寶強調兩個概念——其一是自閉症患者以視覺模式來思考，而且是全彩的；以及，社會互動技巧的獲得並非來得天經地義。自閉症患者需要協助，才能學會在所有情境中表現出社會性。

American Psychiatric Association, 2005, *Diagnostic and Statistical Manual of Mental Disorders, Fouth Edition (DSM-IV-TR).* 在關於自閉症或自閉性疾患的定義中提到，「自閉症的必備特徵是在社會互動及溝通方面出現明顯的異常或發展障礙，以及在活動及興趣方面有明顯的侷限」（DSM-IV, 70）。特別的診斷準則細節可以在其他參考書籍中找到。自閉症在社會互動方面的質性障礙必須至少包括下列四項中的兩項：眼

神接觸、臉部表情、身體姿勢及手勢的障礙；與其年齡不相
稱的同儕關係；缺乏主動尋求與他人分享快樂、興趣或成就；
缺乏社會性和情緒性的回應。此外，在溝通的質性障礙方面
必須至少包括下列四項中的一項：口語語言的遲緩或完全缺
乏；在開啟或延續對話上出現障礙；語言上出現刻板、重複
或使用特異的字句；缺乏生動、自發性的假扮遊戲或與其年
齡相稱的模仿遊戲。最後，在行為、興趣或活動的質性障礙
方面必須至少包括下列四項中的一項：只專注於某一個或一
個以上刻板或侷限的興趣組型；無彈性的固著於特定、不具
功能的常規或儀式行為；刻板而重複的運動性作態動作；持
續專注於物體的某部分（DSM-IV, 75）。

　　S. E. Bryson, L. Zwaigenbaum, and W. Roberts, 2004, "The
early detection of autism in clinical practice," *Paediatrics and
Child Health,* April, 9(4): 219-221; S. Bryson, L. Zwaigenbaum,
and W. Roberts, 2005, "Understanding autism — what every family
doctor needs to know," adapted from April 2004 atricle in *Paediat-
rics and Child Health.* 這些作者區分了 ASD（autism spectrum
disorder，自閉類疾患）以及 PDD（pervasive developmental
disorder，廣泛性發展疾患）。這些作者將亞斯伯格症納入自
閉類疾患中，而與自閉症的區別在於「亞斯伯格症有相對較
強的認知及語言技巧」（Bryson et al., 2004, 1）。Bryson、
Zwaigenbaum 和 Roberts 等作者（March 2005）將一些疾患定
義如下：

● 自閉症或自閉性疾患：三歲之前發病的典型自閉症，內含
　一群神經精神疾患，主要特徵是社會及溝通缺陷，以及不
　尋常和重複行為。

- 亞斯伯格症：有社會互動方面的缺陷，以及興趣侷限和重複行為，但是在語言或認知發展方面卻明顯遲緩。

- 非典型自閉症或其他未註明之廣泛性發展疾患：社會互動或語言及非語言溝通技能的發展有嚴重而廣泛的障礙，或存在刻板的行為、興趣和活動，但是卻不符合某個特定的廣泛性發展疾患。智能障礙較少出現。

- 兒童期崩解性疾患：症狀在三歲或四歲出現，特徵是從之前的正常發展中開始有智能、社會及語言的退化。

2. S. Baron-Cohen, 2001, *Mindblindness,* Cambridge, MA: MIT Press. Baron-Cohen 理論的主要概念是，一個人必須擁有下面四項能力才能解讀別人的心意：社會性的理解、行為預測、社會互動以及溝通。心智機制理論（theory of mind mechanism）是由 Alan Leslie（1994）所發展，並由 Simon Baron-Cohen（2001）所重新定義，這個理論提到了一個系統，在其中個人可以從意志的心智狀態（慾望及目標）這個角度來解讀別人的行為，而且可以透過這種眼神凝視來解讀眼神方向及預測某些意圖。這個理論相當複雜。Simon Baron-Cohen 認為，自閉類疾患孩子很難跟循別人的眼神凝視（Baron-Cohen et al., 1995），難以認出臉部表情，更難以理解別人正在想些什麼。

　　S. Pinker 1997, *How the Mind Works,* New York: W.W. Norton & Company. Steven Pinker 說：「我們自己能夠想到的事情範圍，也就是我們認為別人能夠想到的範圍（瑪莉知道約翰想到這世上有獨角獸）。」這些就是 Pinker 所稱的「洋蔥般思考中的思考……」（onionlike thoughts-inside-thoughts）（Pinker, 1997, 330）。Pinker 認為我們無法真正解讀別人的

心意，但是我們可以從「別人所言、我們體會到的言外之意、別人的臉部表情以及別人行為的最佳解釋」來做出最佳猜測。他清楚寫著「這是我們這個物種最值得一提的能力」（Pinker, 1997, 330）。

D. Premack and G. Woodruff, 1978, "Does the chimpanzee have 'a theory of mind?'" *Behavior and Brain Sciences,* 4: 515-526. 一般的孩子有所謂的「心智理論」，因為他們可以「把心智狀態歸因給自己或別人，並且從心智狀態的角度解釋行為」（Premack and Woodruff, 1978）。在理解別人可能有跟自己一樣或不一樣的心智狀態方面，自閉症孩子需要幫助。在從別人的眼神方向、身體語言以及臉部表情做猜測，以便歸納出別人的心智狀態究竟跟自己一不一樣方面，有些自閉症孩子需要幫助。通常自閉症孩子會誤解別人正在想什麼，因而會帶來挫折，因為他們會認為別人不了解他們，或是別人故意要做出跟他們期待相反的事情。有些孩子會變得很生氣，因而以負面的言論做反應或是出現攻擊行為；然而，其實他們是感到挫折，因為他們不了解別人為什麼會用那樣的方式對待他們。這些行為並非在「對抗」別人，他們可能會哭出來或是丟東西，但是他們並非針對別人。

「大約在十八至二十四個月大的時候，學步期兒童開始會假裝（pretend），也開始會認出別人在假裝，這會在他們的遊戲中帶來重要的質性變化」（Leslie, 1987; Dunn and Dale, 1984）。Leslie 認為「假裝」這個心智狀態可能是年幼兒童最早開始理解的知識性心智狀態之一（Simon Baron-Cohen, 2001, 53）。在 Baron-Cohen 對年幼兒童所做的研究中發現，「假如某個人正在看著某樣東西，這可以被解讀成他可能想

要一樣東西，或是他可能正在想著跟這樣東西有關的某個計畫。這不是只出現在早期發展中的奇想；它仍然是在成人階段我們解讀別人眼神凝視的有利方法（Argyle, 1972）」（Baron-Cohen, 2001, 105）。

3. H. Tager-Flusberg, 1993, "What language reveals about the understanding of minds in children with autism," in *Understanding Other Minds: Perspectives from Autism,* ed. S. Baron-Cohen et al., Oxford University Press. Tager-Flusberg 已經針對心智理論概念與自閉症孩子以及這如何影響孩子的語言這些方面，做了廣泛的研究。

簡介

1. S. I. Greenspan and S. Wieder, 2006, *Engaging Autism,* New York: The Perseus Books Group, DaCapo Lifelong Books. Greenspan 博士的理論基礎如下：「語言和認知，還有情緒及社交技巧，是透過有意義的情緒交流而學習得來；孩子潛藏的動作及感官處理能力各有不同；所有領域的進展都相互有所關聯」。根據這些理念，Greenspan 博士創立了發展性個別差異（Developmental, Individual-Difference, DIR）模式（Greenspan and Wieder, 2006, 40），為遊戲治療用於兒童的一般理論提出一個架構。地板時間模式是 DIR 模式的一部分，而且聚焦在創造出與數種基本心智能力有關聯的在情緒上有意義的互動。與敘事遊戲治療有關的這些重要成分，就是地板時間中的情緒發展階段：

- 對世界的興趣與調節
- 投入及互動：意向及雙向溝通

- 社交問題解決、情緒調節，以及形成自我感
- 共享的問題解決，以及調節情緒和行為
- 創造象徵以及運用文字和概念
- 情緒性思考、邏輯，以及現實感
- 多歸因及三角思考
- 灰色地帶、情緒性地鑑別思考
- 自我感以及對內在標準的反思不斷成長（Greenspan and Wieder, 2006, 43-47）

在運用地板時間技術時，家人及照顧者都是主動的參與者，這點與敘事遊戲治療類似。父母總是被邀請去參與遊戲、去跟孩子互動，以及想辦法吸引孩子投入。在手足學會如何用「溝通圈」或互相互動以及用雙向經驗來延伸溝通的方式幫助孩子之後，手足也會被鼓勵參與遊戲。在遊戲的第一部分，敘事遊戲治療的目標與地板時間相同；互動和參與是整個治療方法的關鍵。一旦孩子可以投入，敘事遊戲治療師就會提出一些方法，以便在遊戲中納入說話、語言、遊戲主題及說故事。兩種方法都可以運用在自然情境中，也都可以促進家庭關係。

  S. Greenspan and D. Lewis, 2002, *The Affect-Based Language Curriculum (ABLC),* Bethesda, MD: Interdisciplinary Council on Developmental and Learning Disorders (ICDL). 這個方案結合了地板時間及系統性指導，以便在自然情境下追蹤語言和口部動作的進展以及感官技巧和表情。這個方案針對的是系統性教導的某些特定核心領域，例如，投入、共同調節的彼此互動、語用、模仿、接受性語言以及表達性語言。本書包含了供家人及治療師使用的幾種清單，以便清楚界定孩子的現狀

以及如何在方案中有所進展。這個方案類似於敘事遊戲治療之處在於，兩者都鼓勵同儕遊戲，而且是在孩子比較投入與家庭成員及熟悉成人的互動之後，開始這種同儕遊戲。兩種模式也都納入地板遊戲方法，以便能夠幫助孩子用情感投入某種關係之中，並且與孩子做接觸。兩種模式都對自閉及語言遲緩的孩子有幫助。

2. B. Prizant, A. Wetherby, E. Rubin, A. Laurent, and P. Rydell, 2002, "The SCERTS model: Enhancing communication and socioemotional abilities of children with autism spectrum disorder," *Jenison Autism Journal,* 14(4): 2-19; B. Prizant, A. Wetherby, E. Rubin, and A.C. Laurent, 2003, "The SCERTS model: A transactional, family-centered approach to enhancing communication and socioemotional abilties of children with autism spectrum disorder," *Journal of Infants and Young Children,* 16(4): 296-316; A. Wetherby and B. Prizant, 2000, *Autism Spectrum Disorders: A Transactional Developmental Perspective,* Baltimore, MD: Brookes Publishing Company. SCERTS 模式（Prizant et al., 2003）是一種完整、多領域合作的發展模式，用來促進年幼自閉類疾患孩子的溝通及社會情緒發展。這個模式是從年幼兒童溝通及社會情緒發展的理論及實證研究所衍生出來。SCERTS 模式認為，為了支持自閉類疾患孩子的發展，最應該優先處理的發展面向是社會溝通、情緒調節以及交流支持。這個模式提供了幫助孩子發展象徵性遊戲技巧的策略，而這些策略很類似於地板時間、重新演出及敘事遊戲治療使用的策略。所有這些發展性遊戲本位的模式都提供一些治療性策略，以便能夠在與孩子互動的同時，又能納入家人，並且幫助孩子

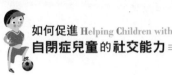

處理對某些情境和事件的情緒反應。類似地板時間和敘事遊戲治療，SCERTS 也運用各種夥伴關係的人際支持，來促進孩子的情緒發展及社交技巧（Prizant et al., 2003）。

3. S. Gutstein and R. K. Sheely, 2002, *Relationship Development Intervention with Young Children,* London: Jessica Kingsley Publishers. 關係發展介入（Relationship Development Intervention, RDI）是由 Gutstein 和 Sheely 所發展出來，「是一種由成人主導的模式，它運用一種逐步的系統性矯正過程來矯正某種缺陷，最後希望讓這個缺陷不再妨礙個人達到他的潛能。RDI 是一種認知介入，目標是在做矯治（remediation）。RDI 諮詢者的主要目標，是幫助父母和孩子重新回復很重要的主體間關係（Intersubjective Relationship, IR），這種關係很容易受到自閉類疾患的連帶影響。主體間關係被發展心理學家認為是人類學習在動態環境中發揮功能的重要實驗室。我們引用 Barbara Rogoff 的話：『一般的共識是……早期的兒童期會經歷在夥伴間意義共享本質中的轉化………溝通在本質上就假定了相互主體性——也就是，基於共同注意焦點的共享性了解，以及構成溝通基礎的共享性前提』」（Rogoff, 1990）。根據 Rachelle Sheely 的說法，「無法形成相互主體性是自閉症研究中最常發現的缺陷，也是持續最久、最難改變的缺陷。我們希望透過重新建立主體間關係，孩子在父母的引導下可以在動態學習機會的道路上開始發展，並且可以內化對於達到某種生活品質很必備的複雜心智過程」（Sheely, 2007）。RDI 教導自閉症孩子一些特別技巧，而且是聚焦在非口語和手勢等溝通系統。若是自閉症孩子無法注意傾聽、加入別人或聚焦在別人的觀點，這個模式就可能成功。RDI 的複雜處

在於方法中融入了幾種重要層面。RDI 活動的設計適合頗廣範圍的 ASD、PDD 及自閉症,而且高低功能的自閉症都適用。活動的設計是從兩歲開始。

有幾位孩子接受我的敘事遊戲治療,同時間又接受 RDI,不過我發現,只要雙方治療師能夠溝通清楚每單元的意圖並且支持對方的工作,這兩種方法可以合作得很好。在敘事遊戲治療中可以有好幾種方法用來教導孩子遊戲以及說出他自己的活動,而在此同時也可以致力於 RDI 第二級第五階段,稱為「撞車的各種變化」的第五十六項活動(Gutstein and Sheely, 2002, 152)。假如孩子有一部車,而治療師或同儕有另一部車。在 RDI 模式中,這一級的孩子正在用一部小車練習速度改變的程度,並且配合這個活動的各種變化。在敘事遊戲治療中,這個活動會納入一位同儕,而且自閉症孩子是在階段三。在活動中會幫助孩子注意到另一個人的行動,並且幫助孩子在同儕的旁邊調整他自己的行動。在 RDI 活動中,孩子會被要求故意將車子超越別人的車子,或者是「撞上」那部車。孩子被要求要調整他車子的速度,所用的提示語像是「我們現在慢慢地撞上那部車」。在敘事遊戲治療中,孩子及其同儕會被要求創造一個故事主題,然後開始玩,方式是讓車子彼此超越,直到抵達終點。他們會被要求說出自己的行動、對方的行動,然後在抵達他們正要去的地方之際討論故事要如何結束。兩種方法可以搭配得很好,而且可以在同一個治療單元中完成不只一個目標。

4. P. Wolfberg, 1999, *Play and Imagination in Children with Autism*, New York: Teachers College Press. 整合性遊戲團體模式:此遊戲治療模式的基礎是「引導式參與」概念、Vygotsky 的思想

以及 Barbara Rogoff（1990）發展的「思考方式的見習制度」。Barbara Rogoff 寫出在社會文化脈絡下心智的認知發展。在她所寫的《思考方式的見習制度》這本書中，她說明了她「引導式參與」理論的核心價值，而這些是從 Vygotsky 對「心理之間過程」的理論所發展出來。她引用 Leont'ev（1981）所寫關於 Vygotsky 理論的詮釋說道：「人類獨有的較高級心理過程只能透過與別人的互動才能獲得，也就是，透過之後會被個人所獨立執行的心理之間過程才能獲得。」（Leont'ev 55-56 in Rogoff, 1990, 13）Rogoff 發展她的見習制度模式所根據的概念是 Vygotsky 所提到，在社會互動中，孩子的主動角色以及別人的支持可以促進認知發展。她的理論所根據的是「共享的問題解決」，這意謂著一位新的學習者與一位較熟練的學習者共同分享——這就是見習制度的核心主題。她寫道：「孩子的認知發展是一種見習制度——它透過與同伴在社會活動下受到引導式參與而發生，而且這位同伴要能夠支持並擴展孩子對文化的了解，也強化孩子對文化工具的運用技巧。」（Rogoff, 1990, vii）

Wolfberg 創立了一種類似的在遊戲中觀察及引導式參與模式，她描述其模式是「在各種不同程度技巧及狀態的夥伴們支持、引導及挑戰下，孩子主動參與了在文化上有價值的活動，因而獲得了學習及發展」（Wolfberg, 1999, 49）。Wolfberg 的模式很獨特，因為她不只著墨在民族誌傳統，也因為她提供了讓我們可以對孩子如何獨立於其他孩子自己玩、如何在其他孩子旁邊玩，以及如何與其他孩子一起玩等方面，有敏銳觀察和詮釋的一種模式。這個模式提供了觀察的工具，並且教導成人如何「鷹架」（scaffold）兩個孩子之間的互動。Rogoff

首創使用「鷹架」這個詞，來描述成人如何調整對孩子之間互動的支持，以及如何在遊戲中根據孩子們的需要來引導他們。一旦孩子變得更加自在，成人就可以逐漸消退其支持。在敘事遊戲治療中，這種支持的「逐漸消退」也是治療師的責任，而且通常發生在第三及第四階段。成人仍然在邊線那裡提供幫助，並且在必要時示範如何開始遊戲。Wolfberg 的模式提供「遊戲引導」，這意謂著比較不熟練的遊戲者會與比較有經驗的遊戲者配對在一起。「透過一位成人或是比較有經驗的遊戲者的引導，初學者獲得了練習和技巧」（Wolfberg, 1999, 52）。這種遊戲本位的模式，在孩子自然會啟動遊戲的自然、整合性情境下開始。在敘事遊戲治療中，孩子也會與同儕配對在一起，而且也被鼓勵在學校、公園、遊戲區和其他各種環境中投入與同儕的互動。

5. K. A. Quill, 2000, *Do-Watch-Listen-Say,* Baltimore: Brookes Publishing Inc.; K. Quill, 1995, *Teaching Children with Autism: Strategies to Enhance Communication and Socialization,* New York: Delmar Publishers. Kathleen Quill 所寫的一些書，是對自閉症孩子評估、執行策略及發展課程方面很完整的工具書。她探索出一些很有創意的方法，來協助專業人員教導孩子關於社會化的技巧。她的書（2000）有許多的評估圖表、問卷以及活動單張，而且還搭配著技巧清單。這本書編排得很有組織，而且提供了建立非口語社會互動、模仿及組織化的一些建議。這本書有完整的資源及參考書目清單，對專業人員、父母及老師都很有用。

6. S. J. Roger, D. Osaki, T. Hall, and J. Reaven, 1998, *the Denver Model: An Integrated Approach to Intervention for Young Children*

with Autism, Denver, CO: JFK Center for Developmental Disabilities. 這個模式是針對年幼孩子的一個治療方案,它把家人放在治療的核心位置上,並且認為每個自閉症孩子及其家庭都很獨特。每個治療目標都有其個別性。這個模式是發展用來治療學步期到學齡前期的自閉症孩子。這個模式包括有不同領域的治療團隊,而領導者是一位家長與一位核心專業人員。治療本身發生在家庭常規之中、在學齡前期情境之中以及在一對一的教導單元之中。方案包括聚焦在具體目標的二十小時計畫性教導,而強調的是關係、分享的控制以及正向情感。這些技巧會在六個內容領域中提及:社會互動、遊戲技巧、大小動作發展、認知以及個人獨立。丹佛模式在遊戲技巧方面類似於敘事遊戲治療。兩種模式都在幼兒園或遊戲活動中的自然情境培養遊戲技巧;兩種模式都為孩子納入特定目標及策略,以便學得語言和社交技巧。

7. K. Levine and N. Chedd, 2006. *Replays: Using Play to Enhance Emotional and Behavioral Development for Children with Autism Spectrum Disorders,* London: Jessica Kingsley Publishers. 「重新演出」(Replays)是一種遊戲本位的方法,也可以用來幫助有行為困難的孩子,這些孩子可能對很小的事件快速產生強烈且負面的情緒反應。治療師會建議孩子「練習」重新經驗類似這樣的一個事件,然後在一種好玩、誇張的象徵性重新演出脈絡中對孩子做引導。孩子會在遊戲中扮演不同的角色,過度反應的情況就會逐漸減少。這個方法所根據的概念是「系統減敏法」,一直以來都被治療師用來幫助孩子克服恐懼及令人害怕的事件。在「重新演出」中,孩子在安全的脈絡下經驗到小小的壓力,但最終在一個值得信任的成人陪伴下,

對這個令人害怕的事件形成一種正向的經驗。孩子開始經驗到控制感，並且感覺到該事件並沒有那麼恐怖。這個方法可以跟敘事遊戲治療搭配得很好。我常常將「重新演出」（Levine and Chedd, 2006）整合到我的遊戲治療方法中，特別是在互相注意這個第二階段，因為在此階段的孩子經常拒絕改變主題或是拒絕別的孩子出現在他們的遊戲區域內。透過這種方式，孩子可以重新演出他的焦慮，並且讓自己對該情境減敏感。Levine 博士和我曾經在同一個遊戲治療單元中，運用「重新演出」方法以及敘事遊戲治療，一起治療一個孩子。

8. C. Maurice, G. Green, and S. C. Luce, 1996, *Behavioral Intervention for Young Children with Autism,* Austin, TX: Pro-ed. 這本書所根據的概念是，自閉症是一種有神經學基礎的行為缺陷症候群，而且這些行為可以透過事先仔細計畫的建設性互動來加以改變。行為分析治療聚焦在系統性地教導一些小的、可測量的行為單位。這本書包含有課程式的教學指導以及教導孩子的一些特殊技巧。Lovass（1987）最早發展出 ABA 模式，根據的是操作制約理論。這個方法由成人主導，並且依靠結構性以及對逐步增加的行為要求之回應來訂定目標。在達到目標行為之後，孩子會得到正增強，而且是在一個安靜、受控制的環境，同時在視覺及成人的支持下進行治療。這個方法的問題在於，假如孩子是在受控制的環境下執行這些技巧，他可能無法將這些技巧轉移到不熟悉的成人所處的自然情境上面（Tager-Flusberg, 1981）。ABA 的目標是提供正增強的直接範例。從我的經驗來說，儘管此方法似乎與敘事遊戲治療對立，只要雙方治療師可以在線索上彼此合作，並且每週有諮詢時間來共同討論每單元的目標，孩子還是可以同

時接受兩種治療。

9. J. Ayers, 1994, *Sensory Integration and the Child,* Western Psychological Services; C. S. Kranowitz, 2003, *The Out-of-Sync Child Has Fun,* New York: Perigee Book; J. Koomar and A. Bundy, 2002, "Creating intervention from theory," in *Sensory Integration Theory and Practice,* Philadelphia, PA: FAA David Company. 「感官統合是為了方便我們運用的一種感官組織化。我們的感官提供了我們身體的物理狀態以及我們身邊周遭環境的相關訊息。感官知覺湧入大腦，就如同小溪流湧入湖中。無數的感官訊息位元隨時進入我們的大腦，不只從我們的眼睛和耳朵，更從我們身體的每一處」（Ayers, 1994, 5）。Ayers 認為，也正如我所認為，前庭的障礙可能會讓一個孩子在忙亂的遊戲區中跑錯方向。這個行為將會干擾他的社交關係。孩子可能很難判斷是否距離別人太近或太遠，而且可能會經常撞到同儕。他可能比較難將空間視覺化，也可能不知道如何在不同的遊戲區中移動，特別是在下課時間遊戲區很忙亂的時候。這些困難是感官統合障礙的一部分。Kranowitz 所寫的書是 *The Out-of-Sync Child: Recognizing and Coping with Sensory Integration Dysfunction* (1998) 的續集。這本書中有許多可以用來幫助這類障礙孩子的活動，而且這些活動也可以用來幫助語言障礙的孩子。我有許多年的時間與職能治療師一起合作，我相信他們所做的事情。他們所使用的方法很類似於我在遊戲區中對孩子所做的第三和第四階段工作。在處理感官統合問題方面，孩子需要尊重和幫助。假如他們暴露在戶外嘈雜聲音、無法預期的事物、開放空間，或是有孩子撞到他們，他們可能會招架不住。此外，在遊戲中處理這些需要時，治療

師可以在單元中鼓勵語言的表達。由職能治療師和語言治療師一起治療自閉症孩子是相當有用的方式，我過去曾經跟許多位很棒的職能治療師一起工作，也學會將許多職能治療活動整合到我的敘事遊戲治療中。很重要的是每兩週必須與孩子的職能治療師一起合作討論，以便計畫出可以在學校或在治療中幫助孩子的活動。

第一階段：初次接觸

1. M. A. Preissler, 2006, "Play and autism: Facilitating symbolic understanding," in *Play=Learning,* ed. Dorothy Singer, Roberta M. Golinkoff, and K. Kathy Hirsh-Pasek, New York: Oxford University Press, M. A. Preissler and S. Carey, 2004, "Do both pictures and words function as symbols for 18 and 24 month children?" *Journal of Cognition and Development,* 5: 185-212. 早期的縱斷面研究發現，遊戲對於語言發展很重要，而且對於自閉症孩子來說，遊戲是一個長期的發展結果（Sigman et al., 1999）。Melissa Allen Preissler 寫道：「象徵性遊戲與象徵性語言的了解及運用之間有重要的關聯性……許多 ASD 孩子似乎有一個組合式的學習型態，反映在劇本式、脈絡本位的回應方式，以及類化的困難。」（Preissler, 2006, 233）Kanner（1943）將自閉症定義為在假扮遊戲方面有缺陷。其他研究也指出自閉症孩子在遊戲方面的不足，包括他們的遊戲「創造性較少、象徵性較少，而且比正常的同儕在發展上較不成熟」（Sigman and Ungerer, 1984 in Preissler, 2006, 237）。自閉症孩子那種重複而又缺乏想像力的遊戲稱為「反覆遊戲」（echoplaylia）（Schuler and Wolfberg, 2000）。這類型的侷限遊戲有可能是

自閉症孩子模仿錄影帶中的故事而做的演出。自閉症孩子可能在遊戲主題的目錄選項方面受限（他們會重複一個主題或是無止境地詢問關於這個主題的問題）。目前的研究已經發現，自閉症孩子有可能無法理解到一張圖片可以代表一樣真實的物件。發展中的學步兒被要求將一個字詞（掃帚）與一張圖片（一把真實的掃帚）配對在一起時，他們學會了圖片的稱呼；然而，在被要求將字詞與物件配對時，他們會轉而選擇圖片（Preissler and Carey, 2004）。許多自閉症孩子無法理解一項真實的物件可以用該物件的圖片來表示。Vygotsky（1978）認為年幼兒童無法達到抽象思考的程度，但是他們必須發展出這樣的能力，才能在真實的世界中創造出物件的意義。在我的臨床經驗中，自閉症孩子很難理解以下狀況：一旦物件被移除，而圖片和名字（例如，卡車）一起出現，那圖片就代表著真實的玩具卡車。當治療師在和孩子的遊戲過程中示範物件及行動時，這些孩子可以被鼓勵去發展象徵性遊戲。一開始他們可能會用一項物件模仿一個遊戲行動（例如，媽咪娃娃上床）；然而，一旦他們在遊戲行動及物件方面累積了較多的目錄選項，他們就會開始創造他們自己的表徵遊戲。在我的經驗中，一旦這種情況發生了，孩子就會在遊戲中發展出更複雜的語言，並且說出他們的行動。在孩子使用表徵（象徵）遊戲與語言能力之間有一個整合性的關聯。遊戲的經驗以及在物件中發現意義，讓孩子可以創造出敘事，並且在敘事和遊戲中發展語言。

2. A. McCabe and C. Peterson, 1991, *Developing Narrative Structure,* Hillsdale, NJ: Lawrence Erlbaum Associates Publishers; A. McCabe and L. Bliss, 2003, *Patterns of Narrative Discourse,* Bos-

ton, MA: Allyn & Bacon Press; V. G. Paley, 1990, *The Boy Who Would Be Helicopter: The Use of Storytelling in the Classroom,* Cambridge, MA: Harvard University Press. 一個孩子的早期學習，包括在遊戲及敘事中發展象徵性遊戲以及說出關於行動的一些故事。Allysa McCabe（McCabe and Peterson, 1991）遵循 Labov（1972）的傳統，並且將敘事定義為「用過去式來說出兩句在時間上有順序的子句」（McCabe, 1991, ix）。儘管對敘事的定義在細節上有所差異，他們都納入「依次敘說相繼發生的事件」（Labov, 1972; Peterson and McCabe, 1983; Polanyi, 1985）。Polanyi 認為一則故事不止包括主要事件，也包括描述參與者、說明情境以及評估狀況的脈絡子句。從正常語言發展的孩子口中說出的敘事，大概會從二十七個月的時候開始（McCabe and Bliss, 2003）。學齡前期的孩子會加長他們的故事，而且一開始會用像青蛙跳躍式的方式訴說故事（Peterson and McCabe, 1983）。他們可能會跳離一個事件或是沒有按照順序來訴說事件；他們也可能說出許多行動，但其實講的是同一件事。四歲大的孩子會使用大量的連接詞（和、但是、當、所以），也常會用一些不連續詞（嗯……啊……所以呢……）。根據 McCabe 和 Bliss（2003）的研究，五歲孩子可以按照順序說出事件，六歲之前可以說出完整的敘事。到了六歲的時候，孩子可以向聽者說出事情發生的相關人、事、地及時間，可以說出某些行動，並且逐漸提到故事的高潮。接下來他們會解釋事件，甚至對發生的事做評價。然而，在某些文化中，事件的順序並不是孩子故事的主要焦點。對於孩子經驗敘事的家庭文化當中說故事的傳統本質，治療師必須加以詢問。McCabe 所做的一般定義是，敘事或

說故事是「口語說出在時間上連續的事件，不管那些事件是真的或是想像的」（McCabe and Peterson, 1991, ix）。James Gee（1991, 1990）的研究認為這個定義過於侷限，他認為孩子的個人歷史和文化、與孩子家庭的社會互動都會形塑敘事。Labov（1972）描述敘事結構包括幾個部分：

- 抽象功能：說者告知聽者關於故事的主要概念
- 定向：說者告知聽者關於參與者是誰、他們在哪裡，以及事件何時發生
- 將行動複雜化：事件及行動有個時間順序，最後逐步引入故事的某個高潮行動
- 評價：說者讓聽者知道故事為什麼會被說出來
- 化解：事件及問題獲得解決
- 尾聲：正式的結局

在 1991 年，Allysa McCabe 和我研究了受虐兒童的敘事，所寫的文章在美國心理學年會中報告。我們使用 McCabe 所發展、孩子在以下成分所做敘事結構的一種記錄方式：定向、行動、高潮、化解及尾聲。這個特別結構一直是在敘事遊戲治療模式中，發展故事的指引。孩子被鼓勵去決定誰出現在故事中以及故事在哪裡發生。當孩子在玩的時候，治療師改述孩子所描述故事中的連續行動。接下來，一旦在敘事中出現了一個高潮，治療師可以幫助孩子看到故事的興奮點。最後，故事的結局出現了，孩子可以解釋故事為何會發生。敘事結構可以提供鼓勵語言、遊戲及說故事的整體框架。Vivian Paley（1990）的研究熱情地顯示出，如何在課堂的真實世界運用敘事將一位特殊兒童融入他的班級裡。

Vygotsky（1987）的概念是，遊戲是一種資源，一個讓敘事

技巧得以發展的地方。James Paul Gee 是一位社會文化語言學家，他寫道：「敘事基本上是一種觀點，人類在成長的過程中，某些主題會變成一種令人滿足的模式；或是一種來自社會認同以及社會團體，讓自己有所憑據的觀點。」（Gee, 1991, 13）就是這種在遊戲中運用敘事的方式，幫助了孩子確認他自己的認同，並且透過跟別人說故事而變得更加社會化。孩子開始在遊戲的社會化當中練習說故事，最後寫出這些敘事。其他研究者所提供的證據也認為，孩子在學齡前期所獲得的敘事技巧對早期識字很重要（Dickinson and Tabors, 2001; McCabe and Bliss, 2003; Feagans and Applebaum, 1986; Snow, 1983）。在我於克拉克大學研讀博士期間，我與 Dickinson 博士和 Snow 博士致力於「家庭學校研究計畫」（哈佛大學與克拉克大學合作），研究了語言及識字對於孩子建構論述形式的發展有何效應。這些論述形式通常包括了敘事。研究者證實，在遊戲中發展的敘事技巧為孩子將來上學做了準備，也為在社交脈絡中形成識字技巧及口語技巧做了準備。透過傾聽、詢問引導式問題以及跟隨孩子主導的對話，父母可以幫助孩子發展他們的敘事（McCabe and Bliss, 2003, 133）。

P. Uccelli, L. Hemphill, B. Alexander, and C. Snow, 2006, "Conversing with toddlers about the nonpresent: Precursors to narrative development in two genres," in *Child Psychology: A Handbook of Contemporary Issues,* 2nd ed., ed. Balter Lawrence, Tamis-Monda, Catherine Snow, New York: Psychology Press, xv, 679. 這些研究者發現，在一般正常發展的學步期兒童身上，敘事發展的前身可以在年幼兒童的語言交換中發現。作者們主張，在兒童的早期發展中出現個別差異，有些孩子在幻想

方面有進展,有些則是發展出對於真實經驗的個人敘事。孩子在社會互動方面的早期經驗與他們日後的敘事發展之間的關係,得到了探索。這是新的研究,可能有助於了解年幼兒童如何發展敘事及遊戲。

A. Nicolopoulou, J. McDowell, and C. Brockmeyer, 2006, "Narrative play and emergent literacy: Storytelling and story-acting meet journal writing," in *Play=Learning,* ed. Dorothy Singer, Roberta Michnick Golinkoff, and K. Hirsh-Pasek, New York: Oxford University Press, xvi, 272. 雖然這個研究的樣本是一般正常發展的兒童,作者們發現,說故事再加上日記寫作和演出故事,可以促進低收入家庭中孩子的學習及發展。這個研究主張要運用更多以兒童為中心的活動,並且結合幾種教育性的活動。在敘事遊戲治療中,治療師納入許多類型的教育性活動(包括說故事)作為此模式的一部分。

3. 派翠克的對話:未發表的錄影帶片段,在我位於萊星頓的辦公室錄製,當時 2000 年 10 月 5 日的時候他兩歲。母親當時也在現場。

4. H. Seung, 2006, "Intervention outcomes of a bilingual child with autism," *Journal of Medical Speech-Language Pathology,* March, 14(1): 53-63; V. F. Gutierrez-Clellen, 1999, "Language choice in intervention with bilingual children," *American Journal of Speech-Language Pathology,* November, 8: 291-302. 兩個研究都發現,年幼就被診斷為自閉症且生長在雙語家庭的孩子,應該先使用孩子的母語來做介入,十二個月之後再過渡到第二語言。研究支持的看法是,若是英文不是家中使用的語言,應該先用個案的母語來做介入,以便「建立母語的語言學基礎」

（Seung, 2006, 53-63）。

5. 桑雅的對話：未發表的錄影帶片段，在我位於萊星頓的辦公室錄製，當時 2000 年，她跟家人從歐洲的某一個國家來訪。她能理解三種語言，而且她有自閉症。她的表達性語言一開始不太易懂，後來慢慢地能夠在看到物件和真實動物時放入一兩字的片語。我運用敘事遊戲治療做介入，一天七個小時，總共十天。

6. A. McCabe（請見本章註解 2）。

7. 引述自一位母親在語言治療單元結束之後所說的話，地點在我位於萊星頓的辦公室，時間是 2003 年。該陳述是在單元之後以臨床筆記所記錄。

8. D. Hatton, "Early intervention and early childhood special education for young children with neurogenetic disorders," In *Neurogenetic Developmental Disorders,* edited by Michele M. M. Mazzocco and Judith L. Ross. Cambridge, MA: MIT Press. C. Solot, C. Knightly, S. Handler, M. Gerdes, D. M. McDonald-McGinn, and E. Moss, 2000, "Communication disorders in 22q11.2 microdeletion syndrome," *Journal of Communication Disorders,* 33: 187-204. 目前的研究者已經確認，學步期及學齡前期孩子的接受性語言比他們的表達性語言來得好；因此，孩子的智能有可能比預想的還高，因為有障礙的孩子經常出現早期的語言遲緩。

9. M. J. Baker, 2000, "Incorporating the thematic ritualistic behaviors of children with autism into games: Increasing social play interactions with siblings," *Journal of Positive Behavior Interventions,* 2 (2): 66-84. 若是成人依據自閉症孩子的主題式重複行為（例如，孩子言行反覆在某些主題、電影、錄影帶）教導他們遊

戲互動，孩子社會互動的比例以及相互注意協調能力的技巧
都會增加，而儀式行為的比例會降到最低或甚至不出現。在
敘事遊戲治療的相互注意協調能力第二階段中，若是孩子被
鼓勵去跟別的孩子遊戲並且在遊戲中發展故事，那麼喜歡的
物件（例如，火車）就可能會被納入故事和遊戲之中。在我
的經驗中，一旦孩子真的將物件納入遊戲主題中，他就不會
反覆在物件當中，反而會在敘事中為物件創造一個角色。他
就會開始感覺到必須留意到他的手足並且加入他們，而不是
只專注在某個特定物件。

第二階段：相互注意協調能力

1. R. Landa, 2005a, "Assessment of social communication skills in preschoolers," *Mental Retardation and Developmental Disabilities Research Reviews,* 11: 247-252; R. Landa, 2005b, "Language, social, and executive functions in high functioning autism: A continuum of performance," *Journal of Autism and Developmental Disorders,* 35(5): 557-573; R. Landa and E. Garrett-Mayer, 2006, "Development in infants with autism spectrum disorders: A prospective study," *Journal of Child Psychology and Psychiatry,* 47(6): 629-638; K. E. Nichols, N. Fox, and P. Mundy, 2005, "Joint attention, self-recognition, and neurocognitive function in toddlers," *Infancy,* 7: 35-51; P. Mundy and J. Stella, 2000, "Joint attention, social orienting, and nonverbal communication in autism," in *Autism Spectrum Disorders: A Transational Developmental Perspective,* ed. Amy M. Wetherby and Barry M. Prizant, 55-77. Rebecca Landa 博士也認為，相互注意協調能力是社會溝通的中心技巧，她

寫道:「孩子必須了解和啟動最重要的溝通類型就是相互注意協調能力。相互注意協調能力指的是跟一位社交夥伴協調對某一事件或物件注意力的能力。」（Landa, 2005a, 248）指向某一物件以及向另外一個人展示一個物件,同時運用身體語言來表達分享的意圖,是對同儕做社交互動的基礎。後來,「指」這個動作會被分享訊息的口語方式所取代,根據Landa的說法,「相互注意協調能力……被認為是相互主體性發展的中心層面,以及心智理論發展的前驅」（Landa, 2005a, 248）。此外,相互注意協調能力可以預測將來的語言發展（Mundy, Sigman, and Kasari, 1990; Nichols et al., 2005）。缺少相互注意協調能力可以說是諸如自閉症這類發展障礙的早期徵候指標（Charman, 2003 in Landa, 2005a, 248）。測量這種能力的困難之一就是,孩子可能可以指向某個玩具並且分享玩具;然而,他們可能缺少運用眼睛凝視的轉移（看著人然後再回頭看著物件）,以及各種抑揚頓挫的口語表達來吸引別人注意的那種細膩能力。在我對自閉症孩子的臨床經驗中,我經常看到這些孩子分享玩具,而且也似乎擁有基本的相互注意協調能力;然而,他們卻缺少一些細膩的線索來維繫自己跟別人的互動。舉例來說,孩子可能擁有用「嗨!你好嗎?」或「我們一起玩」來開啟話題或向別人致意的基本實用技巧,但是他卻無法藉由言語、抑揚頓挫或手勢來表達他想要維持互動的意圖。

　　G. Dawson, A. N. Meltzoff, J. Osterling, J. Rinaldi, and E. Brown, 1998, "Children with autism fail to orient to naturally occurring social stimuli," *Journal of Autism and Developmental Disorders,* 28(6): 479-485. 本研究中的自閉症孩子無法注意到

社會刺激（叫名字、拍手），也無法分享注意力及跟循別人的凝視或指向。他們呈現出分享注意力方面的障礙。自閉症孩子在自然環境中很難跟循社會刺激，因為在自然環境中，必須在不同的同儕及社會刺激之間快速轉換注意力。作者們發現，自閉症的分享注意力障礙可能是結果，部分的原因是他們無法留意到社會刺激，例如別人的臉部表情或眼睛。

2. 山迪和治療師的對話：2002 年夏天在我位於萊星頓的辦公室中的治療時間內所做的臨床筆記。

3. 約翰、吉姆和母親及治療師之間的對話：未發表的錄影帶片段，在麻州林肯市的一處農場所錄製，當時是 2002 年 6 月；以及在農場所做的臨床筆記。

4. 克莉絲汀和奧莉薇亞及治療師之間的對話：2003 年夏天在海邊做敘事遊戲治療時所做的臨床筆記及觀察資料。

第三階段：發自患童的相互性

1. T. Attwood, 1998, *Asperger's Syndrome,* London: Jessica Kingsley Press. Tony Attwood 寫了關於亞斯伯格症的一本好書，這類患者很難了解並應用語言的細膩線索。他說明了這些人如何按照字面來解釋別人所說的話。他談論到孩子如何受到取笑的困擾。他說明了為何臨床工作者必須教導語言韻律學（重音、韻律、音調），以及如何運用「社交故事」（Gray, 1994a）及「漫畫片段對話」（Gray, 1994b），來幫助這些孩子了解社會互動。作者指出「人類有一種自然傾向要去模仿別人的姿態、手勢及舉止」（Attwood, 1998）。亞斯伯格症或自閉症患者在同步別人的動作時，都會顯得假假的。一般來說，有社交語言障礙的孩子在社會互動時，都很難協調他自己的

臉部表情、音調、身體姿態及語言。對於專業人員以及家有社交語言障礙孩子的家長而言，本書是一個極佳資源。

2. R. Landry and S. E. Bryson, 2004, "Impaired disengagement of attention in young children with autism," *Journal of Child Psychology and Psychiatry,* 45(6): 1115-1122. 自閉症孩子對視覺刺激有非典型反應，而且很難轉移他們的注意力或解除他們的注意力。在此研究的八秒試驗中，即使出現額外兩個刺激，自閉症孩子還是維持固定在某個視覺刺激上面。儘管本研究的樣本數較少，它還是確認出，一旦自閉症孩子固著在某個視覺刺激上面，他們就很難注意到其他的視覺刺激。在視覺固著及注意力方面，仍須有進一步的研究。

3. 賈斯汀、馬克、艾瑞克（冰雕者）及治療師：2004 年早春在賈斯汀的小學所做的臨床筆記及觀察紀錄。

4. 艾兒喜及治療師：2000 到 2002 年兩年治療期間在艾兒喜的學校所做的臨床筆記。

5. 莎拉的手稿：2004 年 6 月 6 日在我位於萊星頓的辦公室中所做臨床筆記的手稿。

6. 迪傑：在幼稚園班級中的學齡前孩子——2004 年 4 月在麻州波士頓一所幼稚園的臨床筆記。孩子們正在放有蠕動中的蟲和泥巴的大箱子之中遊玩。他們使用小型的塑膠湯匙來挖蟲。對話是從臨床筆記精確節錄而來。

7. 傑米及治療師：對話是從治療師所寫的正式進展紀錄而來，這些進展紀錄在一年期間中每週都會交給傑米的學齡前團隊。在 2003 年中，我幾乎每週都選擇一個下課或自由活動時間到學校，幫助他與同儕做社交連結。在治療結束之際，他可以與人互動，同時也成為他班級中的一分子。傑米通過敘事遊

戲治療的所有階段，甚至到達第四階段。他成為一位很棒的
踢球隊隊員，也中止了吃樹皮行為。

8. 艾迪和提姆及治療師：與家長在星期六玩棒球和踢球的語言
／運動團體中所做的臨床筆記而來，時間從 2002 到 2004 年。
艾迪從第四階段畢業，後來也很投入學校的遊戲中。他學會
了演戲、跳舞，以及與同儕互動，並且交到了一些好朋友。
他後來還是持續與朋友玩棒球。

9. 雅各和麥可及治療師：兩年期間的臨床筆記及語言治療影帶。
雅各進展到敘事遊戲治療的第四階段。

10. 小學二年級班級和老師及治療師：從錄影帶片段所做的手稿，
錄製時間是 2007 年 1 月 15 日，地點在教室內。

第四階段：社交參與

1. K. Stewart, 2002, *Helping a Child with Nonverbal Learning Disorder or Asperger's Syndrome,* Oakland, CA: New Harbinger Publications, Inc. 早期的研究者認為非口語學習障礙（Nonverbal Learning Disability, NLD）是屬於右側大腦的失功能，因此社交技巧會受到影響。Rourke（1989）發表了 *Nonverbal Learning Disabilities：The Syndrome and the Model*，並且描述了這些孩子的特徵，例如，觸覺、精神運動協調、視覺空間、非口語問題解決以及運用幽默方面的困難。目前的準則表「NLD and Related Conditions Symptom List」是由 Kathryn Stewart 及 Darlene Sweetland 所發展出來（Stewart, 2002），這個表包括了社會／情緒指標：解讀臉部表情及線索的能力不足；在社交情境中按照字面解釋語言；過度關心「公平」；用兩極化的方式解釋規定；僵化的思考方式；不聽安慰；強

迫症；易挫折；突然爆發脾氣；個人衛生差；睡眠困難的過去史。在語言方面，病患沒有語言遲緩的過去史，有語言量多、韻律偏差、良好口語、語用問題以及對某一主題有專家般的知識。在認知方面，病患會有假扮能力不足、組織力差、難以辨別時間、困惑、學習缺陷、難以找到中心概念以及依賴聽覺訊息等等狀況。同時，孩子會有觸覺敏感、聽覺敏感、迷失在空間中以及動作技巧問題等數種感官動作指標。「兩種疾患（非口語學習障礙及亞斯伯格症）都涉及了類似的訊息處理困難，有高程度的口語技巧，也需要一種特別化的學習環境」（Stewart, 2002, 15）。Stewart 認為非口語學習障礙及亞斯伯格症可以從同一種介入中獲益。

2. R. Fisher and W. Ury, 1991, *Getting to Yes,* New York: Penguin Books. 1989 年我在哈佛大學法學院選修了 Roger Fisher 的 Harvard Project on Negotiation。Fisher 對我協助自閉症孩子幫助最大的一個原則就是，參與者總是「聚焦在利益而非立場」這條規則。參與協商的兩方必須學習到的基本概念就是，每一方都有其需求、慾望、擔心及害怕，而假如兩方可以找出共同利益之處，就比較可能達成協議。在幫助自閉症孩子形成友誼關係的時候，促發語言的那個人應該聚焦在協商過程中每個孩子特別利益之處。這過程可能會花一些時間，但是一旦兩位孩子了解到他們每個人都有需求，而且知道他們即使彼此沒有達成協議，仍然可以保持友誼，那他們就會達成一種經過協商的共識。

3. P. Wolfberg, 1999, *Play and Imagination in Children,* New York: Teachers College Press; P. Wolfberg and A. L. Schuler, 1993, "Integrated play groups: A model for promoting the social and cogni-

tive dimensions of play in children with autism," *Journal of Autism and Developmental Disorders,* 23: 467-489. 請見簡介的註解 4。

4. M. Preissler, 2006, "Play and autism: Facilitating symbolic under-standing," in *Play=Learning,* ed. Dorothy G. Singer, R. Golinkoff, and K. Hirsh-Pasek, New York: Oxford University Press. 根據 Melissa Allen Preissler的說法，「說話及語言技巧在治療性介入中一般來說非常重要，但是同儕遊戲的重要性經常被低估」（Preissler, 2006, 244）。

5. S. Greenspan and S. Weider, 1997, "Developmental patterns and outcomes in infants and children with disorders in relating and communicating: A chart review of 200 cases of autism spectrum di-agnoses," *The Journal of Developmental and Learning Disorders,* 1: 87-141; P. Wolfberg and A. L. Schuler, 1993, "Integrated play groups: A model for promoting the social and cognitive dimensions of play in children with autism," *Journal of Autism and Develop-mental Disorders,* 23: 467-489; C. Lord and J. M. Hopkins, 1986, "The social behavior of autistic children with younger and same-age nonhandicapped peers," *Journal of Autism and Developmental Disorders,* 16: 249-263. 這些研究顯示，若是同儕被教導成為自閉症孩子的社交楷模，自閉症孩子就會投入更複雜的遊戲形式中。這些研究者所支持的概念就是，自閉症孩子會透過與同儕在自然的遊戲情境中互動而得到支持。這些同儕需要獲得一些訓練，才能夠發展出與自閉症兒童做社會互動的技巧。

6. D. Kamps, J. Royer, E. Dugan, T. Kravits, Gonzalez-Lopez, J. Gar-cia, K. Carnazzo, K. Morrison, and L. G. Kane, 2002, "Peer train-

ing to facilitate social interaction for elementary students with autism and their peers," *Council for Exceptional Children,* 68(2): 173-187. 這些研究支持的說法是，以同儕為中介的介入有助於自閉症學生在自然情境的參與。建議包括：(1)訓練自閉症學生在社交情境下運用語言，而且起初從一對一的方式開始；(2)訓練同儕去促進並增強語言，以及運用特別的策略，例如時間延遲及隨機教學（Kamps et al., 2002, 185）。

7. 派翠克：出自未發表錄影帶——《敘事遊戲治療》——的手稿，是對哈佛醫學院的老師所上的一個課程，名為「Autism, PDD, and Other Disorders across the Spectrum」以及 2005 年 1 月 8 日刊出的一篇文章 "The Relationship of Autism, Language, and Narrative Play"。該錄影帶片段是於 2004 年 5 月在麻州的一間公立小學所拍攝。

8. 愛思麗及卻斯：出自未發表錄影帶片段的手稿，錄影帶是在韋克菲爾德的職能治療遊戲室中拍攝，攝製者是 Sid Levin 和 Nancy Mauer。Nancy Wiseman 是 *Could It Be Autism?*（2006）的共同作者，曾經製作過一段影片來教育小兒科醫師關於自閉症方面的議題（2001），片名叫做 *On the Spectrum*（First Signs, Inc. 2001）。該錄影帶片段並未使用於影片中。

9. 傑克及同儕：出自未發表錄影帶片段的手稿，錄影帶是在麻州栗樹丘舉辦的某個日間營隊中稱為「海盜日」的節目拍攝的，時間是 2006 年 8 月。

10. J. Ayers, 1994, *Sensory Integration and the Child,* Western Psychological Services.「感官統合是為了方便我們運用的一種感官組織化。我們的感官提供了我們身體的物理狀態以及我們身邊周遭環境的相關訊息。感官知覺湧入大腦，就如同小溪

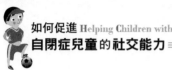

流湧入湖中。無數的感官訊息位元隨時進入我們的大腦，不只從我們的眼睛和耳朵，更從我們身體的每一處」（Ayers, 1994, 5）。Ayers 認為，也正如我所認為，前庭的障礙可能會讓一個孩子在忙亂的遊戲場中跑錯方向。這個行為將會干擾他的社交關係。孩子可能很難判斷是否距離別人太近或太遠，而且可能會經常撞到同儕。他可能比較難將空間視覺化，也可能不知道如何在不同的遊戲區中移動，特別是在下課時間遊戲場很忙亂的時候。這些困難是感官統合障礙的一部分。

11. 強納生及布雷克：出自未發表錄影帶片段的手稿，錄影帶是在麻州栗樹丘舉辦的某個日間營隊中拍攝，在遊戲區中的是學齡前團體，時間是 2006 年 8 月 8 日。

12. M. Preissler, 2006. "Play and autism: Facilitating symbolic uner-standing." In *Play=Learning,* edited by Dorothy G. Singer, Rober-ta M. Golinkoff, and Kathy Hirsh-Pasek. New York: Oxford University Press, Chapter 12, 231-250. （請見第四章註解 21。）有幾種治療法可以用在自閉症孩子身上，不過根據作者們的看法，早期發現相當重要（Lord and McGee, 2001）。最有效的治療方法是一種特別而密集的介入方案，而且必須盡早施用於孩子身上（Weisman, 2006; Preissler, 2006）。Preissler（2006）認為，即使有許多行為治療介入可以增加自閉症孩子的語言及認知技巧，「但這些技巧無法類化到新的情境及刺激上面，而且缺少某種社交本質」（Preissler, 2006, 245）。因此，孩子需要某種遊戲治療來作為他整體介入方案的一部分。一旦有了某種結構及同儕的示範，自閉症孩子就可以發展對同儕的社交技巧。Wolfberg 及 Schuler（1993）發現，自閉類疾患孩子比我們一般所觀察更能夠在遊戲中做互動，若

是介入方案少了遊戲，發揮空間就會受限。同儕可以提供支持並示範如何啟動社交，這些可以教導自閉症孩子模仿並開始運用自己的語言來溝通。

13. 一位自閉症病患的父親告訴我這個故事。他所說的話是從 2006 年 1 月 8 日所做的父母諮商單元內容而來。兩個孩子都還不錯；自閉症孩子在私立學校很快樂，可以跟同儕互動，而且還參加了空手道及四驅車社團；他的弟弟在學齡前班級過得不錯，雖然他仍戴著他的神奇眼鏡，他的自尊很好，而且可以跟同儕及家人有社交連結。

14. T. Pilowsky, N. Yirmiya, O. Doppelt, V. Gross-Tsur, and R. Shalev, 2004, "Social and emotional adjustment of siblings of children with autism," *Journal of Child Psychology,* 45(4): 855-865. 其他的研究者發現，「若將他們所面對的遺傳、家庭及社會壓力列入考量，自閉症孩子的手足大部分有令人意外的良好適應」（Pilowsky et al., 2004, 863）。這個特別研究的限制是缺少正常發展孩子的手足作為對照組；然而，此研究指出，將來的方向不只必須針對手足的社會及情緒適應，也必須針對他們社會關係的品質做研究。作者們建議要做心智理論能力方面的研究，來比較正常發展孩子的手足與自閉症以外診斷孩子的手足。儘管有這些限制，作者們同意的看法是，自閉症孩子的其他手足「並不必然有社會及情緒困難的脆弱性」（Pilowsky et al., 2004, 863）。因此，假如這是大多數研究者目前的看法，那這些手足就可以好好地接受訓練，來幫助自閉症孩子做社交語言方面的互動。

15. A. Bagenholm and C. Gillberg, 1991, "Psychosocial effects on siblings of children with autism and mental retardation: A population-

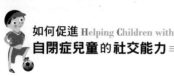
based study," *Journal of Mental Deficiency* Research, 35: 291-307; S. Fisman, L. Wolf, D. Ellison, B. Gillis, T. Freeman, 2000, "A longitudinal study of siblings of children with chronic disabilities," *Canadian Journal of Psychiatry,* 45: 369-375. 有些研究認為，「跟控制組以及跟其他障礙孩子的手足比較起來，自閉症孩子的手足可能在諸如憂鬱症這類負面結果方面有比較高的危險性」（Bagenholm and Gillberg, 1991; Fisman et al., 2000）。

16. R. J. Landa and M. C. Goldberg, 2005, "Language, social, and executive functions in high functioning autism: A continuum of performance," *Journal of Autism and Developmental Disorders,* 35 (5): 557-573. 根據這些作者的說法，高功能自閉症孩子在口語溝通及非口語溝通方面都有障礙。自閉症孩子在文法的指標方面有障礙（Scarborough, Rescorla, Tager-Flusberg, Fowler and Sudhalter, 1991）。這些研究探索了高功能自閉症與語言、社交及執行功能障礙之間的關係。雖然這個研究發現有障礙的能力面向很混雜，但是他們的確發現自閉症孩子在轉移方面（彈性）有問題。

17. Pilowsky et al., 2004, "Social and emotional adjustment of siblings of children with autism," *Journal of Child Psychology,* 45(4): 855-865. 請見本章註解 14。

18. S. Verte, H. Roeyers, and Buysse, 2003, "Behavioural problems, social competence, and self-concept in siblings of children with autism," *Child: Care, Health & Development,* 29: 3, 193-205, Blackwell Publishing, Ltd. 這個手足研究要探討的問題是，擁有一個高功能自閉症兄弟或姐妹對其手足的心理適應是好還是不好。整體來說這個研究發現，「高功能自閉症孩子的手

足並未比一般孩子的手足有更多適應上的問題」（Verte et al., 2003, 202）。此外，這個研究也發現，「年幼兒童展現較多行為問題，因為他們比較會尋求注意」（Verte et al., 2003, 202）。

19. H. Goldstein and K. English, 1997, "Interaction among preschoolers with and without disabilities: Effects of across-the-day peer intervention," *Journal of Speech, Language, and Hearing Ressearch,* 40: 33-49. 四對手足參與這個研究；四位是自閉症孩子，另外四位是正常發展的手足。孩子的年齡介於三到六歲。訓練的架構是「停留—遊戲—談話」三個步驟（Goldstein and English, 1997）。正常發展的孩子被要求去一邊接近自閉類疾患孩子，一邊叫著他的名字，並且在談話或遊戲時保持著這樣的接近性。正常發展的孩子也要被教導：他要預期到可能被其手足拒絕，但是他不應該放棄。結果四位自閉症孩子在遊戲單元中，都增加了對手足展現相互注意協調能力的頻率。他們對手足的社會行為（正向社交啟動以及正向社交回應）也增加了；J. K. Harrower and G. Dunlap, 2001, "Including children with autism in general education classrooms: A review of effective strategies," *Behavior Modifcation,* 2: 262-284; McConnell 2002.

20. C. D. Jones and I. S. Schwartz, 2004, "Siblings, peers, and adults: Differential effects of models for children with autism," *Topics in Early Childhood Special Education,* 24(4): 187-198. 對障礙孩子最有效的示範必須有四個因素：對示範的注意力、示範的勝任程度、示範者／學習者的關係本質，以及示範者／學習者之間關係的長度（Jones and Schwartz, 2004, 187）。

21. 伊凡：未發表錄影帶片段的手稿，在萊星頓錄製，由母親朵

樂喜在一次對他的手足莎拉所做的語言單元中，拿著我的攝影機所錄製。莎拉曾經寫了一本關於她手足的書：*All About My Brother*（2002, Shawnee, KS：Autism Asperger Publishing Co.）。伊凡在錄影帶上面說了「衝啊！」這個詞。

22. B. A. Taylor, L. Levin, and S. Jasper, 1999, "Increasing play-related statements in children with autism toward their siblings: Effects of video modeling," *Journal of Developmental and Physical Disabilities,* 11, 253-264. 有些研究者已經發現，「教導手足對手足的指示」可以作為一種有用的教育方法（Taylor, Levin, and Jasper, 1999）。當然，假如孩子的手足有自閉症，那就不可能符合學習的四個準則。舉例來說，假如孩子已經完成敘事遊戲治療第一階段，而且可以對手足做接觸或用某些手勢和聲音與手足互動，那他就會留意到手足，也會注意到手足所做的示範。否則，除非孩子得到成人完全的支持，孩子可能還會掙扎於是否對手足做接觸。將一位發展正常的孩子跟他有障礙的手足帶入第一階段是有可能，但是需要在戶外環境有更多的時間，以便讓他們之間有所連結，而且也必須對正常發展的那個孩子有百分百的支持，因為他可能會受到有障礙手足的拒絕。此外，若是孩子有嚴重的社交語言障礙，同時又拒絕與夥伴遊戲，那治療過程可能要更久、可能超過兩年的手足治療。許多自閉症孩子也很難學習到潛藏在人類互動之下的抽象概念。治療師可能必須將視覺提示（例如，用相關的訊息對另一個人做回應）融入每一項社交技巧的直接教導中，才能讓孩子了解一些概念（例如，假如你用相關的語言做回應，那聽者就會知道你對這段談話有興趣，或甚至是對關係有興趣）。自閉症孩子可能需要一些時間才能獲

得這類社交語言概念。然而，假如孩子是高功能自閉症、有良好的長期記憶，而且社交技巧很具體，那他就會將語言腳本（例如，哇！看這個！）與一個特定的社交技巧（例如，眼睛凝視的轉移：看著手足，然後凝視物件，再回頭看著手足）連結在一起。在那樣的情況下，他可能保留這個技巧達一或兩單元。必須考慮的第三個因素是，正常發展孩子與其手足的關係型態。關係可能會影響手足工作在語言促進及相互注意協調能力的進展，特別是假如自閉症孩子拒絕手足、想要單獨遊戲的話更是如此。至於學習的第四項因素，有些研究者已經發現，示範必須出現在多重的情境。由於手足跟自閉症孩子一天中相處的時間頗長，一個可以示範社交技巧的手足就可以為患童創造出最佳的學習情境。

23. 諾亞及治療師：在麻州某一個正式的棒球場中最後一次語言／運動單元之後所做的臨床筆記，時間是 2006 年 7 月 5 日。

References
參考書目

American Psychiatric Association. 2005. *Diagnostic and Statistical Manual of Mental Disorders, Fourth Edition (DSM-IV-TR)*. American Psychiatric Association.

Argyle, M. 1972. *The Psychology of Interpersonal Behavior*. Pelican: University of Chicago Press.

Ashwood, P., Willis, S., Van de Water, J. 2006. "The immune response in autism: A new frontier for autism research." *Journal of Leukoc Biology*, 80(1): 1–15.

Attwood, T. 1998. *Asperger's Syndrome*. London, England: Jessica Kingsley Press.

Ayers, J. 1994. *Sensory Integration and the Child*. Western Psychological Services.

Baker, M.J. 2000. "Incorporating the thematic ritualistic behaviors of children with autism into games: Increasing play interactions with siblings" *Journal of Positive Behavior Interventions*, 2(2): 66–84.

Bagenholm, A. and Gillberg, C. 1991. "Psychosocial effects on siblings of children with autism and mental retardation: A population-based study." *Journal of Mental Deficiency Research*, 35: 291–307.

Baron-Cohen, S. 1991. "Do people with autism understand what causes emotion?" *Child Development*, 62: 385–395.

———. 1993. "From attention-goal psychology to belief-desire psychology: The development of theory of mind and its dysfunction." In *Understanding Other Minds: Perspective from Autism*, edited by Simon Baron-Cohen et al. London: Oxford University Press.

———. 2001. *Mindblindness*. Cambridge, MA: MIT Press.

Baron-Cohen, S., Campbell, R., Karmiloff-Smith, A. Grant, J., and Walker, J. 1995. "Are children with autism blind to the mentalistic significance of the eyes?" *British Journal of Developmental Psychology*, 13(4): 379–398.

Baron-Cohen, S., Spitz, A., and Cross, P. 1993. "Can children with autism recognize surprise?" *Cognition and Emotion*, 7:507–516.

Bauman, M.L. and Kemper, T. 1985. "Histoanatomic observation of the brain in early infantile autism." *Neurology*, 35: 866–874.

———. 1988. "Limbic and cerebellar abnormalities: Consistent findings in infantile autism." *Journal of Neuropathology and Experimental Neurology*, 47: 369.

———. 1994. *The Neurobiology of Autism*. Baltimore and London: The Johns Hopkins University Press.

Bauman, M.L., Anderson, G., Perry, E., and Ray, M. 2006. "Neuroanatomical and neurochemical studies of the autistic brain: Current thought and future directions." In *Understanding Autism: From Basic Neuroscience to Treatment*, edited by Moldin Steven and John Rubenstein. CRC/Taylor & Francis: Boca Raton, Florida, 303–322.

Bell, Nanci. 1991. *Visualizing and Verbalizing*. Paso Robles CA: Academy of Reading Publications.

Bryson, S.E., Landry, R., Czapinski, P., McConnell, B., Rombough, V., and Wainwright, A. 2004. "Autistic spectrum disorders: Causal mechanisms and recent findings on attention and emotion." *International Journal of Special Education*, 19: 14–22.

Bryson, S.E., Zwaigenbaum, L., and Roberts, W. 2004. "The early detection of autism in clinical practice." *Paediatrics and Child Health*, April, 9(4): 219–221.

Bryson, S.E., Zwaigenbaum, L., and Roberts, W. 2005. "Understanding autism— What every family doctor needs to know." *Paediatrics and Child Health*, 2(1): 1–6.

Dawson, G., Meltzoff, A.N., Osterling, J., Rinaldi, J., and Brown, E. 1998. "Children with autism fail to orient to naturally occurring social stimuli." *Journal of Autism and Developmental Disorders*, 28(6): 479–485.

Densmore, A. 2000. "Speech on location: A narrative play technique to teach expressive language and communication to children with PDD/autism/language delay." *The Journal of Developmental and Learning Disorders*, 2: 216–217. International Universities Press, Inc.

Dickinson, D. and Tabors, P. 2001. *Beginning Literacy with Language*. Baltimore, MD: Brookes Publishers.

Dunn, J. and Dale, N. 1984. "I a daddy: 2 year olds' collaboration in joint pretense with sibling and mother." In *Symbolic Play. The Development of Social Understanding*, edited by L. Bretherton. Orlando, FL: Academic Press.

Feagans, L. and Applebaum, M.I. 1986. "Validation of language subtypes in learning disabled children." *Journal of Educational Psychology*, 78: 358–364.

Fisher, R. and Ury, W. 1981 [2nd ed. 1991]. *Getting to Yes*. New York: Penguin Books.

Fisman, S., Wolf, L., Ellison, D., Gillis, B., and Freeman, T. 2000. "A longitudinal study of siblings of children with chronic disabilities." *Canadian Journal of Psychiatry*, 45: 369–375.

Gee, J.P. 1990. *Social Linguistics and Literacies: Ideology in Discourses*. London: The Falmer Press.

———. 1991. "Memory and myth: A perspective on narrative." In *Developing Narrative Structure*, edited by Allyssa McCabe and Carole Peterson. Mahwah, NJ: Lawrence Erlbaum Associates, p. 13.

Goldstein, H. and English, K. 1997. "Interaction among preschoolers with and without disabilities: Effects of across-the-day peer intervention." *Journal of Speech, Language, and Hearing Research*, 40: 33–49.

Goldstein, H., Kaczmarek, L., Pennington, R., and Shafer, K. 1992. "Peer-mediated intervention: Attending to, commenting on, and acknowledging the behavior of preschoolers with autism." *Journal of Applied Behavior Analysis*, 25: 289–305.

Garfinkle, A.N. and Schwartz, I.S. 2002. "Peer imitation: Increasing social interactions in children with autism and other developmental disabilities in inclusive preschool classrooms." *Topics in Early Childhood Special Education*, 22: 26–38.

German, D. 2001. *It's on the Tip of My Tongue*. Chicago, IL: Word Finding Materials, Inc.

Gerber, S. and Prizant, B. 2000. "Speech, language, and communication assessment and intervention for children, Chapter 5." In *Principles of Clinical Practice for Assessment and Intervention. The ICDL Clinical Practice Guidelines*, edited by S.I. Greenspan and S. Wieder. Bethesda, MD: Interdisciplinary Council on Developmental and Learning Disorders (ICDL) Press, 109.

Grandin, T. 1995. *Thinking in Pictures*. New York: Vintage Books.

———. 2005. *Animals in Translation*. New York: Scribner.

Gray, C. 1994a. *The Original Social Story Book*. Arlington, TX: Future Horizons.

———. 1994b. *The New Social Story Book*. Arlington, TX: Future Horizons.

Greenspan, S. I. 1995. *The Challenging Child*. Reading, MA: Addison-Wesley Publishing, Inc.

Greenspan, S. I. and Lewis, D. 2002. *The Affect-Based Language Curriculum (ABLC)*. Bethesda, MD: Interdisciplinary Council on Developmental and Learning Disorders (ICDL).

Greenspan, S. I. and Weider, S. 1997. "Developmental patterns and outcomes in infants and children with disorders in relating and communicating: A chart review of 200 cases of autism spectrum diagnoses." *The Journal of Developmental and Learning Disorders*, 1: 87–141.

———. 2006. *Engaging Autism*. New York: The Perseus Book Group.

Gutierrez-Clellen, V.F. 1999. "Language choice in intervention with bilingual children." *American Journal of Speech-Language Pathology*, November, 8: 291–302.

Gutstein, S. and Sheely, R.K. 2002. *Relationship Development Intervention with Young Children*. London: Jessica Kingsley Publishers.

Harris, P., Johnson, C., Hutton, D., Andrews, G., and Cooke, T. 1989. "Young children's theory of mind and emotion." *Cognition and Emotion*, 3: 379–400.

Harrower, J.K. and Dunlap, G. 2001. "Including children with autism in general education classrooms: A review of effective strategies." *Behavior Modification*, 2: 262–284.

Hastings, R.P. 2003. "Brief report: Behavioral adjustment of siblings of children with autism." *Journal of Autism and Developmental Disorders*, February, 33: 1.

Hatton, D. 2007. "Early intervention and early childhood special education for young children with neurogenetic disorders." In *Neurogenetic Developmental Disorders*, edited by Michele M.M. Massacco and Judith L. Ross. Cambridge, MA: MIT Press.

Herbert, M.R. 2005a. "Autism: A brain disorder, or a disorder that affects the brain?" *Clinical Neuropsychiatry*, 2(6): 354–379.

———. 2005b. "Large brains in autism: The challenge of pervasive abnormality." *The Neuroscientist*, 11(5): 417–440.

Herbert, M.R., Russo, J.P., Yang, S., Roohi, J., Blaxill, M., Kahler, S.G., Cremer, L., and Hatchwell, E. 2006. "Autism and environmental genomics." *NeuroToxicology*, 27: 671–684.

Herbert, M.R., Ziegler, D.A., Deutsch, C.K., O'Brien, L.M., Kennedy, D.N., Filipk, P.A., Bakardjiev, A.I., Hodgson, J., Takeoka, M., Makris, N., and Caviness, V.S. Jr. 2005. "Brain asymmetries in autism and developmental language disorder: A nested whole-brain analysis." *Brain*, 128: 213–226.

James, J.S., Melnyk, S., Jernigan, S., Cleves, M.A., Halsted, C.H., Wong, D.H., Cutler, P., Bock, K., Boris, M., Bradstreet, J.J., Baker, S.M., and Gaylor, D. 2006. "Metabolic endophenotype and related genotypes are associated with oxidative stress in children with autism." *American Journal of Medical Genetics* Part B (Neuropsychiatric Genetics) 141B: 947–956.

Jass, J.R. 2005. "The intestinal lesion of autistic spectrum disorder," *Eur Journal of Gastroenterol Hepatol*, 17(8): 821–822.

Jones, C.D. and Schwartz, I.S. 2004. "Siblings, peers, and adults: Differential effects of models for children with autism." *Topics in Early Childhood Special Education*, 24(4): 187–198.

Kamps, D., Royer, J., Dugan, E., Kravits, T., Gonzalez-Lopez, Garcia, J., Carnazzo, K., Morrison, K., and Kane, L.G. 2002. "Peer training to facilitate social interaction for elementary students with autism and their peers." *Council for Exceptional Children*, 68(2): 173–187.

Kanner, L. 1943. "Autistic disturbance of affective contact." *Nervous Child*, 12: 217–250.

Koomar, J. and Bundy, A. 2002. "Creating intervention from theory." In *Sensory Integration Theory and Practice*. Philadelphia: FAA David Company.

Kranowitz, C.S. 1998. *The Out-of-Sync Child: Recognizing and Coping with Sensory Integration Dysfunction*. New York: Perigee Book.

———. 2003. *The Out-of-Sync Child Has Fun*. New York: Perigee Book.

Labov, W. 1972. *Language in the Inner City*. Philadelphia: University of Pennsylvania Press.

Landa, R. 2005a. "Assessment of social communication skills in preschoolers." *Mental Retardation and Developmental Disabilities Research Reviews*, 11: 247–252.

———. 2005b. "Language, social, and executive functions in high functioning autism: A continuum of performance." *Journal of Autism and Developmental Disorders*, 35(5): 557–573.

Landa, R.J. and Goldberg, M.C. 2005. "Language, social, and executive functions in high functioning autism: A continuum of performance." *Journal of Autism and Developmental Disorders*, 35(5): 557–573.

Landa, R. and Garrett-Mayer, E. 2006. "Development in infants with autism spectrum disorders: A prospective study." *Journal of Child Psychology and Psychiatry*, 47(6): 629–638.

Landry, R. and Bryson, S.E. 2004. "Impaired disengagement of attention in young children with autism." *Journal of Child Psychology and Psychiatry*, 45(6): 1115–1122.

Leont'ev, A.N. 1981. "The problem of activity in psychology." In *The Concept of Activity in Soviet Psychology*, edited by J.V. Wertsch. Armonk, NY: Sharpe.

Leslie, A. 1987. "Pretence and representation: The origins of 'theory of mind.'" *Psychological Review*, 94: 412–426.

———. 1994. "ToMM, ToBy, and Agency: Core architecture and domain specificity." In *Mapping the Mind: Domain Specificity in Cognition and Culture*, edited by L. Hirschfeld and S. Gelman. Cambridge: Cambridge University Press.

Levine, K. and Chedd, N. 2006. *Replays: Using Play to Enhance Emotional and Behavioral Development for Children with Autism Spectrum Disorders*. London: Jessica Kingsley Publishers.

Liss, M., Fein, D., Allen, D., Dunn, M., Feinstein, C., and Morris, R. 2001. "Executive functioning in high-functioning children with autism." *Journal of Child Psychology and Psychiatry*, 42: 261–270.

Lof, G.L. 2006. *Logic, Theory, and Evidence against the Use of Non-Speech Oral Motor Exercises to Change Speech Productions*. Presentation paper at ASHA Convention, November 17, 2006. MGH Institute of Health Professions.

Lord, C. and Hopkins, J.M. 1986. "The social behavior of autistic children with younger and same-age nonhandicapped peers." *Journal of Autism and Developmental Disorders*, 16: 249–263.

Lord, C. and McGee, J.P. 2001. *Educating Children with Autism*. Washington D.C.: National Academy Press.

Lovass, O.I. 1987. "Behavioral treatment and normal educational and intellectual functioning in young autistic children." *Journal of Consulting and Clinical Psychology*, 55: 3–9.

Maurice, C., Green, G., and Luce, S.C. 1996. *Behavioral Intervention for Young Children with Autism*. Austin, TX: Pro-ed.

Mazzocco, M.M. and Ross, J.L. 2007. *Neurogenetic Developmental Disorders*. Cambridge, MA: MIT Press.

McCabe, A. 1996. *Chameleon Readers*. New York: McGraw-Hill Companies, Inc.

McCabe, A. and Bliss, L. 2003. *Patterns of Narrative Discourse*. Boston, MA: Allyn & Bacon Press.

McCabe, A. and Peterson, C. 1991. *Developing Narrative Structure*. Hillsdale, NJ: Lawrence Erlbaum Associates Publishers.

McConnell, S.R. 2002. "Interventions to facilitate social interaction for young children with autism: Review of available research and recommendations for educational intervention and future research." *Journal of Autism and Developmental Disorders*, 32: 351–372.

Mundy, P. and Stella, J. 2000. "Joint attention, social orienting, and nonverbal communication in autism," In *Autism Spectrum Disorders: A Transactional Developmental Perspective*, edited by Amy M. Wetherby and Barry M. Prizant. New York: Brookes Publishing Co., Inc., 55–77.

Mundy, P., Sigman, M., and Kasari, C. 1990. "A longitudinal study of joint attention and language development of joint attention and language development in autistic children." *Journal of Autism Developmental Disorders*, 20:115–128.

Murch, S. 2005. "Diet, immunity, and autistic spectrum disorders." *Journal of Pediatrics*, 146(5): 582–584.

National Institute of Mental Health (NIMH). 2006. "Suicide in the U.S.: Statistics and prevention." *NIH Publication* no. 03-4594. Revised December 2006.

Nichols, K.E., Fox, N., and Mundy, P. 2005. "Joint attention, self-recognition, and neurocognitive function in toddlers." *Infancy*, 7: 35–51.

Nicolopoulou, A., McDowell, J., and Brockmeyer, C. 2006. "Narrative play and emergent literacy: Storytelling and story-acting meet journal writing." In *Play = Learning*, edited by Dorothy G. Singer, Roberta Michnick Golinkoff, and Kathy Hirsh-Pasek. London: Oxford University Press, xvi, 272.

Paley, V.G. 1990. *The Boy Who Would Be Helicopter: The Use of Storytelling in the Classroom*. Cambridge, MA: Harvard University Press.

———. 1992. *You Can't Say You Can't Play*. Cambridge, MA: Harvard University Press.

Peterson, C. and McCabe, A. 1983. *Developmental Psycholinguistics: Three Ways of Looking at a Child's Narrative*. New York: Plenum.

Peralta, S. 2002. *All About My Brother*. Shawnee Mission, KS: Autism Asperger Publishing Co.

Pilowsky, T., Yirmiya, N., Doppelt, O., Gross-Tsur, V., and Shalev, R. 2004. "Social and emotional adjustment of siblings of children with autism." *Journal of Child Psychology*, 45(4): 855–865.

Pinker, S. 1994. *The Language Instinct*. New York: HarperCollins Publishers.

———. 1997. *How the Mind Works*. New York: W.W. Norton & Company.

Polanyi, L. 1985. *Telling the American Story*. Norwood, NJ: Ablex.

Preissler, M.A. 2006. "Play and autism: Facilitating symbolic understanding." In *Play=Learning*, edited by Dorothy G. Singer, Roberta Michnick Golinkoff, and Kathy Hirsh-Pasek. New York: Oxford University Press, 231–250.

Preissler, M.A. and Carey, S. 2004. "Do both pictures and words function as symbols for 18 and 24 month children?" *Journal of Cognition and Development*, 5: 185–212.

Premack, D. and Woodruff, G. 1978. "Does the chimpanzee have 'a theory of mind?'" *Behavior and Brain Sciences*, 4: 515–526.

Prizant, B., Wetherby, A., Rubin, E., Laurent, A., and Rydell, P. 2002. "The SCERTS model: Enhancing communication and socioemotional abilities of children with autism spectrum disorder." *Jenison Autism Journal*, 14(4): 2–19.

Prizant, B., Wetherby, A., Rubin, E., and Laurent, A.C. 2003. "The SCERTS model: A transactional, family-centered approach to enhancing communication and socioemotional abilities of children with autism spectrum disorder." *Journal of Infants and Young Children*, 16(4): 296–316.

Quill, K. 1995. *Teaching Children with Autism: Strategies to Enhance Communication and Socialization*. New York: Delmar Publishers.

Quill, K. A. 2000. *Do-Watch-Listen-Say*. Baltimore, MA: Brookes Publishing Inc.

Rodrigue, J.R., Geffken, G.R., and Morgan, S.B. 1993. "Perceived competence and behavioural adjustment of siblings of children with autism." *Journal of Autism and Developmental Disabilities*, 23: 665–674.

Rogers, S.J. 2000. "Interventions that facilitate socialization in children with autism." *Journal of Autism and Developmental Disorders*, 30: 399–409.

Rogers, S.J., Osaki, D., Hall, T., and Reaven, J. 1998. *The Denver Model: An Integrated Approach to Intervention for Young Children with Autism*. Denver, CO: JFK Center for Developmental Disabilities.

Rogoff, B. 1990. *Apprenticeship in Thinking*. New York: Oxford University Press.

Ross, P. and Cuskelly, M. 2006. "Adjustment, sibling problems, and coping strategies of brothers and sisters of children with autism spectrum disorder." *Journal of Intellectual & Developmental Disability*, 31(2): 77–86.

Rourke, B. 1989. *Nonverbal Learning Disabilities: The Syndrome and the Model*. New York: Guilford Press.

Rutter, M. 2000. "Genetic studies of autism: From the 1970s into the millennium." *Journal of Abnormal Child Psychology*, 28: 3–14.

———. 2005. "Incidence of autism spectrum disorders: changes over time and their meaning." *Acta Paediatrica*, 94: 2–15.

Sacks, O. 1995. *An Anthropologist on Mars*. New York: Vintage Books Random House Inc.

Scarborough, Rescorla, Tager-Flusberg, Fowler, and Sudhalter. 1991. "The relation of utterance length to grammatical complexity in normal and language-disordered groups." *Applied Psycholinguistics*, 12: 23–45.

Schuler, A. and Wolfberg, P. 2000. "Promoting peer play and socialization." In *Autism Spectrum Disorders: A Transactional Developmental Perspective*, edited by A. Wetherby and B. Prizant. Baltimore, MA: Paul H. Brooks, 251–278.

Seung, H. 2006. "Intervention outcomes of a bilingual child with autism." *Journal of Medical Speech-Language Pathology*, March, 14(1): 53–63.

Sheely, R. 2007. Interview data obtained by phone about the RDI program (Gutstein, S. and Sheely, R.K. 2002. *Relationship Development Intervention with Young Children*. London: Jessica Kingsley Publishers.

Sigman, M., Ruskin, E., Arveile, S., Corona, R., Dissanayake, C., Espinosa, M. et al. 1999. "Continuity and change in the social competence of children with autism, Down syndrome, and developmental delays." *Monographs of the Society for Research in Child Development*, 64: 1–114.

Singer, D., Golinkoff, R.M., and Hirsh-Pasek, K. 2006. *Play=Learning*. New York: Oxford University Press.

Snow, C. 1983. "Literacy and language: Relationships during the preschool years." *Harvard Educational Review*, 53: 165–189.

Solot, C., Knightly, C., Handler, S., Gerdes, M., McDonald-McGinn, D.M., and Moss, E. 2000. "Communication disorders in 22q11.2 microdeletion syndrome." *Journal of Communication Disorders*, 33: 187–204.

Spezio, M.L., Adolphs, R., Hurley, R.S.E., and Pivan, J. 2007. "Analysis of face gaze in autism using 'Bubbles.'" *Neuropsychologia*, 45(1): 144–151.

Stewart, K. 2002. *Helping a Child with Nonverbal Learning Disorder or Asperger's Syndrome*. Oakland, CA: New Harbinger Publications, Inc.

Strand, E. and Caruso, A. 1999. *The Clinical Management of Motor Speech Disorders in Children*. New York and Stuttgart: Thieme Publishers.

Szatmari, P. Tuff, L., Finalyson, M.A., and Bartolucci, G. 1990. "Asperger's syndrome and autism: Neurocognitive aspects." *Journal of the American Academy of Child and Adolescent Psychiatry*, 29: 130–136.

Tager-Flusberg, H. 1981. "On the nature of linguistic functioning in early infantile autism." *Journal of Autism and Developmental Disorders*, 11: 45–56.

———. 1993. "What language reveals about the understanding of minds in children with autism." In *Understanding Other Minds: Perspectives from Autism*, edited by S. Baron-Cohen et al. New York: Oxford University Press.

Taylor, B.A., Levin, L., and Jasper, S. 1999. "Increasing play-related statements in children with autism toward their siblings: Effects of video modeling." *Journal of Developmental and Physical Disabilities*, 11: 253–264.

Tomasello, M. 1988. "The role of joint-attentional processes in early language acquisition." *Language Sciences*, 10: 69–88.

Tsao, L.L. and Odom, S.L. 2006. "Sibling-mediated social interaction intervention for young children with autism." *Topics in Early Childhood Special Education*, 26(2): 106–123.

Uccelli, P., Hemphill, L., Alexander, B., and Snow, C. 2006. "Conversing with toddlers about the nonpresent: Precursors to narrative development in two genres." In *Child Psychology: A Handbook of Contemporary Issues*, 2nd ed., edited by Balter Lawrence, Tamis-Monda, Catherine Snow. New York: Psychology Press, xv, 679.

Vargas, D.L., Nascimbene, C., Krishnan, M.H.S., Zimmerman, A.W., and Pardo, C.A. 2005. "Neuroglial activation and Neuroinflammation in the brain of patients with autism." *Annals of Neurology*, January, 57, 1: 67–81.

Verte, S., Roeyers, H., and Buysse. 2003. "Behavioural problems, social competence, and self-concept in siblings of children with autism." *Child: Care, Health & Development*, 29: 3, 193–205. Blackwell Publishing, Ltd.

Vygotsky, L.S. 1978. *Mind in Society: The Development of Higher Mental Processes*, edited and translated by M. Cole, V. John-Steiner, S. S. Scribner, and E. Souberman. Cambridge, MA: Harvard University Press. (Original work published 1930–1935).

———.1987. *The Collected Works of L.S. Vygotsky, Vol. I: Problems of General Psychology*, including the volume Thinking and Speech, edited by R.W. Rieber and A.S. Carton. New York: Plenum.

Weisman, N.D. 2006. *Could It Be Autism?* New York: Broadway Books.

Wetherby, A. and Prizant, B. 2000. *Autism Spectrum Disorders: A Transactional Developmental Perspective*, Baltimore, MD: Brookes Publishing Co., Inc.

Wolfberg, P. 1999. *Play and Imagination in Children with Autism.* New York: Teachers College Press.

Wolfberg, P. and Schuler, A.L. 1993. "Integrated play groups: A model for promoting the social and cognitive dimensions of play in children with autism." *Journal of Autism and Developmental Disorders*, 23: 467–489.

筆記欄

筆記欄

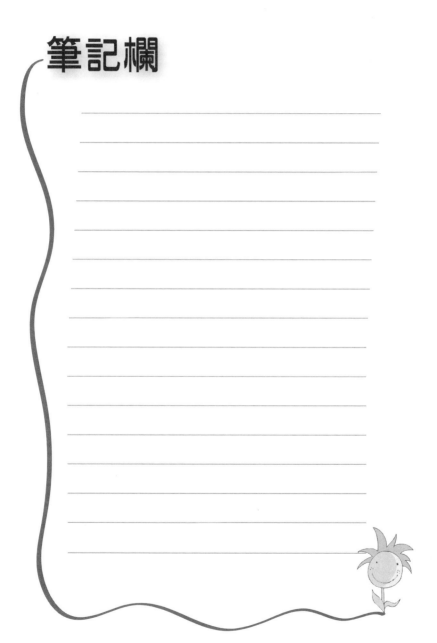

筆記欄

筆記欄

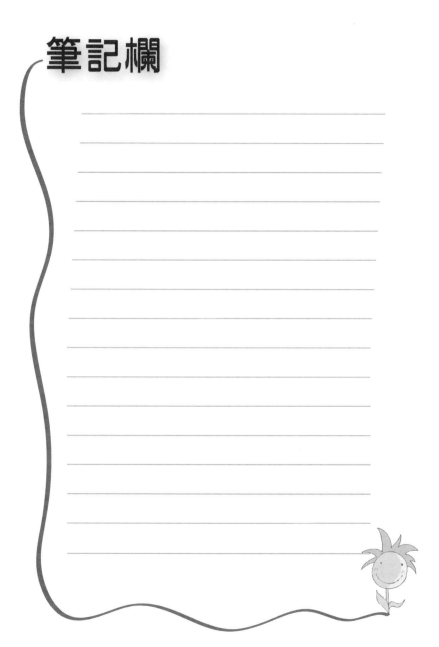

國家圖書館出版品預行編目（CIP）資料

如何促進自閉症兒童的社交能力：敘事遊戲 76 招／
Ann E. Densmore 著；陳信昭等合譯.
--初版. 臺北市：心理, 2012.08
面； 公分.--（障礙教育系列；63111）
譯自：Helping children with autism become more social:
76 ways to use narrative play

ISBN 978-986-191-508-1（平裝）

1.自閉症　2.遊戲治療　3.人際關係

415.988　　　　　　　　　　　　　　101013596

障礙教育系列 63111

如何促進自閉症兒童的社交能力：敘事遊戲 76 招

作　　者：Ann E. Densmore
總校閱者：陳信昭
譯　　者：陳信昭、王璇璣、曾正奇、蔡翊楦、蕭雅云、陳碧玲
執行編輯：李　晶
總 編 輯：林敬堯
發 行 人：洪有義
出 版 者：心理出版社股份有限公司
地　　址：231026 新北市新店區光明街 288 號 7 樓
電　　話：(02) 29150566
傳　　真：(02) 29152928
郵撥帳號：19293172　心理出版社股份有限公司
網　　址：https://www.psy.com.tw
電子信箱：psychoco@ms15.hinet.net
排 版 者：鄭珮瑩
印 刷 者：竹陞印刷企業有限公司
初版一刷：2012 年 8 月
初版六刷：2023 年 5 月
I S B N：978-986-191-508-1
定　　價：新台幣 400 元